Cornelia Sto...

Verdacht Demenz

Cornelia Stolze

Verdacht Demenz

Fehldiagnosen verhindern, Ursachen klären –
und wieder gesund werden

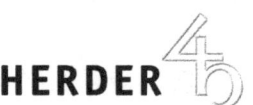

HERDER

FREIBURG · BASEL · WIEN

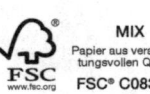

Umschlaggestaltung: bürosüd, München
Umschlagmotiv: © Getty Images

Satz: Daniel Förster, Belgern
Herstellung: CPI books GmbH, Leck

Printed in Germany

ISBN 978-3-451-61388-3

Inhalt

1. KAPITEL

Wenn das Gedächtnis nachlässt – was ist noch normal, was ist krankhaft?

Es gibt wenig, was uns Menschen so im Kern trifft, wie die Vorstellung, das eigene »Ich« zu verlieren. Zu spüren, dass unser Gehirn nachlässt und das Gedächtnis zunehmend versagt. Schon morgen vergessen zu haben, was wir heute getan oder gestern mit Freunden oder Kollegen vereinbart haben. Uns nicht mehr mitteilen zu können, weil wir verzweifelt nach Worten suchen und sie nicht finden. Am Packen eines Koffers zu scheitern, mit dem Bestreichen eines Brötchens überfordert zu sein oder im Nachthemd durch die Straßen zu irren.

Kein Wunder, dass wir Deutschen wenig so sehr fürchten wie Demenz. Zumal das Leiden in den Augen der meisten Menschen tückisch und unberechenbar ist. Ohne Grund, so scheint es, beginnt die fatale Erkrankung im Gehirn. Wen es trifft und wen nicht, wird offenbar vom Schicksal bestimmt. Schließlich, betonen Mediziner, hat es schon die Stärksten und Erfolgreichsten erwischt: einstige Fußball-Legenden wie Gerd Müller und Rudi Assauer, Ex-Politiker wie Margret Thatcher, Box-Idole wie Bubi Scholz, Intellektuelle wie den Literaturprofessor Walter Jens, Millionäre und Lebemänner wie Gunter Sachs.[1] Sogar angesehene Blätter wie *Die Zeit* verkünden, dass Alzheimer »angeboren« und damit unausweichlich ist.[2]

Das Erstaunlichste bei alldem ist: Mit derlei Schreckensmeldungen werden nicht nur Ängste geschürt und Geschäfte gemacht, sondern auch Millionen von Menschen in die Irre geführt. In Wirklichkeit könnten Ärzte Hunderttausenden von

Patienten das Schicksal einer geistigen Umnachtung und das damit verbundene Leid ersparen – durch größere Sorgfalt bei Diagnostik und Therapie. Denn bei unzähligen Menschen werden die wahren Ursachen kognitiver Störungen übersehen. In Wirklichkeit hat Demenz mit vielem zu tun, am allerwenigsten aber mit »schlechten Genen«.

Keine Frage – ein schwächer werdendes Gedächtnis, Vergesslichkeit, Wortfindungsstörungen oder Veränderungen des Wesens können Hinweise darauf sein, dass ein körperliches oder seelisches Problem vorliegt. Fest steht aber, dass diese Symptome keineswegs immer ein Hinweis auf eine beginnende Hirnkrankheit sind. Selbst hinter schweren kognitiven Störungen steckt häufig keine Demenz. Zwar gibt es Faktoren wie Schlaganfall, Herzstillstand oder Kopfverletzungen, die bleibende Schäden im Gehirn verursachen können. Doch diese und viele andere Ursachen lassen sich bis ins hohe Alter verhindern und etliche Defekte sind erstaunlich gut reparabel. Vorausgesetzt, die jeweilige Ursache wird frühzeitig erkannt und gut therapiert.

Fest steht auch: Unser Denkorgan ist kein Computer, der immer exakt und gleich funktioniert. Allein Zeitdruck, schlechter Schlaf, Fieber oder Sorgen haben schon in jungen Jahren erheblichen Einfluss auf das Gehirn. Wer beispielsweise unter Prüfungsangst leidet, weiß aus der Schulzeit noch gut, wie in der Aufregung einer Klausur alles Gelernte auf einmal wie ausgelöscht scheint.

Tatsächlich setzt Stress der Hirnleistung stärker zu, als vielen Menschen bewusst ist. Bereits ein kurzer Schock oder eine einzelne traumatische Erfahrungen können Denkblockaden oder dauerhafte Erinnerungslücken auslösen. Fatal ist Stress dann, wenn er uns dauerhaft, stark und unkontrollierbar belastet, weil die Situation, die ihn erzeugt, unabänderlich und ausweglos ist.[3] Das zeigt sich unter anderem an schweren langjährigen Depressionen. Sie sind eine Folge von chronischem unbewältigtem Stress, ausgelöst durch traumatische Erfahrungen und Konflikte, denen man sich ohnmächtig ausgeliefert fühlt. Viele der Betroffenen erhalten nur Pillen statt einer gezielten Psychotherapie. Dann aber kann Depression, zumal bei älteren Menschen, geistige Einschränkungen erzeugen, die ohne Weiteres »den Schweregrad einer Demenz erreichen«, so der Psychiater Alexander Kurz vom Münchner Klinikum rechts der Isar.

Doch auch bei gesunden Menschen wandelt sich mit zunehmendem Alter die Leistungsfähigkeit des Gehirns. Zu den ganz normalen Veränderungen gehört, dass allmählich die Auffassungsgabe nachlässt, die Merkfähigkeit schwindet und die Reaktionsgeschwindigkeit zurückgeht. Vor allem aber wird der gesamte Organismus mit der Zeit weniger belastbar. Plötzliche starke körperliche Anstrengung, aber auch seelische Qualen wie Einsamkeit, familiäre Konflikte oder tiefe Trauer durch den Tod des Partners setzen älteren Menschen deutlich mehr zu als jungen. Der Kreislauf kann Blutdruckschwankungen nicht mehr so gut ausgleichen, die Nervenzellen reagieren auf vieles empfindlicher, und Medikamente rufen leichter Nebenwirkungen hervor.

Vieles davon wirkt sich auf das Gehirn und damit auf die Hirnleistung aus. Die grauen Zellen sind am schnellsten davon betroffen, wenn es zu Schwankungen des Hormonspiegels, zu Flüssigkeitsmangel oder zu einer Unterbrechung der Zufuhr von Zucker oder Sauerstoff kommt. Wie kein anderes Organ ist unser Denkorgan auf eine konstante und hohe Zufuhr von Energie angewiesen. Obwohl das Gehirn mit durchschnittlich 1300 Gramm Gewicht bei einem Erwachsenen nur einen kleinen Teil der gesamten Körpermasse ausmacht (bei einem siebzig Kilogramm schweren Mann entspricht das knapp zwei Prozent), benötigt es fast ein Fünftel (19 Prozent) der gesamten Energie, die der Körper am Tag verbraucht.

Nicht ohne Grund drängt sich bei zunehmenden Gedächtnisschwächen und geistigen Aussetzern die Frage auf: Was ist noch normal, was ist krankhaft? Indes – eine einfache Antwort darauf gibt es nicht. Denn niemand verfügt über einen zuverlässigen Test, der anzeigt, ob ein Mensch geistig gesund ist oder nicht – auch wenn das Angebot an entsprechenden Verfahren, wie etwa Tests zum »Nachweis von Alzheimer«, inzwischen riesig ist.

Tatsächlich haben Ärzte dort, wo es um die menschliche Psyche, um Inhalte von Gedanken oder die Beurteilung von sozialem Verhalten geht, bis heute reichlich Spielraum für Interpretation und Manipulation. Das zeigt unter anderem der Fall Gustl Mollath. Jahrelang saß der 1956 geborene Nürnberger Autohändler in der geschlossenen Psychiatrie, nachdem er von mehreren Psychatern zu Unrecht für geistig krank erklärt und in einem fragwürdigen Gerichtsverfahren zu einem sogenannten Maßregelvollzug verurteilt worden war. Erst nach großem öffentlichem Druck wurde der Fall erneut aufgerollt. Mit Erfolg: 2013 kam Mollath aus der Psychiatrie frei.

Ähnliches hat die 68-jährige Hamburgerin Christa Lange durchgemacht:[4] Als ihr Partner 2009 starb, brach sie zusammen, kam auf die Intensivstation und lag mehrere Wochen im Koma. Weil niemand widersprach, niemand für sie die Stimme erhob und sie in einem Zweibettzimmer mit einer demenzkranken Frau in einem Pflegeheim vor sich hinvegetierte, wurde auch Christa Lange für dement erklärt.

Was war geschehen? Seit ihrem zwölften Lebensjahr hatte sie ihre Epilepsie unter Kontrolle. Doch nach dem schnellen Krebstod ihres Lebensgefährten Peter erleidet sie einen schweren Anfall. Nach acht Wochen im Koma sagen die Ärzte ihrer Schwester Carla: »Sie will nicht mehr.« Da sitzt Christa Lange im Rollstuhl, vollgepumpt mit Medikamenten. Im Heim kommt sie langsam wieder zu sich. Doch nach wie vor ist sie bettlägrig und wie benebelt, aufgrund von Nebenwirkungen eines oder mehrerer Arzneimittel, wie sich später zeigt.

Weil ihr Sohn überfordert ist, setzt das Amtsgericht eine Betreuerin ein. Die löst innerhalb kürzester Zeit Langes Woh-

nung auf und verkauft alle Möbel. Als die Seniorin wieder zu sich kommt, wehrt sie sich – gegen die Bevormundung im Pflegeheim, vor allem aber gegen die Betreuerin selbst. Die reagiert verärgert und behauptet, Lange sei »nicht in der Lage, ihr Verhalten zu steuern«. Sie unterstellt der älteren Dame »pathogene Verhaltensmuster« und dringt darauf, die Betreuung fortzuführen.

Erst Jahre später gelingt Christa Lange mit Hilfe der öffentlichen Rechtsauskunft und einer Anwältin das scheinbar Unmögliche. Der Amtsrichter hebt die Betreuung auf. Langes Wohnung, ihre Möbel und ihr kleines Vermögen, das sie sich fürs Alter angespart hatte, sind allerdings für immer verloren.

Sorgfältige und engagierte Ärzte wissen, dass die Diagnose Demenz keineswegs einfach und keineswegs immer eindeutig ist. Dennoch hat sich in den vergangenen Jahren ein blühender Markt von Verfahren entwickelt, die angeblich bequem, schnell und dazu auch noch erstaunlich sicher »Klarheit« schaffen. Die Palette reicht von neuropsychologischen Tests über bildgebende Methoden, Blut- und Nervenwassertest bis hin zu Gentests und Selbsttests im Internet.

Einige geschäftstüchtige Ärzte und Forscher gaukeln der Bevölkerung sogar vor, dass mit ihren Verfahren eine Erkennung von Alzheimer oder Demenz bereits vor Ausbruch der ersten Symptome möglich sei. Längst haben unabhängige Experten derlei Versprechen als wissenschaftlichen Unsinn entlarvt. Solche Aussagen zeugten nicht nur von menschenverachtender Dreistigkeit, urteilt Jürgen Windeler, Leiter des Instituts für Qualität und Wirtschaftlichkeit im Gesundheitswesen in Köln, sondern das »grenzt an Scharlatanerie«, wie es Windeler 2014 gegenüber der *Wirtschaftswoche* 2014 ausdrückte.[5] Doch es geschieht nichts. Die Anbieter betreiben weiterhin ungestört ihr Geschäft. Ein Gesetz, das unseriöse Tests verbietet, gibt es nicht.

Unterdessen werden hierzulande Tausende von älteren Menschen fälschlicherweise zu Demenzkranken erklärt. Das hat vor einigen Jahren eine größere Studie deutscher und österreichischer Forscher gezeigt. Bei mehr als drei Viertel der Patienten, die von ihrem Hausarzt die niederschlagende Diagnose »Demenz« oder »Alzheimer« erhalten hatten, war diese falsch. Denn »fast kein Patient wird anhand der strengen klinischen Kriterien untersucht«, so Hendrik van den Bussche, Professor für Allgemeinmedizin an der Universität Hamburg, der an der Studie beteiligt war. Und liegt der Befund erst einmal vor, wird er kaum je korrigiert. Die Gründe dafür sind vielfältig. Das Krankheitsbild ist schwammig, klare Kriterien oder einheitliche Symptome gibt es selbst in den offiziellen medizinischen Leitlinien und Definitionen nicht (siehe Kasten). Stattdessen kursieren moderne Mythen und negative Klischees. Das Motto dahinter: Was soll's denn schon anderes sein? Schließlich ist der Patient alt, und im Alter werden die Leute eben dement!

Die Folgen sind fatal. Senioren, die einfach nur dehydriert sind oder denen etwas Natrium fehlt, werden als hoffnungsloser Fall abgeschrieben; ältere Damen und Herren, die aufgrund einer Hirnblutung oder einer unbemerkten Lähmung kaum sprechen können, werden zu Alzheimer-Opfern erkärt. Weil die richtige Diagnose ausbleibt, erhalten die Betroffenen nicht die richtige Therapie. Statt echter Hilfe bekommen sie Medikamente, die ihnen nicht helfen und oft auch noch zusätzlich schaden. Aus einer reversiblen Störung wird so oft ein irreversibler Schaden im Gehirn.

Gerade Krankenhäuser, sagt Anja Kwetkat, Chefärztin der Klinik für Geriatrie am Universitätsklinikum Jena, seien in diesem Zusammenhang »ein schwieriger Ort«. Denn wenn ein Arzt den Patienten zuvor nie gesehen habe, lasse sich zum Beispiel ein vorübergehender behebbarer Verwirrtheitszustand kaum von einer Demenz unterscheiden. Krankenhausärzte haben in der Regel wenig Zeit und können den Kranken weder gründlich untersuchen noch erforschen, welche medizinische Vorgeschichte er hat.

Da kann man als Betroffener nur hoffen (oder rechtzeitig dafür sorgen, s. Kapitel 6), dass es engagierte und wachsame Angehörige, Freunde oder andere Vertrauenspersonen gibt, die im Ernstfall beharrlich und mutig für einen kämpfen. Die Medizinerin Christine Back von der Universitätsklinik für Psychiatrie, Psychosomatik und Psychotherapie Regensburg hat eine solche Situation vor wenigen Jahren selbst erlebt und in einer Fachzeitschrift öffentlich gemacht:[6]

> *Eine 91-jährige Dame liegt nach einem Sturz in einer Schmerzklinik. Wegen völliger Verwirrtheit verlegt man sie dort in ein Einzelzimmer. Schnell stellen die Ärzte die fatale Diagnose: Demenz. Schließlich werden die Angehörigen informiert, dass mit dem Ableben der Seniorin zu rechnen sei. Daraufhin fordert die Tochter, selbst Ärztin, das sofortige Absetzen aller Medikamente, insbesondere der Schmerzmittel, und danach den langsamen Aufbau eines Therapieplans, der nur noch die allernötigsten Wirkstoffe in angepasster Dosierung umfasst. Der Erfolg lässt nicht lange auf sich warten. Innerhalb kürzester Zeit erholt sich die Patientin so gut, dass sie bereits nach einer Woche »frei und selbstständig gehend« nach Hause entlassen werden kann.*

Die bedrohlichen Symptome der alten Dame waren also keine Anzeichen von Demenz, sondern eine Folge der vielen verschiedenen Arzneimittel, welche die Seniorin im Krankenhaus verabreicht bekam. Fehldiagnosen wie diese, warnt die Ärztezeitschrift *Medical Tribune,* sind keine Seltenheit. Sie richtet daher an alle praktizierenden Mediziner den eindringlichen Appell: »Ersparen Sie Ihren Patienten solche Krankheitskarrieren und forschen Sie nach den wahren Ursachen!«

Auslöser für Verwirrtheitszustände, die sich verhindern und, falls sie rechtzeitig erkannt werden, auch beheben lassen, gibt es genug. Das zeigt die folgende Auswahl an Beispielen, die allesamt in medizinischen Fachzeitschriften dokumentiert worden sind:

- *Eine 79-Jährige bekommt bald nach Beginn der Einnahme eines Mittels gegen Knochenschwund (Osteoporo-*

se) akustische Halluzinationen. Nach dem Absetzen des Wirkstoffs (Alendronsäure) ist der Spuk vorüber, und die Symptome treten danach nie wieder auf.

- *Eine 67-jährige Patientin mit Bluthochdruck, Diabetes und erhöhten Blutfettwerten erhält anfangs zehn Milligramm, dann zwanzig Milligramm des Cholesterinsenkers Atorvastatin pro Tag. Etwa zwei Monate nach Erhöhung der Dosis fallen der Familie eine deutliche Verschlechterung des Kurzzeitgedächtnisses sowie ein Verlust des Interesses an ihren üblichen Aktivitäten und sozialen Kontakten auf. Ein Demenztest zeigt »erhebliche Defizite« an. Auf Drängen der Familie wird der Cholesterinsenker abgesetzt – einen Monat später geht es der Patientin wieder gut. Den Demenztest besteht sie mit Bravour. Eine 2015 veröffentlichte Studie zeigt: Wer Cholesterinsenker nimmt, leidet im Folgenden fast viermal so oft an Gedächtnisstörungen wie Menschen, die keines dieser Mittel nehmen.*

- *Etwa jedem zwanzigsten älteren Hausarztpatienten fehlt Natrium im Blut. Was harmlos klingt, kann weitreichende Folgen haben. Die Gehirnzellen schwellen an und der Hirndruck steigt. Es kommt zum rapiden Verlust der geistigen Fähigkeiten bis hin zu Schwindel und Unsicherheiten beim Gehen. Die häufigsten Auslöser: Blutdrucksenker, Mittel gegen Depressionen oder Schmerzmittel.*

- *Lange Zeit war umstritten, ob die Substanzen die Entwicklung einer Demenz tatsächlich fördern – inzwischen haben Forscher den wissenschaftlichen Nachweis dafür erbracht: Wer Schlaf- und Beruhigungsmittel wie Valium, Adumbran oder Tavor längere Zeit nimmt, hat ein deutlich höheres Risiko für Demenz. Die Wahrscheinlichkeit steigt um fünfzig bis sechzig Prozent.*

- *Auch Senioren, die sogenannte Säureblocker (Protonenpumpenhemmer, PPI) wie Omeprazol oder Pantoprazol über Wochen, Monate oder gar Jahre hinweg nehmen, erkranken mit einer um 44 Prozent höheren Wahrscheinlichkeit an Demenz. Sogar bei gelegentlichem Gebrauch ist das Risiko erhöht, wenn auch nicht ganz so stark. Die meisten der Betroffenen könnten dieser Gefahr leicht entgehen, denn Experten zufolge werden die Mittel viel zu oft geschluckt. In der Mehrzahl der Fälle sind sie unnötig.*

Zurück im Leben

Mit Anfang sechzig lässt Adelheid Klopfer erstmals ihr Gedächtnis im Stich. »Wir waren gerade dabei, alles für eine große Feier im Garten vorzubereiten, als ich einen furchtbaren Schrecken bekam«, erinnert sich die heute 74-Jährige. »Ich ging zum Schrank, um das Geschirr herauszuholen – und stellte fest, er war komplett leer. Ich war verzweifelt, weil wir die Teller doch brauchten und die Gäste gleich kommen würden. Dann stellte sich heraus: Ich hatte den Tisch gerade erst vor einer halben Stunde gedeckt.«

Bald werden die Ausfälle häufiger. Sie weiß nicht mehr, wen sie gestern getroffen hat. Sie hat Probleme mit dem Gleichgewicht. Und sie verliert die Kontrolle über ihre Blase. Ob im Konzert, beim Kaffeeklatsch, im Supermarkt – das Organ macht, was es will, und entleert sich zu jeder passenden und unpassenden Gelegenheit. »Ich habe nicht einmal gemerkt, wann ich muss«, erinnert sie sich. Sie zieht sich zurück, traut sich in keine Veranstaltung mehr. Auch die geliebten Busreisen sind von nun an für sie tabu. Wenig später stirbt ihr Mann. Zunehmend verschlechtert sich ihre Gemütslage. Die Ärzte verschreiben Mittel gegen Depressionen, Schlafmittel und Medikamente gegen die überaktive Blase.

Alles, glaubt Klopfer, deutet inzwischen auf Alzheimer hin – die Gedächtnisstörungen, die Inkontinenz, die Depression. Zumal Adelheid Klopfer auch noch im »typischen Alter« ist: Ab sechzig, hat sie gehört, geht es mit der Krankheit oft schon los. Außerdem, denkt sie, hatte ja auch ihr Vater schon Demenz.

Die Vermutung erweist sich als Trugschluss. Durch eine Freundin erfährt Klopfer von einem Neurologen, der eine neue Praxis eröffnet hat. Er hört sich ihre Krankengeschichte an – und ahnt, dass mit den Befunden etwas nicht stimmt. »Wir fangen jetzt mal ganz von vorne an«, sagt er und stellt kurz darauf fest: Adelheid Klopfer leidet nicht an Demenz. All ihre Symptome stammen von einem Leiden namens Altershirndruck, das sich oft schon durch einen kleinen Eingriff innerhalb kurzer Zeit beheben lässt.

Zum Test entnimmt der Arzt aus dem Rückenmarkskanal etwas Nervenwasser. Der Druck im Kopf nimmt damit ab und Adelheid Klopfer erholt sich schnell. Schon eine Stunde nach dem Eingriff bessern sich die Symptome. Um zu verhindern, dass sich künftig wieder Flüssigkeit im Kopf aufstaut, bekommt sie zwei Tage später durch eine Operation ein spezielles Ventil eingesetzt. Als Erstes kehrt ihr Gleichgewichtssinn zurück, ein paar Tage später verschwindet die Inkontinenz. Längst ist auch auf ihr Gedächtnis wieder Verlass.

Ein tragischer Einzelfall? Keineswegs. An Altershirndruck, schätzt der Neurochirurg Uwe Kehler von der

Asklepios-Klinik Hamburg-Altona, leiden hierzulande rund 300.000 Menschen. Bei vielen der Betroffenen werde die Krankheit erst nach Jahren oder gar nicht richtig diagnostiziert: »Sie laufen unter einer Fehldiagnose, wie zum Beispiel Alzheimer, Multiinfarktdemenz oder Parkinson.«

Darauf, dass Ärzte immer von sich aus die Ursachen von Denkstörungen und Verwirrtheit erkennen, ist kein Verlass. Wer sich oder seine Angehörigen vor Schäden durch vorschnelle und falsche Demenzdiagnosen bewahren will, dem bleibt nur eines: sich gründlich zu informieren – und im Ernstfall gegenüber den Ärzten mit Nachdruck auf eine sorgfältige Klärung *aller* möglichen Ursachen für die Beschwerden zu dringen. Um das jeweilige Problem an der Wurzel zu packen und Fehldiagnosen sowie Folgeschäden zu verhindern, müssen die Ursachen auffälliger Anzeichen von Hirnleistungsstörungen gründlich abgeklärt werden – im Zweifelsfall mit Hilfe eines ganzen Teams von Ärzten verschiedener Fachrichtungen. Denn jeder Teilbereich der ärztlichen Kunst umfasst nur einen Ausschnitt aus dem riesigen Spektrum der Medizin. Und oft sind Demenz-Symptome die Folge einer Verkettung von mehreren Ursachen, die es aufzuklären gilt.

Zugegeben, ein »Dr. med.« vor dem eigenen Namen kann – wie im obigen Fall – für Betroffene oder Angehörige extrem hilfreich sein. Doch um sich vor Fehldiagnosen und falschen Therapien zu schützen, braucht es kein Studium der Medizin. Ein erster wichtiger Schritt ist, überhaupt zu erkennen, dass man bei der Diagnose »Alzheimer« oder »Demenz« besser skeptisch ist. Allzu oft handelt es sich – wie an den vorherigen Beispielen zu sehen – bei vermeintlich »typischen Demenzsymptomen« um die Anzeichen einer akuten Krise des Körpers, also um ein Delirium oder Delir. Das ist keine unheilbare Erkrankung des Hirns, sondern die Folge einer Störung des Organismus, die durch weit verbreitete Ursachen wie Medikamente, Narkosen oder den übermäßigen Verlust von Wasser ausgelöst werden kann. Rund die Hälfte aller Menschen über 65, die sich zum Beispiel einer größeren Operation unterziehen und vorher geistig gesund waren, entwickelt danach ein sogenanntes postoperatives Delir. Oft stecken hinter akuter Verwirrtheit auch Entzugserscheinungen, von denen kein Mensch etwas ahnt, weil selbst die Angehörigen nicht wissen, dass die Großmutter abhängig ist von Tabletten oder der Großvater eine Alkoholkrankheit hat.

Ein Delir ist in der Regel gut heilbar. Allerdings müssen die Ärzte so schnell wie möglich den Auslöser finden und gezielt gegensteuern – sonst schaukelt sich die Situation selbst im Krankenhaus schnell hoch: Die stark beeinträchtigten Patienten fallen aus dem Bett oder verletzen sich beim Herumirren auf der Station. Sie behindern den Tagesablauf, erschweren die Pflege und werden dann kurzerhand mit starken Medikamenten oder durch das Festbinden mit Gurten »ruhiggestellt«.

Wie wichtig wachsame Angehörige bei der Vermeidung von Fehldiagnosen und bleibenden Schäden durch ein unbehandeltes Delir sind, verrät ein Blick in die Statistik. Internationale Studien ergaben, dass bis zu 84 Prozent aller Delir-Patienten vom Krankenhauspersonal nicht als solche erkannt und daher auch nicht adäquat behandelt werden. Das liegt auch daran, dass keineswegs alle Betroffenen verwirrt, aggressiv und unruhig sind. Neben dem auffälligen hyperaktiven Typ gibt es noch einen unauffälligen, aber sehr viel häufigeren hypoaktiven Typ. Die meisten dieser Delir-Patienten liegen besonders ruhig oder mitunter apathisch in ihren Betten. Sie bewegen sich kaum, reagieren deutlich verlangsamt und wirken teilnahmslos.

Die Ursachen für einen Verwirrtheitszustand zu finden, ist allerdings auch für engagierte Mediziner nicht leicht. Wie soll zum Beispiel ein Arzt, der zu einem Notfall gerufen wird, oder eine Ärztin im Krankenhaus wissen, ob ihr Patient eine chronische Krankheit hat, ob er ausreichend trinkt und welche Medikamente er in den vergangenen Tagen in welcher Dosierung genommen hat? Da hilft es, wenn Angehörige oder Pflegende dem Arzt bei der Suche nach den Ursachen unterstützen. Das geht umso besser, je genauer man die Patientengeschichte des Betroffenen und die wichtigsten Fakten zu den Phänomenen Demenz und Delir sowie die häufigsten Auslöser dieser beiden Formen von kognitiven Störungen kennt.

Was genau ist eigentlich Demenz?

So unglaublich es klingt: Alle Welt spricht über die »Volkskrankheit Demenz«. Aber **Demenz ist keine eigene Krankheit** wie Tuberkulose, Windpocken oder Lungenkrebs.

Demenz ist ein **Zustand**, der durch eine **Vielzahl unterschiedlicher Ursachen** entstehen kann: Schlaganfall, Stoffwechselstörungen, Infektionen, Entzündungen sowie Schädigungen des Gehirns durch Kopfverletzungen, Herzstillstand, Unterzuckerungen, Vitaminmangel, Arzneimittel, Nierenversagen, Altershirndruck, Gifte oder übermäßigen Konsum von Bier, Schnaps und Wein.

Ein einheitliches Krankheitsbild gibt es nicht.

Tatsächlich sind Art und Ausprägung der Beschwerden, wie Experten gestehen, »**höchst variabel**«: Der eine Patient hat Mühe, sich räumlich zu orientieren. Der andere kann nicht mehr richtig reagieren, wenn das Essen anbrennt oder das Badewasser überläuft. Der Dritte erscheint weitgehend klar im Kopf, ist aber – anders als früher – höchst misstrauisch, aggressiv und kümmert sich nicht mehr um übliche soziale Umgangsformen.

Ein zuverlässiger Nachweis oder sicherer Test für Demenz existiert nicht, geschweige denn ein Verfahren, mit dem sich Demenz vorhersagen lässt.

Gemeinsam ist allen Demenzkranken laut Definition nur eins: **der deutliche Verlust geistiger (kognitiver) Fähigkeiten** und eine **massive dauerhafte Störung weiterer Hirnleistungen**, darunter Störungen der **Sprache** oder die **Beeinträchtigung ganz all-**

täglicher Fähigkeiten wie etwa vertraute Gegenstände zu erkennen, Gespräche anderer Menschen zu verstehen oder alltägliche Handgriffe sinnvoll und in der richtigen Reihenfolge auszuführen.

Demenz: Die offizielle Definition

»Demenz ist ein Syndrom als Folge einer meist chronischen oder fortschreitenden Krankheit des Gehirns mit Störung vieler höherer kortikaler Funktionen, einschließlich Gedächtnis, Denken, Orientierung, Auffassung, Rechnen, Lernfähigkeit, Sprache, Sprechen und Urteilsvermögen im Sinne der Fähigkeit zur Entscheidung. Das Bewusstsein ist nicht getrübt. Für die Diagnose einer Demenz müssen die Symptome nach ICD über mindestens sechs Monate bestanden haben. Die Sinne (Sinnesorgane, Wahrnehmung) funktionieren im für die Person üblichen Rahmen. Gewöhnlich begleiten Veränderungen der emotionalen Kontrolle, des Sozialverhaltens oder der Motivation die kognitiven Beeinträchtigungen; gelegentlich treten diese Syndrome auch eher auf. Sie kommen bei Alzheimer-Krankheit, Gefäßerkrankungen des Gehirns und anderen Zustandsbildern vor, die primär oder sekundär das Gehirn und die Neuronen betreffen.«

Wie eine Demenz verläuft, kann niemand sagen. Bei dem einen Menschen verschlechtert sich der Zustand deutlich und schnell, beim nächsten ändern sich die Beschwerden über Jahre nicht.

Experten haben nicht einmal eine einheitliche Beschreibung davon, was Demenz ist und was nicht. Für die einen ist das Leiden die »Folge einer meist chronischen, fortschreitenden Krankheit des Gehirns«. Für die anderen kann Demenz auch durch »toxische Schädigungen« wie Lösungsmittel, Schwermetalle oder Medikamente entstehen.

Insgesamt sind heute rund fünfzig, zum Teil weit verbreitete Erkrankungen und Ursachen bekannt, die Demenz auslösen oder demenzähnliche Symptome vortäuschen können.

Mehr als 130 häufig verordnete Medikamente können Demenz oder demenzähnliche Symptome hervorrufen. Und zwar schon dann, wenn man kein anderes Arzneimittel parallel nimmt. Jeder weitere Wirkstoff erhöht die Gefahr, dass es zu Neben- und Wechselwirkungen kommt.

Dennoch behaupten namhafte Professoren, an der Mehrzahl aller Demenzen – nämlich etwa zwei Drittel – sei die **Alzheimer-Krankheit** schuld.

Dabei weiß in Wirklichkeit niemand, was Alzheimer ist. Über Merkmale und Ursachen der nebulösen »Krankheit« kursieren die unterschiedlichsten Theorien.

Fest steht nur, dass Alzheimer sich selbst mit modernsten Techniken bis heute nicht diagnostizieren lässt. Die Zuschreibung der Krankheit für einen Patienten erfolgt nach dem Ausschlussprinzip: Wenn der Arzt nichts findet, was in seinen Augen erklärt, warum der Betroffene verwirrt, vergesslich oder desorientiert ist – dann muss es wohl Alzheimer sein.

»Gen-Tests für Alzheimer« sind daher schon aus einer einfachen Überlegung Augenwischerei: Wie will irgendjemand bestimmte Erbmerkmale einer spezifischen Krankheit zuordnen können, wenn er die vermeintliche Krankheit noch nicht einmal von den vielen anderen möglichen Ursachen für Hirnschädigungen unterscheiden kann, *nachdem* ein Mensch an Demenz erkrankt ist?

Ist doch egal, ob man es Demenz oder Alzheimer nennt? Keineswegs. Es geht geht hier nicht um Wortklauberei. Wenn es für kognitive Störungen eine Vielzahl verschiedener Auslöser gibt, sollte man besser wissen, um welchen es im Einzelfall geht. Nur so lassen sich die unterschiedlichen Ursachen verhindern oder gezielt therapieren. Zum Vergleich: Bei chronischem Kopfschmerz kommt kein Mensch auf die Idee, pauschal und ohne verlässlichen Nachweis bei allen Patienten einen »Hirntumor« zu diagnostizieren und blind drauflos den Kopf zu bestrahlen. Schließlich kann der Auslöser auch Migräne, Stress oder eine Hirnentzündung sein.

Wie kommt es, dass heute »jedes Kind« weiß, was Alzheimer ist? Weil das Märchen von der »Alzheimer-Krankheit« als Hauptauslöser von Demenz seit Jahren gezielt und medienwirksam verbreitet wird. Mehrere Psychiatrieprofessoren und Organisationen wie die Deutsche Alzheimer Gesellschaft tragen maßgeblich dazu bei. Denn: Neutral sind deren Informationen nicht. In öffentlichen Schriften zeichnen sie falsche Horrorszenarien von einer rapide wachsenden Alzheimer-Epidemie (die wissenschaftlich fraglich ist) oder geben ein verzerrtes, eingeschränktes Bild von den Hintergründen dementieller Störungen wieder – und arbeiten so ihren Sponsoren aus der Arzneimittelindustrie zu.

Dahinter stehen mächtige Interessen (siehe weiter unten). Mit dem Etikett Alzheimer lassen sich die maßgeblichen Ursachen – ungesunder Lebensstil, Schlaganfälle, Hirnverletzungen sowie die stark unterschätzten Folgen von Alkohol und Medikamenten in unserer Gesellschaft – verschleiern und Milliarden von Euro verdienen.

Die Folgen sind nicht trivial. Wer die wahren Ursachen nicht kennt, kann sich nicht davor schützen.

»Alzheimer« und andere Formen von Demenz

Als Richtschnur und Handlungsanweisung für alle Ärzte in Deutschland gilt die sogenannte S3-Leitlinie Demenzen. Sie wurde von führenden Fachleuten der Deutschen Gesellschaft für Neurologie (DGN) und der Deutschen Gesellschaft für Psychiatrie, Psychotherapie und Nervenheilkunde (DGPPN) verfasst.

Demnach gibt es sechs Arten von Demenz. Sie alle sind bei genauerem Hinsehen schwammig definiert:

- Demenz bei Alzheimer-Krankheit. Für ihre Entstehung sollen bestimmte Eiweißablagerungen im Gehirn (Amyloid-

Plaques und Tau-Fibrillen) verantwortlich sein. Einen Nachweis dafür, dass ein Patient Alzheimer hat, gibt es nicht. Dennoch glauben die Experten der Leitlinie, dass 50 bis 70 Prozent aller Demenzkranken »Alzheimer« haben. Unklar ist, wie man auf eine solche Zahl kommt – wenn eine Diagnose des Leidens gar nicht möglich ist. Entlarvend ist: In der Leitlinie schreiben die Experten selbst, dass – wenn man ehrlich ist – nur die Diagnose »wahrscheinliche« oder »mögliche« Alzheimer-Demenz zulässig ist.

• Vaskuläre Demenz ist die Folge einer Schädigung des Gehirns durch Mini-Infarkte oder Schlaganfälle aufgrund einer Thrombose, Embolie oder Blutung. Laut Leitlinie haben 15 bis 25 Prozent aller Demenzkranken eine vaskuläre Demenz. Unlogisch ist, so zu tun, als ob vaskuläre Demenz – wie in der offiziellen Definition von Demenzen beschrieben – eine chronische Krankheit sei, die im Gehirn beginnt. Denn ein Schlaganfall entsteht nicht durch eine Erkrankung von Nervenzellen. Ursache dafür ist vielmehr ein geschädigtes Herz-Kreislauf-System und das beruht – zumindest bei Schlaganfallopfern unter 70 oder 75 Jahren – in der Regel auf schädigenden Einflüssen wie Rauchen, Bewegungsmangel und Übergewicht.

• Gemischte Demenz ist offiziell eine »Kombination« aus Alzheimer und vaskulärer Demenz oder aber – aktuell von Experten neu hinzugefügt – auch die Kombination aus Alzheimer- und Lewy-Körperchen-Demenz. Offen bleibt, warum die gemischte Demenz noch als eine eigenständige Demenzform gilt. Vielleicht, weil immer offensichtlicher wird, dass weder Alzheimer noch Lewy-Körperchen-Demenz echte, klar definierbare Krankheiten sind?

• Frontotemporale Demenz. Unscharf ist auch das Bild von dieser Form. Sie ist angeblich »durch frühe, langsam fortschreitende Persönlichkeitsänderung und Verlust sozialer Fähigkeiten charakterisiert«. Einen Nachweis für frontotemporale Demenz gibt es nicht. Zahlen zur Häufigkeit in Deutschland liegen nicht vor.

- Demenz bei Morbus Parkinson. Bei vielen Patienten entwickelt sich im Verlauf einer Parkinson-Krankheit in späteren Jahren eine Demenz. Unklar ist, warum. Möglicherweise durch den Krankheitsprozess selbst. Oder aber durch jene Medikamente, die gegen Parkinson eingesetzt und von den Patienten in der Regel jahrelang eingenommen werden. Fest steht: Mehrere Arzneimittel gegen Parkinson rufen Demenz-Symptome hervor.

- Lewy-Körperchen-Demenz. Interessanterweise gibt es in der Internationalen Klassifikation der Krankheiten (ICD) keine Beschreibung der Symptome zu dieser Form von Demenz. Fachleute haben dennoch ein paar Kriterien formuliert, denen zufolge ein Patient die Diagnose Lewy-Körperchen-Demenz erhält. »Kernmerkmale« sind demnach eine schwankende Aufmerksamkeit und Wachheit, visuelle Halluzinationen und Parkinson-Symptome – Störungen, die allesamt bei einer ganzen Reihe von zum Teil gut behandelbaren medizinischen Problemen auftreten können.

Angebliche Demenz-Ursachen

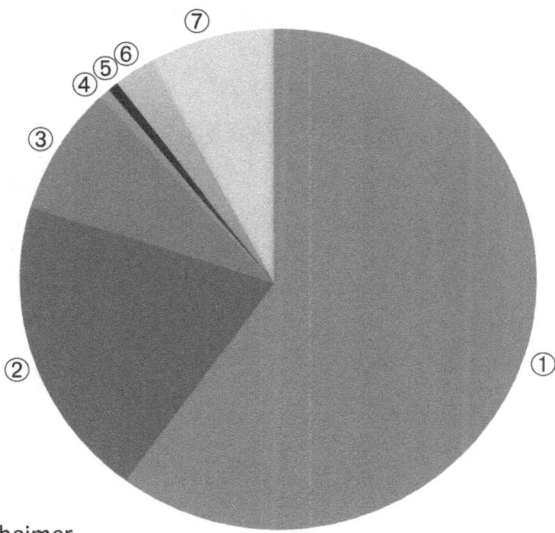

1 Alzheimer
2 vaskuläre Demenz (Hirninfarkte)
3 gemischte Demenz
4 Frontotemporale Demenz
5 Lewy-Körperchen-Demenz
6 Demenz bei Parkinson
7 andere Ursachen

Vermeintliche Auslöser: Glaubt man offiziellen Angaben wie jenen in der S3-Leitlinie Demenzen, ist an zwei Drittel aller Demenzerkrankungen die Alzheimer-Krankheit schuld. Doch diese Zahl ist mehr als fragwürdig. Denn Alzheimer lässt sich zu Lebzeiten gar nicht diagnostizieren. Und Studien an Verstorbenen haben offenbart: Rund ein Drittel aller Menschen, die bis zu ihrem Tod in hohem Alter geistig fit waren, haben in ihrem Gehirn große Mengen sogenannter Amyloid-Plaques. Diese galten lange Zeit als das charakteristische Merkmal der Alzheimer-Krankheit. Auch für andere in der Leitlinie genannte Formen wie Frontotemporale Demenz, Lewy-Körperchen-Demenz und die Demenz bei Parkinson gibt es keinen Nachweis. Andere, erwiesene und häufige Ursachen für Demenz wie etwa Hirnverletzungen oder die Langzeitfolgen von Schlafmitteln klammert die S3-Leitlinie dagegen komplett aus. So entsteht in der Öffentlichkeit ein völlig verzerrtes Bild.

Belegbare Ursachen für dauerhafte kognitive Störungen

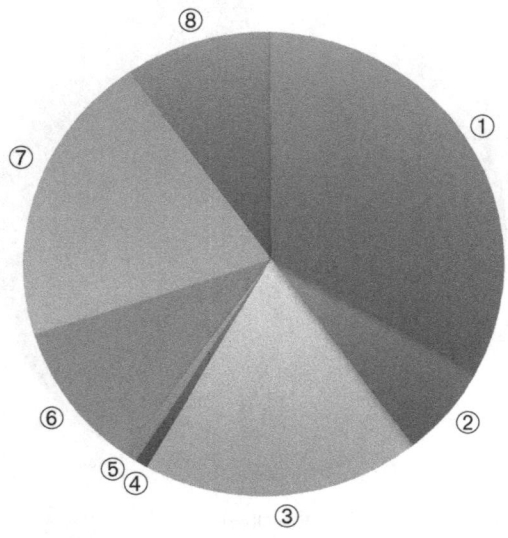

1. Schlaganfall / mehrfache kleine Hirninfarkte
2. Hirnschäden durch Operationen
3. Nebenwirkungen von Medikamenten
4. Gehirnerschütterung
5. Hirnblutung
6. Altershirndruck
7. Alkohol-Folgeerkrankungen
8. weitere Ursachen

Wissenschaftlich belegbare Auslöser: Hinter Hirnleistungsstörungen wie Gedächtnisverlust oder Verwirrtheit stecken oft Ursachen, die sich im Prinzip gut und einfach beheben oder verhindern lassen – vorausgesetzt, sie werden rechtzeitig erkannt und therapiert. Dieses Diagramm skizziert, welche Faktoren nach den Recherchen für dieses Buch die häufigsten Auslöser dauerhafter kognitiver Störungen sind. Die Zahlen stammen aus epidemiologischen Studien (Hirninfarkte, Alkohol-Konsum, Altershirndruck) oder basieren – wo es bisher keine entsprechenden Studien gibt – auf vorsichtigen Schätzungen anhand offizieller Angaben zur Anzahl von Operationen und verordneten Medikamenten.

Was ist eine »Leichte Kognitive Störung«?

Jüngster Trend in der Alzheimer-Forschung ist, möglichst viele Menschen dafür zu gewinnen, schon die leisesten Anzeichen von Gedächtniseinbußen »ernst zu nehmen und seine geistigen Leistungen in einer Gedächtnissprechstunde überprüfen zu lassen«, wie es zum Beispiel auf der Website des Klinikums Nürnberg heißt. Schließlich, so die Idee, könnte dies eine verdächtige »leichte kognitive Störung« (Mild Cognitive Impairment, MCI) sein.

Was das genau sein soll, kann niemand sagen. Eine exakte und allgemeingültige Definition gibt es nicht. Tatsächlich haben Forscher und Ärzte diese neue »Krankheit« erst kürzlich gezielt erschaffen. Die These dahinter lautet: Alzheimer beginnt angeblich schon Jahre vor Ausbruch der ersten Symptome im Gehirn und schreitet von da an unaufhaltsam fort, bis das Leiden irgendwann zu ersten Beeinträchtigungen der Hirnleistung führt. Die »Leichte Kognitive Störung« soll hier ein Vorbote sein. Darauf aufbauend, heißt es in der S3-Leitlinie Demenzen, sei das Syndrom der leichten kognitiven Störung (»Mild Cognitive Impairment«, MCI) als Prodromal- oder Risikosyndrom einer Demenz »konzeptualisiert« worden.

Man könnte auch sagen: konstruiert. Denn selbst wenn Ärzte mit allen heute verfügbaren Tests eine kognitive Störung messen, betont zum Beispiel der Hamburger Medizinprofessor Hendrik van den Bussche, heißt das nicht, dass der Patient an Demenz erkrankt ist. Solche Messungen seien stets Momentaufnahmen. Ein Großteil der Personen, die zu einem bestimmten Zeitpunkt eine kognitive Störung haben, verliere sie wieder innerhalb der nächsten Monate.

Tatsächlich gestehen auch die Ärzte des Nürnberger Klinikums, die so eindringlich für »vorsorgliche« Tests auf MCI werben, ein, dass sich mit einem solchen Test *nicht* vorhersagen lässt, wer von den Betroffenen Alzheimer entwickeln wird und wer nicht. Was also, muss man fragen, nützt dann ein solcher Test?

Zumal es keine Therapie zur Vorbeugung gibt. Die Antwort darauf ist einfach. Normalen Bürgern, besorgten Gesunden und verunsicherten Senioren nützt er nichts, Ärzten und Forschern dagegen durchaus. Zusätzliche »Verdachtsdiagnosen« verschaffen Medizinern und Kliniken einen Zustrom an neuen Kunden, Forscher kommen durch derlei Versprechen an Probanden, die sich für klinische Studien zur Verfügung stellen. Vollkommen »freiwillig«, wie sich versteht (mehr dazu in Kapitel 3).

Was ist ein akuter Verwirrtheitszustand (Delir)?

Für Angehörige oder Freunde ist es auch hilfreich zu wissen, welche Aspekte auf ein Delir hindeuten. Auf den ersten Blick sind die Beschwerden von Delir und Demenz weitgehend deckungsgleich: Menschen mit einem Delir sind verwirrt, halluzinieren oder bekommen Angstzustände. Einige der Betroffenen verlieren das Gefühl für Zeit und Ort und erkennen ihre Angehörigen nicht mehr. Andere sind gereizt und verärgert, ziehen an Kathetern und Verbänden und nässen auf einmal ein wie Kleinkinder. Andere haben Wahnvorstellungen, fühlen sich verfolgt, sind unruhig, können nicht schlafen und irren nachts ziellos umher. Dennoch gibt es Hinweise auf ein Delir, die man in der Regel auch als Laie finden kann.

Woran erkenne ich ein Delir?

- Ein Delir kann sich durch viele, zum Teil sehr unterschiedliche Symptome äußern. Typische Anzeichen sind
    - Bewusstseins- und Wahrnehmungsstörungen
    - Beeinträchtigtes Gedächtnis
    - Orientierungsverlust
    - Geistige Abwesenheit, Konzentrationsprobleme

- Denkstörungen
- Unruhe und starker Bewegungsdrang, zum Teil mit schleudernden Bewegungen
- Bettflucht
- Übertriebene Heiterkeit
- Unbegründete Angst
- Schlafstörungen
- Leichte Reizbarkeit
- Erregungszustände
- Halluzinationen

- Ein Delir entsteht – anders als eine Demenz – innerhalb vergleichsweise kurzer Zeit. Zum Beispiel direkt nach einer Hirnverletzung oder wenige Stunden nach dem Erwachen aus der Narkose. Doch Vorsicht: Ein Delir kann auch erst einige Tage nach einem chirurgischen Eingriff einsetzen. Sowohl Angehörige als auch Krankenhauspersonal sollten auf Hinweise auf ein Delir achten. Oft wird es erst erkennbar, wenn man den Patienten gezielt befragt.
- Manchmal baut sich dieser Zustand allerdings auch schleichend innerhalb von Tagen oder Wochen auf, zum Beispiel, wenn bestimmte Medikamente schlecht dosiert oder für den Betroffenen unverträglich sind.
- Typischerweise wechselt bei einem Delir der Zustand des Betroffenen innerhalb eines Tages deutlich zwischen klareren und verwirrteren Phasen.
- Bei einem Delir können Symptome wie Denk- und Sprachstörungen, Unruhe und Orientierungslosigkeit innerhalb eines Tages in ihrer Stärke deutlich schwanken. Bei einer Demenz sind die Symptome eher konstant.
- Verhalten und Handlungen von Delir-Patienten wirken oft unsinnig und nicht nachvollziehbar.
- Charakteristisch für ein Delir ist auch, dass die Patienten hochgradig ablenkbar sind und sich nicht konzentrieren können.

- Ein Delir ist meist umkehrbar, also reversibel. Das heißt: Die Symptome verschwinden wieder, wenn die Ursache der Störung behoben oder überstanden ist. Entscheidend dafür ist allerdings, ein Delir möglichst frühzeitig zu erkennen und richtig zu therapieren. Unbehandelt kann es zum Dauerzustand werden, schlimmstenfalls zu Demenz und in der Folge zum Verlust der Selbstständigkeit und zu Pflegebedürftigkeit führen.
- Zeit ist dabei der wesentliche Faktor. Je länger ein akuter Verwirrtheitszustand zum Beispiel nach einer Operation anhält, desto wahrscheinlicher ist es, dass der Patient schweren und lang anhaltenden Schaden nimmt.
- Wer als Mediziner ein Delir nicht erkennt und stattdessen schon Tage oder wenige Wochen nach Beginn der Hirnleistungsstörungen eine »Demenz« oder »Alzheimer« diagnostiziert, begeht einen **Kunstfehler.**
- Denn in einem sind sich Experten einig: Für die Diagnose »Demenz« müssen die Symptome über **mindestens 6 Monate** bestanden haben.

Die häufigsten Auslöser für ein Delir

- Austrocknung oder Flüssigkeitsmangel (Dehydrierung)
- Natriummangel (etwa durch entwässernde Tabletten, Blutdrucksenker, Antiepileptika)
- Arzneimittel (Nebenwirkungen von Antidepressiva, Schmerzmitteln, Mitteln gegen Inkontinenz und vieles mehr)
- Absetzen/Unterbrechung der Einnahme von Schlaf- und Beruhigungsmitteln oder Antidepressiva (oder anderer Medikamente mit Abhängigkeitspotential)
- Operationen mit Vollnarkose
- Unterzuckerung bei Diabetes
- Hirnblutung (durch einen Sturz oder blutverdünnende Medikamente)
- Fehlen/Entzug von Alkohol (bei Alkoholabhängigkeit)

- Akute Infektionen (etwa Hirnentzündung)
- Große seelische Belastung (Tod oder Verlust des Partners, Familienkonflikt, Trauma)

Was nützen Medikamente gegen »Alzheimer«?

Sie sind ein Strohhalm, an den sich viele Betroffene und ihre Angehörigen verständlicherweise klammern: Medikamente, die seit mehreren Jahr zur Behandlung von »Alzheimer« zugelassen sind und angeblich den dadurch verursachten Geistesschwund verlangsamen sowie die Pflegebedürftigkeit hinauszögern können. Jedoch – genau das können die Mittel in Wirklichkeit nicht. Das geben führende Experten sogar schwarz auf weiß zu: Kein einziges Präparat, so steht es in der Leitlinie, kann das Fortschreiten von Alzheimer verhindern. Die Verschreibung der Pillen ist ein Geschäft mit der Hoffnung – auf Kosten der Gesundheit der Patienten.

Denn die auf dem Markt befindlichen Medikamente gegen Alzheimer haben erhebliche Nebenwirkungen. Die Sterblichkeit unter Patienten, die einige dieser Mittel (sogenannte Cholinesterasehemmer) erhalten, ist zum Teil bis auf das Dreifache erhöht. Die häufigsten Todesursachen sind Herz-Kreislauf-Probleme wie etwa Durchblutungsstörungen im Gehirn, die sich unter anderem in Ohnmachtsanfällen äußerten, sowie in einigen Fällen Suizide. Zudem hat der Einsatz der Mittel etwas von einem Taschenspielertrick: Die Mittel rufen als Nebenwirkungen häufig genau jene »Symptome« hervor, die als charakteristische Merkmale der nebulösen Krankheit gelten. Werden die Störungen, darunter Unruhe, Wahnvorstellungen, Angst, Apathie, Reizbarkeit, Übererregung und Schlafstörungen, nicht als Nebenwirkung erkannt, scheinen sie die Diagnose »Alzheimer« zu bestätigen.

Warum die Mittel trotzdem manchmal zu wirken scheinen? Viele andere Medikamente, die heute millionenfach verabreicht werden, haben eine Eigenschaft, die für ältere Menschen besonders problematisch ist: Die Mittel blockieren einen der wichtigsten Botenstoffe im Nervensystem, Acetylcholin. Eine Nebenwirkung davon ist eine ganze Palette von kognitiven Störungen wie Halluzinationen, Verwirrtheit oder Denkstörungen. Diese Nebenwirkung lässt sich durch Wirkstoffe aus der Gruppe der Cholinesterasehemmer aufheben. Alzheimer-Medikamente helfen also nicht gegen eine Krankheit, sie heben im besten Fall die Wirkung anderer Arzneimittel auf.

Prominente »Alzheimer«-Opfer?

Gerd Müller: Die Nachricht, die am 7. Oktober 2015 durch alle Gazetten geht, ist für viele Deutsche ein Schock: Gerd Müller, der ehemalige Torjäger des FC Bayern München, hat Alzheimer! Die Bild-Zeitung schließt daraus einfach mal: »Keiner ist sicher vor Alzheimer.« Was kaum Erwähnung findet: Gerd Müller war jahrelang schwer alkoholkrank. Demenz als Folge exzessiven Alkoholkonsums aber ist seit langem in der Medizin bekannt. Umfangreiche Studien belegen, dass heute mindestens 10, eher sogar 25 Prozent aller Demenzfälle alkoholbedingt sind.

Bekanntes Opfer der Sucht ist der Schauspieler **Harald Juhnke**, der 2005 nach jahrelanger geistiger Umnachtung starb. Doch weder strahlenden Fußballvereinen wie dem FC Bayern oder Schalke 04 noch ihren finanzkräftigen Sponsoren (Paulaner beziehungsweise Veltins) kann eine solche Diagnose gefallen. Denn jede Verbindung zu Abhängigkeit oder Sucht schadet dem Image – und damit dem Geschäft. Inzwischen haben die Spin-Doktoren der Clubs und Brauereien dazugelernt. Nicht nur Gerd Müller, auch die einstige Werbe-Ikone **Rudi Assauer** gilt offiziell als alzheimerkrank. Assauer ist oder war alkoholkrank, ebenso wie die längst verstorbenen Politiker und vermeintlichen Alzheimer-Opfer Ronald Reagan und Margret Thatcher sowie die Schauspielerin Rita Hayworth, die als Gallionsfigur der als Selbsthilfeverein getarnten Industrie-Lobby-Organisation »Alzheimer's Association« dient.

Ähnlich fragwürdig ist das Etikett »Alzheimer« auch bei dem 2013 verstorbenen Tübinger Literaturprofessor **Walter Jens**, der mit Anfang achtzig in eine Demenz verfiel. Er selbst hat sich nicht nur zu Lebzeiten öffentlich zum Konsum diverser Medikamente gegen Depressionen sowie Schlaf- und Beruhigungsmitteln (Benzodiazepine) bekannt, sondern war im höheren Alter regelrecht abhängig von Benzodiazepinen. Was er und seine Familie vermutlich nicht ahnten: Die Mittel machen nicht nur innerhalb kurzer Zeit süchtig. Wer sie längere Zeit schluckt, hat auch ein drastisch erhöhtes Risiko, dement zu werden. Das ist durch einschlägige Studien längst belegt. Dennoch wird Walter Jens von renommierten Medizinprofessoren und Arzneimittelherstellern als prominentes Alzheimer-Opfer dargestellt.

Auch **Bubi Scholz** wird immer wieder in die Galerie der prominenten Alzheimer-Fälle gereiht. Dabei gab es naheliegende Gründe dafür, dass er mit 67 Jahren an Demenz erkrankt ist: Wie man seit längerem weiß, entwickeln viele Profi-Sportler, die wie Boxer, Eishockey- oder Rugby-Spieler, über Jahre häufigen Schlägen und Stößen auf den Kopf und damit wiederholten Hirnverletzungen ausgesetzt sind, Defekte im

Gehirn, die Depressionen, Gedächtnisstörungen und später eine ausgeprägte Demenz zur Folge haben. Das Phänomen ist in der Medizin seit hundert Jahren bekannt und wird oft auch Boxer-Syndrom genannt.

Tragisch ist das Schicksal des einstigen Sunnyboys **Gunter Sachs**. Im Mai 2011 bringt er sich selbst mit einer Pistole um – obwohl er geistig klar und keineswegs dement ist. Noch kurz vor seinem Tod, bescheinigt später ein renommierter Psychiater, ist Sachs wie immer: schlagfertig, witzig, eloquent. Doch Sachs glaubt, aufgrund der Lektüre »einschlägiger Publikationen«, wie er in seinem Abschiedsbrief schreibt, »an der ausweglosen Krankheit A. erkrankt zu sein«. Die einzigen »Symptome«, die er bis dahin hat, sind rein subjektiv: »eine wachsende Vergesslichkeit, eine rapide Verschlechterung meines Gedächtnisses und dem meiner Bildung entsprechenden Sprachschatzes«. Sachs ist zu diesem Zeitpunkt 78 Jahre alt.

Wer sich beim Thema Alzheimer an die Strategie der Tabakindustrie erinnert fühlt, liegt richtig. Jahrzehntelang versuchte diese, offensichtliche wissenschaftliche Fakten zu leugnen: »Nein, Rauchen erhöht nicht das Risiko für Lungenkrebs!« 1998 wurden die Tabakkonzerne im Zuge der großen Schadensersatzprozesse von US-Gerichten dazu gezwungen, ihre gesamten internen Dokumente öffentlich zugänglich zu machen. Dank dessen kam 2005 heraus: Die Zigarettenindustrie hat auch deutsche Ärzte und Wissenschaftler über Jahrzehnte hinweg bestochen – und tut es noch heute.[7] Ähnliche Verbünde und Kartelle existieren nachweislich auch unter Alzheimer-Forschern, führenden Medizinprofessoren, Arzneimittelfirmen, Medizingeräteherstellern und scheinbar gemeinnützigen Vereinen rund um das Thema Alzheimer, teilweise sogar im Verbund mit einflussreichen Gremien wie den Verwaltungsräten im öffentlichen Rundfunk.*

Auslöser von Demenz-Symptomen, die gut behandelbar oder bis ins hohe Alter vermeidbar sind

Ursache/ Krankheit/ Störung	Behandelbar/ umkehrbar durch frühzeitige, gründliche Therapie	Vermeidbar (durch gesunden Lebensstil)
Delir durch Operation/ Vollnarkose	In der Regel JA	größtenteils JA
Delir durch Medikamente	teilweise	JA
Delir durch Flüssigkeitsmangel/ Austrocknung	JA	JA
Delir durch Alkoholkrankheit	teilweise	JA
Delir durch Alkoholentzug (D. tremens)	teilweise	JA
Wiederholter Alkoholentzug	teilweise	JA
Natriummangel	JA	JA
Nebenwirkungen von Mitteln gegen Schmerzen (Opioide, Antiepileptika, Antipsychotika)	teilweise	JA

---

*   Siehe mein Buch »Vergiss Alzheimer«

Nebenwirkungen von Schlaf- und Beruhigungsmitteln (Benzodiazepine, Antipsychotika, Z-Substanzen wie Zolpidem)	teilweise	JA
Schäden durch jahrelange Einnahme von Schlafmitteln	NEIN	JA
Entzugssymptome bei Absetzen/ Unterbrechung der Einnahme von Schlaf- und Beruhigungsmitteln	teilweise	JA
Nebenwirkungen von Mitteln gegen Depressionen	teilweise	JA
Entzugssymptome bei Absetzen/ Unterbrechung der Einnahme von Mitteln gegen Depressionen	teilweise	JA
Nebenwirkungen von Mitteln gegen Erregungszustände, Unruhe, Wahnvorstellungen (Neuroleptika/ Antipsychotika)	teilweise	JA
Wechselwirkungen von Medikamenten	JA	teilweise
Wechselwirkungen von Alkohol und Medikamenten	teilweise	JA
Schilddrüsenunter-funktion	JA	JA

Schwerer Diabetes, der lange Zeit nicht behandelt oder ignoriert wird	teilweise	JA
Akute Unterzuckerung bei Diabetes durch falsche Medikamentendosierung	JA	JA
Wiederholte, schwere Unterzuckerungen bei Diabetes	teilweise	größtenteils JA
Gehirnerschütterung durch Sturz/Unfall	größtenteils JA	größtenteils JA
Schädel-Hirn-Trauma durch Kopfverletzungen im Sport oder bei anderen Unfällen	teilweise	teilweise
Hirnblutung durch Blutverdünner	teilweise	JA
Normaldruck-Hydrozephalus (»Altershirndruck«)	in vielen Fällen JA	unklar
Starke seelische Belastungen durch ungelöste Konflikte, Ängste, Tod des Partners etc.	größtenteils JA	teilweise
Psychische Traumata (schwere unbewältigte seelische Verletzungen, zum Teil in der Kindheit)	größtenteils JA	NEIN
Hirninfarkt (Schlaganfall)	größtenteils JA	größtenteils JA

Die 10 wichtigsten Symptome, die auf Demenz hindeuten können – aber nicht müssen

Den Namen eines Bekannten vergessen, das Haus des Freundes nicht gefunden, den Schlüssel verlegt? Ab einem gewissen Alter macht man sich bei solchen Gedächtnisschwächen manchmal große Sorgen und fragt sich leicht: Sind das jetzt die ersten Anzeichen von Demenz? Das Erstaunliche ist: Selbst Experten können das nicht sicher wissen. Denn eindeutige Symptome, Kriterien oder Tests für eine zuverlässige Diagnose »Demenz« gibt es nicht (siehe Kapitel 1).

Als Hauptmerkmal einer Demenz gilt eine Verschlechterung der geistigen (kognitiven) Fähigkeiten im Vergleich zu einem früheren Zustand. In erster Linie davon betroffen ist nach offizieller Definition das Gedächtnis, und hier vor allem das Kurzzeitgedächtnis. Im Laufe der Zeit kommen demnach jedoch andere Defekte hinzu – wie Wortfindungsstörungen, nachlassendes Denkvermögen, Konzentrationsstörungen oder Rechenstörungen. Menschen mit Demenz haben zum Beispiel laut Alzheimer-Gesellschaft typischerweise zunehmende Schwierigkeiten, die Mitteilungen anderer zu verstehen, Situationen zu überblicken, Zusammenhänge zu erkennen, zu planen und zu organisieren, sich örtlich oder zeitlich zurechtzufinden und mit Gegenständen umzugehen.

Doch nicht nur das. Angeblich kommen im fortgeschrittenen Stadium einer Demenz auch nahezu zwangsläufig Wesensveränderungen und Verhaltensstörungen wie zielloses Umherirren, Aggression, Unruhe, Verzweiflung, Schlafstörungen, Essen von Unessbarem, Wahnvorstellungen sowie krankhafte Unruhe mit Bewegungsstörungen und zum Teil sogar psychotische Anfälle hinzu. Zustände, die für Außenstehende mitunter grotesk und bedrohlich wirken. Kein Wunder also, dass viele Menschen kaum eine Krankheit so sehr fürchten wie Demenz. Die Crux daran ist nur: All diese Symptome sind keineswegs sichere Anzeichen einer Demenz. Sowohl kognitive als auch psychische und motorische Störungen bei älteren Menschen können eine Vielzahl von Ursachen haben, von denen sich viele beheben lassen oder deren Auftreten sogar verhindert werden kann. Tatsächlich werden die Symptome häufig durch übersehene Probleme wie falsche oder überdosierte Medikamente, Unterzuckerung bei Diabetes oder Operationen ausgelöst. Der Eindruck jedenfalls, die Störungen kämen aus heiterem Himmel und seien fast immer die Folge einer schicksalhaften, unvermeidbaren Krankheit, ist schlichtweg falsch.

1. Gedächtnisstörungen und Vergesslichkeit

Gedächtnisstörungen und Vergesslichkeit können zu erheblichen Beeinträchtigungen der Selbstständigkeit führen. In der Tat kennen wir solche Situationen fast alle aus eigener Erfahrung. Da hat man zum Beispiel morgens verschlafen, gerät unter Stress, weil man zu einem dringenden Termin pünktlich im Büro sein muss – und prompt passiert es, dass man beim Verlassen der Wohnung die Tür hinter sich zuzieht und den Schlüssel innen liegen lässt. Oder aber man ist auf einer Party, hat viel zu viel Alkohol getrunken und hat anschließend Schwierigkeiten, den Weg nach Hause zu finden. Doch was genau versteht man eigentlich unter »Gedächtnis«? Und wovon hängt es ab, dass es funktioniert? Im neurologischen Sinne bezeichnet Gedächtnis die Fähigkeit unseres Nervensystems, aufgenommene Informationen zu verarbeiten, zu speichern und wieder abzurufen. Die gespeicherten Informationen sind also das Ergebnis von bewussten oder unbewussten Lernprozessen.

Ist das Gedächtnis eines Menschen nicht mehr intakt, kann die Störung unterschiedliche Ebenen und Funktionen betreffen. Das hängt maßgeblich von der Ursache ab, die die Störung bedingt. Möglicherweise ist nur die Aufnahme von Informationen beeinträchtigt, möglicherweise liegt das Problem aber auch beim Behalten oder aber beim Abrufen der Informationen. Manchmal sind die Störungen stärker bei sprachlichen Inhalten ausgeprägt, manchmal mehr bei nichtsprachlichen. Mediziner unterscheiden daher verschiedene Aspekte und Systeme des Gedächtnisses – zeitliche und inhaltliche. Viele der Erkenntnisse, auf die sie sich dabei stützen, stammen aus Studien an Patienten, die zum Beispiel einen Schlaganfall oder eine Schädel-Hirn-Verletzung erlitten haben und dadurch eine Schädigung in einem bestimmten Areal ihres Großhirns aufweisen. Oder aber von Menschen, denen – zum Beispiel aufgrund eines Tumors – in einem konkreten Bereich des Gehirns ein Teil der Hirnsubstanz entfernt werden musste.

Kurzzeit-, Langzeit-, prozedurales Gedächtnis: Welcher Bereich ist überhaupt betroffen?

Das Kurzzeitgedächtnis ermöglicht es uns, eine begrenzte Anzahl von Informationen einige Minuten bis Stunden im Gedächtnis zu behalten. Das bedeutet, dass wir zum Beispiel ein Bild, das wir nur kurz gesehen haben, auch noch mehrere Stunden später im übertragenen Sinne vor Augen haben und uns vergegenwärtigen können, obwohl es für uns nicht mehr sichtbar ist. Ähnliches gilt für Musik: Eine Melodie erscheint uns als Ganzes, obwohl die einzelnen Töne längst verklungen sind, und wir können sie beispielsweise aus dem Gedächtnis nachsingen oder -pfeifen. Wir können im Kopf rechnen oder einen Text lesen und verstehen, weil wir die aneinandergereihten Zahlen oder Worte im Gedächtnis abspeichern und so den Sinn der Sätze erkennen.

Genau diese Fähigkeiten sind bei vielen Menschen mit dem Verdacht Demenz teilweise gestört. Mediziner berichten beispielsweise von Patienten, die zwar noch bestens über Erlebnisse aus ihrer Schulzeit berichten können, aber am Nachmittag kaum noch in der Lage sind, den Inhalt eines Gesprächs oder der Nachrichten vom Vormittag wiederzugeben, obwohl sie das Gespräch oder die Nachrichten aufmerksam und konzentriert verfolgen konnten. Das heißt: Das Kurzzeitgedächtnis ist zwar defekt, nicht aber das Langzeitgedächtnis, in dem Informationen zum Teil Jahre oder gar ein Leben lang gespeichert werden.

Je nach Art des Inhalts werden Informationen anders gespeichert

Unterschiede gibt es auch in der Art von Informationen, die ein Patient noch im Gedächtnis hat – oder eben nicht. Das **episodische Gedächtnis** zum Beispiel umfasst das Behalten und Erinnern von persönlichen Erlebnissen wie etwa die eigene Hochzeit, die Geburt der Kinder oder die bestandene Diplomprüfung. Als **semantisches Gedächtnis** bezeichnet man das Behalten und Erinnern von Faktenwissen, wie zum Beispiel, dass Berlin die Hauptstadt von Deutschland ist oder am 24. Dezember Weihnachten ist. Beim **prozeduralen Gedächtnis** geht es um Fertigkeiten, die wir normalerweise unbewusst oder automatisiert ausführen und deren Ablauf wir sprachlich gar nicht unbedingt gut beschreiben können, etwa Schuhe zubinden, Fahrrad oder Auto fahren oder Schwimmen.

Jede dieser Unterarten von Gedächtnis kann durch eine Hirnschädigung beeinträchtigt sein. Und zwar sowohl einzeln als auch in Kombination. Die Ausprägungen von Lern- und Gedächtnisstörungen sind also sehr unterschiedlich. Aussagen von Betroffenen wie »Ich kann mir Dinge nicht mehr so gut merken« oder »Ich habe Gedächtnisprobleme« können demnach vieles bedeuten. Erst durch spezielle Diagnostikverfahren lässt sich herausfinden, welche Gedächtnisbereiche betroffen sind – und welche nicht.

Krankhafte Erinnerungslücken: Amnesie

Unser Gedächtnis ist etwas Trügerisches: Wir glauben, dass unser Gehirn Erlebtes eins zu eins speichert und dieses Gespeicherte auch jederzeit wieder abrufbar ist. Aus einer Vielzahl von Gründen ist dieser Prozess jedoch viel komplexer und auch fehlerbehaftet. Schon allein deshalb, weil uns nicht alles, was wir sehen, hören, riechen, wichtig ist. Deshalb bleibt auch nicht alles, was wir erfahren, in unserem Denkorgan »hängen«. Und auch das »falsche« Erinnern gehört immer wieder zur normalen Funktionsweise des Gehirns. Dennoch gibt es Erinnerungslücken, die so auffällig sind, dass sie ein deutlicher Hinweis auf eine krankhafte Schädigung des Gehirns sind. Mediziner bezeichnen solche Erinnerungslücken als Amnesie. Dabei handelt es sich um eine Gedächtnisstörung, durch die der Betroffene entweder nicht mehr auf alte Erinnerungen zugreifen oder aber Neues nicht mehr abspeichern kann. Nicht immer sind dabei alle Gedächtnisinhalte in gleicher Weise betroffen. Was lange zurückliegt, ist oft besser zugänglich und abrufbar, vor Kurzem Gespeichertes dagegen nicht. Beeinträchtigt ist bei einer Amnesie vor allem das episodische Gedächtnis, also jene Funktion, mit der Informationen über das persönliche Leben gespeichert werden. Das prozedurale Gedächtnis (Schuhe binden oder Fahrrad fahren) dagegen bleibt in der Regel davon unberührt.

Fachleute unterscheiden vor allem zwei Formen der Amnesie. Bei einer **anterograden Amnesie** können sich die Patienten *nach* einem bestimmten Zeitpunkt neue Dinge nur noch für wenige Minuten merken und im Gedächtnis behalten. Ein typischer Fall sind Erinnerungslücken, die nach einer Hirnverletzung durch einen Sturz oder Verkehrsunfall auftreten: Ab diesem Ereignis können sich die Betroffenen zum Beispiel Menschen nicht gut merken und haben am nächsten Tag vergessen, dass sie die Person schon kennengelernt haben. Oder aber sie halten Termine nicht ein, weil sie sich nicht daran erinnern können, diese vereinbart zu haben.

Das Tückische daran: Die Betroffenen selbst vergessen relativ schnell, dass sie eine Verabredung vergessen und den Freund oder die Bekannte versetzt haben. Für Außenstehende, die das nicht wissen, erscheint dadurch mitunter der Eindruck, dieser Person sei es mehr oder weniger »egal«, dass sie die jeweilige Verabredung oder den wichtigen Termin verschludert hat – was verständlicherweise zu Spannungen und möglicherweise sogar zu Konflikten führt.

Noch schwieriger wird es, wenn hinter einer anterograden Amnesie kein Unfall und keine Hirnverletzung steckt, sondern die Nebenwirkungen eines Medikaments. Das lässt viel Raum für Missverständnisse. Viele Menschen wissen nämlich nicht, dass auch Schlaf- und Beruhigungsmittel (Benzodiazepine und andere Hypnotika), die einer Vielzahl von älteren Menschen oft über lange Zeit verabreicht werden, eine anterograde Amnesie verursachen können. Tatsächlich macht man sich diesen Effekt von Benzodiazepinen in der Medizin sogar gezielt zunutze. Der Wirkstoff Midazolam zum Beispiel wird nicht zur Beruhigung und gegen allzu große Ängste direkt vor einer Operation verabreicht. Das Mittel soll auch die Erinnerungen aus der Zeit während des Eingriffs löschen.

Die **retrograde Amnesie** ist eine Form der Gedächtnisstörung, bei der Menschen sich nicht mehr an Geschehnisse *vor* einem bestimmten Zeitpunkt erinnern können. Oft geht eine retrograde Amnesie auf ein traumatisches Ereignis zurück. Das kann eine körperliche (Hirn-)Schädigung, aber auch eine schwere seelische Verletzung sein. Besonders offensichtlich ist die Situation bei einer retrograden Amnesie nach einem Schädel-Hirn-Trauma: Nach dem Autounfall kann sich der Patient beispielsweise nicht mehr an die Fahrstrecke und den Unfallhergang erinnern. Meist betrifft der Gedächtnisverlust die kurzen Minuten direkt vor dem Unfall oder Trauma. In schwerwiegenden Fällen können es aber auch viele Jahre der eigenen Lebensgeschichte sein, die so verloren gehen. Dazu zählen auch wesentliche Ereignisse, von denen wir denken, man könne sie nicht vergessen, wie die eigene Hochzeit oder die Existenz der eigenen Kinder.

Wichtig zu wissen ist: Die anterograde Amnesie ist häufiger als die retrograde Amnesie und wirkt sich im Alltag des Patienten stärker aus. Beide Formen können aber auch kombiniert auftreten – zum Beispiel beim sogenannten Korsakow-Syndrom, einer Hirnschädigung, die eine klassische Spätfolge von langjährigem hohem Alkoholkonsum oder -missbrauch ist. Insgesamt können Amnesien aber viele verschiedene Ursachen haben. Die Palette reicht von Unfällen mit Schädel-Hirn-Verletzung oder Gehirnerschütterung über extreme seelische Belastungen (traumatische Erlebnisse), Arzneimittelnebenwirkungen (Psychopharmaka und Barbiturate), Schlaganfall, Vergiftungen, Migräne bis hin zu epileptischen Anfällen, Hirnhautentzündung (Meningitis) und Gehirnentzündung (Enzephalitis).

Plötzlicher kompletter Gedächtnisausfall: Transiente globale Amnesie

Ein kompletter Gedächtnisausfall muss keineswegs immer krankhaft sein. Etliche Menschen machen irgendwann im Laufe ihres Lebens die Erfahrung, dass ihr Gedächtnis plötzlich und unerwartet vollständig streikt. Bilder, Gefühle, Sprache – alles ist auf einmal wie ausgelöscht. Und das zum Teil über mehrere Stunden. Neue Informationen kann der Betroffene in einer solchen Situation nur 30 bis 180 Sekunden behalten. Deshalb fehlt ihnen die Orientierung in Zeit, Ort und Situation. Die Personen sind dann oft komplett ratlos und stellen immer wieder die gleichen Fragen – auch, wenn sie schon beantwortet wurden. Auch der Zugriff auf alte Gedächtnisinhalte ist gestört. Meist ist von der Störung allerdings nur das episodische Gedächtnis betroffen. Das heißt: Die Person kann während des Gedächtnisausfalls trotzdem noch komplexe erlernte Tätigkeiten ausführen, also zum Beispiel Kochen oder ein Auto lenken.

So gespenstisch eine solche transiente globale Amnesie (TGA) auch wirken mag – sie bildet sich oft wieder von selbst zurück. Nach heutigem Wissen bleiben auch keine Langzeitschäden. Ein weiterer Trost: Eine TGA ist gar nicht mal so selten. Studien zufolge sind drei bis acht von 100.000 Einwohnern davon betroffen. Drei Viertel der Betroffenen sind bei Auftreten zwischen 50 und 70 Jahre alt. Bei der Mehrheit von ihnen (85 Prozent) haben Forscher vier Faktoren als Auslöser ausgemacht: ausgeprägte körperliche Anstrengung, emotional-psychische Belastungen, einen Sprung ins kalte Wasser – oder Sex.

2. Fehlhandlungen

Bei Menschen mit dem Verdacht auf Demenz sind häufig nicht nur das Gedächtnis und das Denkvermögen beeinträchtigt. Oft kommen mit der Zeit auch Bewegungsstörungen hinzu, die sich auf sehr unterschiedliche Weise äußern können. Einige der Patienten haben zum Beispiel zunehmend Probleme mit der Ausführung alltäglicher Handgriffe. Sie sind auf einmal nicht mehr in der Lage, einfache Aufgaben wie Zubereiten von Mahlzeiten, Bedienen von Haushaltsgeräten, Körperpflege, Wahl der passenden Kleidung oder Aufsuchen der Toilette selbst zu bewältigen. Viele von ihnen brauchen deshalb zunehmend Hilfe für die Bewältigung ihres Alltags. Andere haben Probleme, das Zusammenspiel ihrer Muskeln normal zu koordinieren, weil die für gesunde Menschen selbstverständlich erscheinende, in Wirklichkeit aber komplexe permanente Feinabstimmung zwischen den vielen beteiligten Muskelgruppen versagt. Und wieder andere Menschen leiden unter bizarren Aktionen ihrer Zunge, ihrer Mimik oder ihrer Gliedmaßen, die ihr Körper unfreiwillig und in ständigen Wiederholungen ausführt.

Eines dieser Phänomene ist in der Medizin unter dem Begriff Apraxie bekannt. Ärzte verstehen darunter eine Störung, bei der es zu motorischen Fehlhandlungen kommt. Das heißt: Der Betroffene hat Schwierigkeiten, Dinge zu benutzen, um ein bestimmtes Ziel zu erreichen. Die Fehlhandlungen treten auf, obwohl der Bewegungsapparat selbst, also die Motorik des Patienten, intakt ist. Die Auswirkungen sind von Mensch zu

Mensch unterschiedlich. Bei einigen von ihnen ist zum Beispiel die Bewegungsvorstellung gestört. Das heißt: Die Betroffenen sind nicht in der Lage, den Ablauf der einzelnen Bewegungen einer Handlung in eine logische Reihenfolge zu bringen (ideatorische Apraxie). Das zeigt sich oft bereits an ganz simplen Tätigkeiten: Der Patient bestreicht zum Beispiel beim Frühstück zuerst das Brötchen mit Marmelade und schneidet es dann auf. Oder aber er öffnet eine Flasche und schließt sie wieder, bevor er sie kippt, um ein Glas zu füllen. Noch häufiger ist eine andere Form der Apraxie. Dabei können sich die Patienten zwar eine Handlungsabfolge richtig vorstellen, sie können sie dann aber nicht ausführen (ideomotorische Apraxie). Oder erst dann, wenn man sie ihnen vormacht. Zum Beispiel, indem man vor ihren Augen die Flasche öffnet und das darin enthaltene Wasser in ein Glas einschenkt.

Die Ursache für eine Apraxie liegt meist in einer Schädigung der linken Großhirnhälfte. Häufigster Auslöser dafür ist ein Schlaganfall. Es können aber auch andere Ursachen dahinterstecken, unter anderem Alkoholismus, Enzephalitis, Multiple Sklerose oder ein Hirntumor. Eine Apraxie betrifft in der Regel beide Körperhälften. Es kann jedoch vorkommen, dass die rechte Körperhälfte zusätzlich gelähmt ist, so dass die motorischen Fehlhandlungen nur auf der noch beweglichen linken Seite erkennbar sind. Da die linke Hirnhälfte auch für die Bildung der Sprache zuständig ist, geht mit der Apraxie häufig eine Sprachstörung (Aphasie) einher.

3. Wahrnehmungsstörung (Neglect)

Was die Sache noch komplexer macht: Es gibt weitere Erkrankungen, die ähnliche Auswirkungen haben können wie eine Apraxie. Dazu gehört unter anderem eine neurologische Störung namens Neglect. Dabei handelt es sich ebenfalls um eine Hirnschädigung, allerdings liegt das Problem hier im Bereich der Wahrnehmung. Die Betroffenen haben Schwierigkeiten, eine Hälfte ihrer

Umgebung oder ihres eigenen Körpers wahrzunehmen. Besser gesagt: Sie merken gar nicht, dass etwas mit der einen Hälfte ihres Körpers nicht stimmt und vernachlässigen (englisch: neglect) quasi alles, was sich auf der »kranken« Seite abspielt. Viele der Patienten sind sich ihrer Defizite nicht bewusst und empfinden ihr Verhalten deshalb zunächst als normal. Ein Neglect tritt häufig nach einem größeren Schlaganfall in der rechten Hirnhälfte oder nach einer Blutung der mittleren Hirnschlagader auf. Dementsprechend ist meist die linke Seite in der Wahrnehmung eingeschränkt.

Die Störung kann sich auf unterschiedliche Weise äußern. Menschen, bei denen ein Neglect vorliegt, übersehen beispielsweise Personen oder Gegenstände und stoßen an Hindernisse in der vernachlässigten Raumhälfte. Sie haben Schwierigkeiten beim Lesen, da sie erst ab ungefähr der Mitte einer Seite anfangen zu lesen. Beim Überqueren einer Straße als Fußgänger werden von links kommende Fahrzeuge nicht wahrgenommen – womit der Patient nicht nur sich selbst, sondern auch andere Personen gefährdet. Bei schweren Formen des Neglects kann es zudem vorkommen, dass Betroffene sich über zu wenig Essen beklagen, obwohl eigentlich genug Nahrung auf dem Teller ist – sie haben nur die eine Hälfte der Speisen auf ihrem Teller nicht bemerkt.

Der Neglect kann auch die Wahrnehmung des eigenen Körpers und damit den Umgang mit ihm betreffen. Die Folgen sind mitunter massiv. Denn der Patient ist dann auch nicht in der Lage, auf wichtige Körpersignale von der »blinden« Seite zu reagieren, etwa auf Schmerzen. Spürt der Betroffene zum Beispiel nicht, dass er mit seiner Hand die Herdplatte berührt, kann er sie auch nicht rechtzeitig wegziehen. Dadurch steigt die Gefahr schwerer körperlicher Verletzungen, die unter normalen Umständen leicht vermeidbar sind.

Bei einem Neglect klappen auch alltägliche Handgriffe wie das Anziehen von Kleidung oder Körperpflege nicht mehr wie zuvor, weil der Patient zum Beispiel den betroffenen Arm nicht in den Ärmel des Mantels steckt oder weil er sich einfach nur eine Gesichtshälfte rasiert.

4. Erkennungsstörungen

Es klingt unheimlich, aber für manche Personen ist es schlicht die Realität: Sie können bestimmte Sinneseindrücke nicht mehr erkennen oder deuten, obwohl ihre Sinnesorgane durchaus funktionieren und obwohl sie wach sind und die Reize auch wahrnehmen. Ursache für eine solche Agnosie ist eine Störung der Informationsverarbeitung. Meist ist sie Folge einer Hirnschädigung, zum Beispiel durch einen Schlaganfall. Je nachdem, welche Hirnareale betroffen sind, sind unterschiedliche Fähigkeiten beeinträchtigt. Einige Patienten haben Probleme, optische Wahrnehmungen zu deuten. Das heißt, sie können zwar ein Objekt (ein Messer, ein Gesicht, ein Auto) sehen. Sie erkennen aber nicht, was das ist (visuelle oder optische Agnosie). Das Verblüffende daran ist: Viele der Betroffenen wissen sofort, um welches Objekt es sich handelt, sobald sie es berühren oder hören. Wenn sie also das Messer in die Hand nehmen, können sie sagen, dass es ein Messer ist und wofür es benutzt wird.

Fachleute unterscheiden bei der visuellen Agnosie verschiedene Unterformen. Manche Patienten können zum Beispiel keine Gesichter mehr wahrnehmen. Das heißt, sie können selbst Familienangehörige oder Freunde nicht mehr an deren Gesichtern erkennen. Oft sind sie aber durchaus in der Lage, diese Menschen an ihrer Stimme oder Gestik zu identifizieren. Bei einer sogenannten assoziativen Agnosie dagegen erkennt der Patient Form und Gestalt eines Gegenstands (zum Beispiel ein Streichholz), aber er erfasst dessen Bedeutung nicht: Er weiß nicht, wozu ein Streichholz dient.

Bei einer taktilen Agnosie dagegen ist es umgekehrt. Der Patient kann Objekte nicht durch Abtasten oder Anfassen erkennen, obwohl sein Tastsinn normal funktioniert. Das gelingt ihm erst, wenn er den jeweiligen Gegenstand sieht. Eine akustische Agnosie äußert sich dadurch, dass der Patient gesprochene Worte, Sätze oder Melodien nicht erkennt, obwohl sein Gehör normal funktioniert und er die einzelnen Geräusche und Töne, aus denen sich Worte und Melodien zusammensetzen, durchaus wahrnimmt. Bei einer Autotopagnosie ist der Patient unfähig, Berührungen oder Verletzungen am eigenen Körper richtig zu lokalisieren, obwohl seine Berührungssensoren auf der Haut und im Gewebe intakt sind. Einige Menschen leiden wiederum an einer räumlichen Agnosie. Das heißt, sie können sich weder im Raum orientieren noch wissen sie, wo am eigenen Körper oben und unten ist und wo sich Arme und Beine befinden.

Studien haben gezeigt, dass sich die verschiedenen Arten von Agnosie einzelnen Defekten in unterschiedlichen Bereichen des Gehirns zuordnen lassen. Eine visuelle Agnosie etwa tritt bei einer Schädigung im hintersten Teil des Großhirns auf, dem sogenannten Okzipitallappen. Dort erfolgt unter anderem die visuelle Informationsverarbeitung. Anders dagegen bei der akustischen Agnosie. Sie beruht meist auf einer Schädigung im Bereich der hinteren Schläfenlappen. Eine Autotopagnosie wiederum geht auf Schäden des Parietallappens zurück.

5. Bewegungsstörungen

Was für gesunde Menschen selbstverständlich erscheint, setzt in Wirklichkeit eine komplexe, permanente Feinabstimmung zwischen den vielen beteiligten Muskelgruppen voraus: Bei jeder Bewegung, aber auch beim ruhigen Sitzen oder Stehen, muss das Gehirn dafür sorgen, dass einzelne Nervenstränge das Zusammenspiel unserer Muskeln sinnvoll koordinieren. Zahlreiche Krankheiten können jedoch dazu führen, dass diese Koordination von Muskeln und Bewegungen gestört ist. Mediziner sprechen dann von Ataxie. Häufigste Ursache für eine im Laufe des Lebens erworbene Ataxie ist eine Beeinträchtigung der Kleinhirnfunktion. Das Kleinhirn ist unter anderem für die Planung, Koordination und Feinabstimmung von Bewegungen zuständig und hat daher zentrale Bedeutung bei der Entstehung einer Ataxie.

Experten unterscheiden zwischen verschiedenen Formen von Ataxie – je nachdem, welche Körperregion oder welche Bewegungsart betroffen ist. Bei einer Rumpfataxie sind die Betroffenen nicht mehr in der Lage, aufrecht zu sitzen oder zu stehen. Beides ist nur noch mit Hilfe einer Stütze möglich. Ohne diese fallen die Betroffenen zu Boden. Betrifft die Störung allein die Unfähigkeit, ohne Hilfe zu stehen, spricht man von einer Standataxie. Menschen mit einer Gangataxie haben vor allem Probleme beim Gehen. Typischerweise machen sie nicht nur kleine Schritte. Sie gehen dabei auch unsicher und breitbeinig. Sind feine Bewegungen wie etwa das Führen eines Stiftes beim Schreiben beeinträchtigt, sprechen Ärzte von einer Gliedmaßenataxie.

Bei einer Ataxie können jedoch nicht nur grobmotorische Abläufe wie Gehen oder Stehen betroffen sein, sondern auch die Feinabstimmung kleinster Muskelgruppen wie beim Sprechen oder Sehen. In die Gruppe der Ataxien fällt zum Beispiel auch die Sprechstörung Dysarthrie. Die Betroffenen wissen zwar, was sie sagen möchten. Es gelingt ihnen aber nicht, die an der Produktion von Lauten und Worten beteiligten Muskeln so zu koordinieren, dass sie klare Sätze formulieren können. Stattdessen bringen sie nur eine abgehackte, verlangsamte und insgesamt »verwaschene« Sprache hervor.

Ist ein Betroffener unfähig, Tätigkeiten auszuführen, für die man die eigenen Handgriffe mit den Augen kontrollieren und so die Feinmotorik der Bewegung steuern muss – wie zum Beispiel beim Annähen eines Knopfes –, liegt eine optische Ataxie vor. Darüber hinaus gibt es Menschen, die Probleme haben, bei bestimmten Handlungen das richtige Ausmaß von Stärke und Länge der Bewegung zu finden. Wenn sie auf etwas zeigen wollen, zeigen sie zum Beispiel daneben. Mitunter kommt es auch zu unflüssig-verwackelten oder zu überschießenden Bewegungen.

Auslöser für eine Ataxie gibt es viele. Zwar kann im Prinzip jede Erkrankung, welche die an der Bewegungssteuerung beteiligten Nervenbahnen schädigt, eine Ataxie verursachen. Häufigste Ursache aber sind Erkrankungen des Kleinhirns, auch Zerebellum genannt. Das Kleinhirn spielt eine maßgebliche Rolle bei der Steuerung von Bewegungsabläufen. Es ist zuständig für das Erlernen, die Koordination, die Feinabstimmung und die unbewusste Planung von Bewegungen. Oft wird eine Ataxie hervorgerufen durch eine Durchblutungsstörung oder Blutung im Kleinhirn. Ein solcher Schlaganfall des Kleinhirns kann seine Funktion nachhaltig stören und zu dauerhaften Bewegungsstörungen führen. Deutlich seltener treten Ataxien auch bei entzündlichen Erkrankungen des Nervensystems wie etwa Multiple Sklerose oder als Spätfolge einer Syphillisinfektion sowie bei Tumoren oder Metastasen im Kleinhirn auf.

Es gibt jedoch weitere Ursachen, die – obwohl sie seit langem bekannt sind und durchaus häufiger vorkommen – entweder übersehen, fehlgedeutet oder einfach nicht als solche benannt werden. Dazu zählt eine Störung, die Mediziner als Altershirndruck oder Normaldruckhydrozephalus bezeichnen (siehe Kapitel 4). Eines der typischen Symptome ist eine Gangataxie, bei der die Betroffenen nur noch kleine, langsame Schritte machen und der Eindruck entsteht, dass die Füße quasi am Boden kleben.

Wesentlich häufiger werden Ataxien jedoch durch chronische Vergiftungen ausgelöst, und zwar durch zwei Faktoren, die in unserem Alltag so weit verbreitet und für viele von uns so selbstverständlich sind, dass wir sie meist nicht als Gifte wahrnehmen: Alkohol und Medikamente. Dass sich Schnaps, Sekt und Wein auf das Kleinhirn auswirken, wird für jeden bei einem akuten Alkoholrausch sichtbar: Betrunkene torkeln und können ihre Bewegungen kaum noch koordinieren. Diese Störungen sind zwar zunächst reversibel. Bei jahrelangem Missbrauch aber kommt es zu einer chronischen Alkoholvergiftung, durch die das Kleinhirn so nachhaltig geschädigt wird, dass die Defekte irgendwann irreparabel sind.

Ebenso fatal wirken sich etliche Medikamente, die auch und gerade Senioren häufig verschrieben werden, auf das Nervensystem und damit häufig auch auf die Motorik der Betroffenen aus. Einige Gruppen von Arzneimitteln fallen besonders häufig als Auslöser von Ataxien und anderen Bewegungsstörungen auf. Die folgenden Beispiele geben nur einen Bruchteil der problematischen Mittel wieder:

- sogenannte Antiepileptika (auch Antikonvulsiva genannt). Dabei handelt es sich um Arzneimittel, die ursprünglich zur Behandlung von Epilepsien zugelassen wurden. Sie werden heute aber auch massenhaft für viele andere Zwecke eingesetzt: als Schmerzmittel, zur Migräneprophylaxe, zur Behandlung manischer Depressionen. Ataxien sind eine klassische Nebenwirkung dieser Mittel. In den Beipackzetteln finden sich dafür unter Stichwort Nebenwirkungen oft Umschreibungen wie Gangunsicherheit, Koordinationsstörung, Akkomodationsstörung (Augen), Schwindel, Tremor. Weitere unerwünschte Effekte der Mittel sind das Sehen von Doppelbildern, Verhaltensstörungen, Schlafstörungen, Konzentrationsschwierigkeiten und vieles mehr. Bekannte Präparate aus dieser Gruppe sind Keppra, Lyrica, Neurontin, Topamax, Lamotrigin.

- Schlaf- und Beruhigungsmittel aus der Gruppe der Benzodiazepine beziehungsweise Z-Substanzen rufen als Nebenwirkung ebenfalls häufig Ataxien hervor – oft sogar dann, wenn sie in geringer Menge verabreicht werden. Benzodiazepine werden in der Psychiatrie vielfach zur Behandlung von Angst- und Unruhezuständen eingesetzt, aber auch als Ein- und Durchschlafmittel. Im weiteren Sinne werden die Mittel auch zu den Antiepileptika gezählt, denn mitunter werden sie auch als Notfallmedikation bei epileptischen Krampfanfällen verabreicht. Häufig verordnete Produkte sind Valium, Adumbran, Tavor, Lormetazepam, Ambien, Zolpidem.

- Antidepressiva: Über Jahre haben etliche Psychiater und Pharmafirmen behauptet, diese Mittel hätten einen großen Vorteil – sie würden nicht abhängig machen. Diese Behauptung ist längst widerlegt. Tatsächlich kommt es bei rund einem Drittel der Patienten, die zum Beispiel ein Antidepressivum aus der Gruppe der SSRI wie etwa Citalo-

pram oder Fluoxetin oder aus der Gruppe der SNRI wie
Venlafaxin oder Cymbalta zu teilweise massiven Entzugserscheinungen. Einige davon, berichten Experten, könnten »sehr beängstigend« sein – zumal kaum ein Arzt damit rechnet, geschweige denn die Betroffenen darüber im
Voraus aufgeklärt hat. Die Liste der Entzugserscheinungen
ist lang. Sie reicht von Ataxie über Gleichgewichtsstörungen, Muskelzuckungen (Tics) und Missempfindungen im
Kopf, die stromschlagähnlichen Blitzen ähneln, bis hin zu
Panikattacken, Verwirrtheit und dem Gefühl, sich selbst
auf einmal fremd zu sein (Depersonalisierung)

Unfreiwillige Aktionen von Zunge, Kiefer, Armen, Beinen

Zu den Bewegungsstörungen, die bei Patienten mit der Diagnose Demenz häufig auftreten, gehört auch ein Phänomen, das die
Betroffenen nicht nur selbst häufig extrem ängstigt, sondern das
sie auch sozial stigmatisiert und die Angehörigen mitunter an die
Grenzen ihrer Geduld bringt: die sogenannte Spätdyskinesie oder
tardive Dyskinesie. Sie äußert sich durch teils bizarre, willentlich
nicht beeinflussbare Muskelbewegungen im Gesicht oder unfrei-
willige Aktionen der Arme, Beine und des Rumpfes. Typisch sind
kauende, grimassierende und rhythmische Bewegungen im Bereich
des Kiefers, der Zunge oder des Mundes. Teilweise wälzen die Betroffenen die Zunge oder fahren sie plötzlich aus dem Mund heraus, als wollten sie Fliegen fischen. Deshalb wird dieser Effekt auch
»fly catchers tongue« genannt. Hinzu kommen häufig rhythmische
Bewegungen der Hände, die an Klavierspielen in der Luft erinnern,
oder ein Wippen mit dem Becken, als wollten sie kopulieren.

Was für Angehörige und Außenstehende mitunter extrem
peinlich und als weiterer Beleg für eine fortschreitende Geistes-
krankheit des Betroffenen wirkt, ist jedoch die klassische Folge
einer Behandlung mit Medikamenten aus der Gruppe der sogenannten Dopaminantagonisten. Dazu gehören zum einen soge-

nannte Neuroleptika (häufig auch Antipsychotika genannt), die gegen Psychosen und zum Teil auch gegen Schmerzen eingesetzt werden. Zum anderen zählen dazu Mittel wie Metoclopramid, die man gegen Übelkeit und Erbrechen gibt. In einigen Fällen treten solche Dyskinesien bereits kurz nach Beginn der Einnahme der Medikamente auf, zum Teil aber auch erst Jahre oder – im Extremfall – sogar Jahrzehnte später.

Spätdyskinesien sind nach langfristiger Behandlung mit Psychopharmaka meist irreversibel und nicht behandelbar. Das heißt: Selbst wenn die Patienten die Mittel absetzen, bilden sich die Bewegungsstörungen nicht mehr zurück. Die einzige Möglichkeit, sich dieses Schicksal zu ersparen, ist daher Vorbeugung: Ärzte sollten, wo immer es geht, auf den Einsatz von Neuroleptika und anderen Psychopharmaka verzichten. Bei Patienten im Alter von über sechzig Jahren ist besondere Vorsicht geboten, weil sie die Mittel noch schlechter vertragen als junge Menschen. Erscheint die Verabreichung in Ausnahmefällen unvermeidbar, sollten die Mittel so kurz und so niedrig dosiert wie möglich verwendet werden. Langwirkende Depotpräparate scheinen ein höheres Risiko für die Entwicklung eines tardiven Dyskinesie-Syndroms mit sich zu bringen als kurzwirkende Präparate.

Zittern wie bei Parkinson

Die einzige Möglichkeit, Spätdyskinesien ursächlich zu behandeln, besteht darin, das auslösende Medikament rechtzeitig abzusetzen. Das aber gelingt in den meisten Fällen nicht, denn in der Regel werden die Probleme zu spät erkannt. Ein Grund dafür ist, dass die ersten Anzeichen einer Dyskinesie häufig fehlgedeutet werden: Viele der Patienten, bei denen diese fatalen Nebenwirkungen auftreten, sind zu Anfang »nur« ruhelos, können nicht still sitzen, müssen sich ständig bewegen. Andere Betroffene weisen Symptome auf, die denen einer Parkinson-Krankheit ähneln – und erhalten deshalb oft noch zusätzlich Medikamente gegen dieses Leiden. Ein fataler Fehler, denn zum einen wird die eigentliche Ursache – die toxischen Effekte der Neuroleptika – nicht behoben und bleibt daher bestehen. Zum anderen rufen Parkinson-Mittel ihrerseits zum Teil massive psychiatrische Nebenwirkungen hervor. Das hat zur Folge, dass die Schädigungen durch die Neuroleptika-Einnahme im Gehirn zu dem Zeitpunkt, wo die ersten Anzeichen einer Dyskinesie auftreten und als solche erkannt werden, bereits unumkehrbar sind.

6. Sprach- und Sprechstörungen

Er gilt als eines der zentralen Merkmale einer Demenz: der Verlust der Fähigkeit eines Menschen, mit anderen Personen durch Worte und sinnvolle Sätze zu kommunizieren. Tatsächlich leiden viele ältere Menschen unter einer Störung der Sprache, einer sogenannten Aphasie. Oft ist bei den Patienten nicht nur die Fähigkeit selbst, zu sprechen, betroffen, sondern auch das Verstehen, Lesen und Schreiben. Menschen mit Sprachstörungen haben zum Beispiel Schwierigkeiten, die richtigen Worte zu finden oder Sätze ihrer Gesprächspartner zu begreifen. Das kann den Umgang für beide Seiten kompliziert und extrem mühsam machen. In schweren Fällen sind die Patienten für ihre Angehörigen oder die jeweiligen Pflegepersonen kaum noch oder gar nicht mehr zu verstehen. Die Kranken sind zum Teil nicht einmal mehr in der Lage, anderen Menschen einfachste Bedürfnisse wie etwa die Bitte um Linderung von Schmerzen oder den Wunsch nach dem Toilettengang mitzuteilen. Umgekehrt haben die Pflegenden damit zu kämpfen, dass die Patienten nur noch sehr einfache und kurze Mitteilungen verstehen.

Störungen der Sprache und des Sprechens gelten zwar als klassisches Symptom einer Demenz. Fakt ist jedoch, dass sie in den seltensten Fällen die Folge einer rätselhaften unheilbaren Krankheit sind. Tatsächlich sind die häufigsten Auslöser seit langem bestens bekannt. Die Liste der möglichen Ursachen reicht von psychischem Stress (etwa durch Konflikte oder Ängste) über Nebenwirkungen von Medikamenten bis hin zu Erkrankungen wie

Multiple Sklerose. Einer der häufigsten Auslöser ist der **Schlaganfall**, also eine Schädigung einzelner Areale des Gehirns, die durch eine Störung der Blutversorgung des Gehirns verursacht wird und zu einem anhaltenden Ausfall bestimmter Funktionen des Zentralnervensystems führt. Oft umfasst die dadurch hervorgerufene Aphasie Beeinträchtigungen in verschiedenen Teilen des Sprachsystems (Sprechen, Sprachverständnis, Lesen, Schreiben). Wortfindungsstörungen, undeutliche Sprache oder Artikulationsprobleme können jedoch auch nach einer **Schädelhirnverletzung** auftreten, zum Beispiel nach einem Sturz, an den sich der Betroffene womöglich nicht mehr erinnert, weil es durch die Verletzung auch zu einer Gedächtnislücke kommt.

Oftmals stecken hinter Sprach- und Sprechstörungen auch die **Nebenwirkungen** eines Medikaments. Tatsächlich weiß man von etlichen, massenhaft verschriebenen Arzneimitteln, dass sie die Fähigkeit zu sprechen massiv beeinträchtigen können – zumal, wenn sie älteren Menschen verabreicht werden und das auch noch (wie in vielen Pflegeheimen der Fall) tagtäglich, in größerem Umfang und ohne ärztliche Kontrolle. Beispiele für Medikamente, die sich nachweislich auf die Sprache auswirken, sind Antiepileptika wie etwa Topiramat, das zum Beispiel bei Migräne, Neuropathie oder als Appetithemmer bei Fettsucht verordnet wird. Bekannt für ihren schädlichen Effekt auf die Fähigkeit zu sprechen sind auch die Wirkstoffe Gabapentin, Biperidin und eine große Zahl von Neuroleptika.

Auch eine zu hohe Dosierung von Insulin, das sich viele Diabetiker regelmäßig zur Senkung ihres Blutzuckerspiegels selbst verabreichen, kann zumindest vorrübergehend zu Sprechstörungen führen. Wird das Medikament in zu großer Menge verabreicht, kommt es zu einer **Unterzuckerung** (Hypoglykämie), die zahlreiche Auswirkungen auf das Gehirn hat – und von Außenstehenden oft falsch gedeutet werden. Typische Anzeichen sind Torkeln, Benommenheit, Sprechstörungen und Aggressivität. Sie allen können als Alkoholisierung oder Drogeneinfluss fehlinterpretiert werden. Aufgrund dieser Missverständnisse unterbleiben sogar häufig lebensnotwendige Hilfsmaßnahmen.

Welche Formen von Sprach- und Sprechstörungen gibt es und wie äußern sie sich?

Sprachstörungen, bei denen sich die Betroffenen nur noch schlecht verständlich machen und oft nur schwer verstehen können, was andere ihnen mitteilen möchten, bezeichnen Mediziner als Aphasie. Ursache dafür ist eine Störung der gedanklichen Erzeugung von Sprache. Das heißt, den Patienten ist sowohl die Fähigkeit verloren gegangen, eigene Gedanken in Worte zu fassen, als auch zu erfassen, welcher Sinn in den Worten und Sätzen anderer Menschen steckt. Viele der Betroffenen haben deshalb nicht nur Schwierigkeiten mit dem Sprechen, sondern auch mit Verstehen, Lesen und Schreiben. Eine Aphasie tritt meist nach einem Schlaganfall auf. Fast jeder dritte Patient leidet nach einem Hirninfarkt daran. Aber auch eine Hirnverletzung, entzündliche Erkrankungen des Gehirns, ein Schädel-Hirn-Trauma oder ein Hirntumor können diese Störung auslösen. Wie sich eine Aphasie äußert, hängt von den geschädigten Hirnrealen ab. Manche Patienten verwechseln Wörter, andere sprechen im Telegrammstil, wieder andere geben nur noch stereotype Äußerungen oder bedeutungslose Silbenketten von sich.

Für Außenstehende entsteht dadurch leicht der Eindruck, der Betroffene sei nicht (mehr) klar im Kopf. Ein Trugschluss, denn eine Aphasie ist keine geistige Behinderung. Zwar können sich Aphasiker schlecht verständlich machen und oft nur schwer verstehen, was andere ihnen mitteilen. Ihre geistigen Fähigkeiten sind in der Regel aber nicht beeinträchtigt. Menschen, bei denen nach einem Schlaganfall eine Aphasie auftritt, verfügen nach wie vor über ihr Wissen und ihre Lebenserfahrung. Sie können Situationen analysieren, Zusammenhänge erkennen und alle nicht-sprachlichen Signale verstehen. Jeder Fall von Aphasie ist allerdings anders – je nach Ausmaß und Ort der Schädigung im Gehirn und je nachdem, welche Funktionen der Kommunikation beeinträchtigt sind. Mediziner unterteilen das Phänomen jedoch in vier Grundformen.

Redefluss und Schachtelsätze: die Wernicke-Aphasie

Einige Menschen mit Sprachstörungen haben vor allem Probleme mit dem Sprachverständnis. Sie können den Inhalt gesprochener Worte nur teilweise erfassen. Umgekehrt haben sie auch Probleme, ihre Gedanken mitzuteilen. Beim Sprechen verwechseln sie Worte und Laute und bilden lange, verschachtelte Sätze. Zudem verwenden sie mitunter Wörter, die es im Sprachgebrauch gar nicht gibt, wie etwa »Traventis« oder »Gravussen«. Auch Wortverwechslungen sind häufig (Sofa statt Stuhl; Frenster statt Fenster). Die Betroffenen selbst bemerken oft nichts von ihrer Sprachstörung – zum Teil selbst dann nicht, wenn man sie darauf hinweist. Die Worte sprudeln geradezu aus ihnen heraus, allerdings sehr verworren. Die Gesprächspartner verstehen sie kaum, doch sie selbst sind der Meinung, dass sie sich korrekt ausdrücken und adäquat sprechen. Das macht ein Gespräch sehr schwierig. Ursache dafür ist eine Schädigung im oberen Schläfenlappen des Gehirns, dem sogenannten Wernicke-Areal, wo sich das Sprachverständnis befindet. Deshalb heißt diese Störung auch Wernicke-Aphasie.

Bei einigen Betroffenen ist die Aphasie so stark ausgeprägt, dass sie nur unverständliches Kauderwelsch äußern. Menschen mit Wernicke-Aphasie werden häufig als verwirrt ins Krankenhaus eingewiesen, weil ihre schlecht verständlichen Äußerungen als Ausdruck einer Denkstörung missverstanden werden. Dann hängt es vor allem von den Angehörigen oder den Pflegepersonen ab, die Ärzte entsprechend zu informieren – und zu verhindern, dass die Patienten fälschlicherweise in die Schublade »Alzheimer« gesteckt werden und nutzlose, aber schädliche Medikamente gegen Demenz verabreicht bekommen.

Telegrammstil und verwechselte Laute: die Broca-Aphasie

Patienten mit einer Broca-Aphasie können ihren Gesprächspartner zwar gut verstehen, haben aber Probleme, selbst Sätze zu formulieren. Sie sprechen mühsam und stockend in unvollständigen, telegrammstilartigen Sätzen. Sie sagen zum Beispiel »Schädelhirntrauma ... und dann Koma in Uniklinik«. Häufig verwechseln sie auch mehrere Laute, sie sagen beispielsweise »Meskel« statt »Messer«. Der Sprachfluss ist meist stark eingeschränkt. Spontan sprechen die Betroffenen fast gar nicht. Sie können aber meist lesen und schreiben. Ihre schriftlichen Fähigkeiten entsprechen dabei den sprachlichen. Bei Menschen mit einer Broca-Aphasie ist das Sprechzentrum im Stirnlappen des Gehirns betroffen (Broca-Areal). Hier findet die Sprachbildung, also das aktive Hervorbringen der Sprache, statt.

Wenn Nerven und Muskeln streiken: die Dysarthrie

Ganz ähnliche Symptome wie die Broca-Aphasie weist eine Störung auf, bei der die Betroffenen zwar genau wissen, was und wie sie etwas sagen möchten. Auch ihre geistigen Fähigkeiten in puncto Satzbau, Wortfindung, Lesen und Schreiben sind nicht beeinträchtigt. Aber die Nerven- und Muskelstrukturen, die an der Sprechmotorik beteiligt sind, können die entsprechenden »Befehle« vom Gehirn nicht korrekt ausführen. Mediziner nennen dieses Phänomen Dysarthrie. Menschen mit dieser Störung haben deswegen Probleme, verständlich zu sprechen. Häufig sind ihre Äußerungen undeutlich oder verwaschen. Dysarthrien machen sich zum Teil auch in Veränderungen der Stimmqualität, der Sprechmelodie, der Rhythmik oder Dynamik des Sprechens bemerkbar. Die schwerste Form der Dysarthrie ist die Anarthrie, bei der überhaupt kein Sprechen mehr möglich ist. Im Gegensatz zu Menschen mit Aphasie können diese Patienten aber ohne Schwierigkeiten schreiben und lesen sowie Gelesenes und Gesprochenes verstehen. Eine Dysarthrie wird leicht mit einer Broca-Aphasie verwechselt, obwohl die zugrunde liegenden Mechanismen sehr unterschiedlich sind.

Ursache von Dysarthrien sind Veränderungen oder Schädigungen dieser Nerven- und Muskelstrukturen, zum Beispiel durch einen Schlaganfall, eine Hirnhautentzündung, Parkinson oder langjährigen Alkoholmissbrauch. Weil diese Nerven und Muskeln auch am Kauen, Schlucken und der Mimik mitbeteiligt sind, leiden die Betroffenen meist auch an Störungen in diesen Bereichen. Viele Demenzpatienten entwickeln im Laufe ihrer Erkrankung Probleme mit dem Schlucken und Kauen. Immer wieder werden diese Störungen der »Alzheimer-Krankheit« zugeschrieben. Fakt ist jedoch: Häufig sind sie die Spätfolge eines Schlaganfalls, einer langjährigen Alkoholabhängigkeit oder einer Schädel-Hirn-Verletzung.

Suche nach Worten: Amnestische Aphasie

Manche Menschen, die als demenzkrank gelten und unter Sprachstörungen leiden, weisen vor allem Wortfindungsstörungen auf. In diesem Fall sprechen Mediziner von einer amnestischen Aphasie. Die Betroffenen können ihr Gegenüber gut verstehen und auch selbst gut sprechen. Da ihnen aber die passenden Worte fehlen, reden sie oft nur zögerlich, verwenden häufig Ersatzworte wie »das Ding«, »der da« oder »es« oder beschreiben kurzerhand die Eigenschaften des gesuchten Begriffs – sie sagen »das Ding, aus dem man Wasser trinkt« statt »das Glas«. So kommt der Sprachfluss immer wieder ins Stocken. Oft brechen die Patienten die Sätze einfach ab. Die Wortfindungsstörungen treten auch beim Schreiben auf. Amnestische Aphasien sind in der Regel Folge einer Schädigung des unteren Schläfenlappens am Übergang zum Scheitellappen des Gehirns.

Nur noch Floskeln oder Silben: die globale Aphasie

Bei der schwersten Form von Sprachstörungen, der globalen Aphasie, sind sowohl das Sprachverständnis als auch das Sprechen massiv beeinträchtigt. Menschen, die daran leiden, können bestenfalls noch sehr einfache Anweisungen verstehen. Dadurch wird eine Verständigung mit den Patienten nahezu unmöglich. Charakteristisches Merkmal sind sogenannte Sprachautomatismen. Das heißt: Der Patient kann nur noch formstarre Äußerungen von sich geben, die ständig wiederkehren. Einige der Betroffenen verwenden lediglich Wortbruchstücke oder sinnlose, sich wiederholende Silben wie »dadada«. Andere benutzen automatisierte Floskeln wie »ach je« oder »mein Gott«. Das Ausmaß der Hirnschädigungen bei der globalen Aphasie ist sehr groß. Hier sind sowohl Teile des Stirn-, des Schläfen- und des Scheitellappens des Gehirns betroffen.

Nichtklassifizierbare Aphasie

Auch wenn Ärzte bestimmte Formen von Sprach- und Sprechstörungen prinzipiell unterscheiden können – nicht immer ist das klinische Bild, das sie bei einem Patienten finden, so klar, wie es im Lehrbuch beschrieben ist. Häufig lässt sich eine Sprachstörung nämlich nicht einer der oben genannten Syndrome zuordnen. Dann sprechen Ärzte von einer nichtklassifizierbaren Aphasie. Zudem können Sprach- und Sprechstörung auch gemeinsam auftreten – je nachdem, welche Funktionen des Gehirns geschädigt oder beeinträchtigt sind und wodurch.

7. Erfundene Geschichten (Konfabulationen)

Glaubt man einigen prominenten Psychiatern und Neurologen, so gehört es zu den typischen Merkmalen der »Alzheimer-Krankheit«, dass die Betroffenen versuchen, Gedächtnislücken gegenüber anderen Menschen zu leugnen, zu vertuschen oder zu verschleiern. Tatsächlich gibt es etliche Menschen mit Symptomen einer Demenz, die ihre Lücken in der Erinnerung an aktuelle Ereignisse mit alten Erinnerungen oder selbst erfundenen Details auffüllen und so ihre Hirnleistungsstörungen mal besser, mal schlechter verdecken. Das Phänomen ist in der Medizin seit langem bekannt.

Im Fachjargon werden solche Geschichten, die der Betroffene in der Regel selbst für wahr hält, Konfabulationen genannt.

Neurologen und Allgemeinmediziner wissen jedoch, dass hinter diesen Symptomen keineswegs eine schicksalhafte Krankheit stecken muss. In den meisten Fällen sind die Probleme vielmehr eine klassische Spätfolge von jahrelangem Alkoholmissbrauch. Übermäßiger Alkoholkonsum ruft nämlich als Spätfolgen nicht nur Schäden an der Leber hervor. Schnaps und Wein setzen auf Dauer auch dem Gehirn und dem gesamten Nervensystem zu. Menschen, die alkoholkrank sind, entwickeln im Alter oft eine sogenannte Wernicke-Enzephalopathie, die zu Desorientierung und Gangstörungen führt. Alkohol lässt auch bestimmte Regionen des Gehirns schrumpfen, darunter das Kleinhirn, den frontalen und temporalen Kortex sowie den Hippocampus. Die Folgen äußern sich später oft im sogenannten Korsakow-Syndrom, zu dem ein typisches Muster von Ausfällen gehört. Das auffälligste Merkmal sind Gedächtnisstörungen, vor allem die Unfähigkeit, sich neu Erlebtes zu merken. Sie kann so ausgeprägt sein, dass sich die Betroffenen Sachverhalte nicht einmal für Sekunden einprägen können. Die Erinnerungslücken und Orientierungsstörungen füllen sie typischerweise genau mit jenen frei erfundenen Geschichten auf, die Mediziner Konfabulationen nennen.

8. Halluzinationen, Sinnestäuschungen und Wahnvorstellungen

Schlimm genug, wenn bei Menschen mit einer Demenz die Erinnerung an lang zurückliegende Ereignisse verblasst und einige der Betroffenen irgendwann nicht mehr wissen, wen sie geheiratet haben oder welchen Beruf sie ausgeübt haben, wie ihre Kinder heißen, oder wie alt sie sind. Noch belastender ist es für Angehörige und Pflegende, wenn es zu psychischen Störungen kommt, bei denen die Wahrnehmung, das Denken, Fühlen und Verhalten der Patienten so verändert sind, dass sie vorübergehend den Bezug zur Realität verlieren. Häufige Symptome sind Wahnvor-

stellungen, Sinnestäuschungen und Halluzinationen. Das löst bei
den Beteiligten nicht nur große Ängste aus. Viele der Patienten
werden auch extrem misstrauisch, feindselig oder aggressiv. Mediziner sprechen dann mitunter von einer Psychose.

Halluzinationen

Wer halluziniert, sieht, hört, fühlt oder riecht etwas, das nicht
vorhanden ist. Die Betroffenen glauben aber dennoch felsenfest
an die Realität ihrer Wahrnehmung. Kein Wunder. Denn Halluzinationen spielen sich im Gehirn ab. Bestimmte Nerven erhalten dort von innen kommende Störsignale, welche dieselben
Zentren im Gehirn aktivieren wie bei äußeren Sinnesreizen. Halluzinationen können Begleiterscheinungen körperlicher oder seelischer Erkrankungen oder aber die Nebenwirkungen chemischer
Substanzen wie Medikamente oder Drogen sein. Darüber hinaus gibt es eine Vielzahl anderer Auslöser wie Flüssigkeitsmangel, Operationen oder Unterzuckerung, von denen etliche seit
langem bekannt sind und dennoch häufig übersehen und fehlinterpretiert oder von den Betroffenen und ihren Angehörigen aus
Scham oder Angst verschwiegen oder geleugnet werden.

Wie sich Halluzinationen äußern

Halluzinationen können alle Sinnesbereiche betreffe, doch am
häufigsten sind akustische Halluzinationen. Die Betroffenen hören zum Beispiel nicht vorhandene Geräusche oder Stimmen, die
ihr Verhalten kommentieren, ihnen Ratschläge erteilen, sie warnen oder ihnen Befehle erteilen. Andere Patienten geben an, Far-
ben, Tiere, Gegenstände, Lichtblitze oder Gesichter zu sehen, die
nicht vorhanden sind. Solche Sinnestäuschungen werden als optische Halluzination bezeichnet. Es kommt auch vor, dass fälschlicherweise Gerüche oder Berührungen wahrgenommen werden.
Die halluzinierende Person hat zum Beispiel das Gefühl, berührt,

gewürgt oder festgehalten zu werden. Sie spürt heißes Wasser über ihren Arm laufen oder Ameisen über ihren Körper krabbeln. Mitunter kommt es auch zu bizarren Empfindungen, wie etwa dem Gefühl, innere Organe seien verändert worden, die zwei Gehirnhälften würden aneinander reiben, oder aber man würde bestrahlt und elektrisiert werden.

Die Stärke einer Halluzination kann sehr gering, aber auch sehr hoch sein. So kann eine akustische Halluzination nur in einem sehr leisen, undeutlichen Murmeln bestehen oder aber als lautes, grelles Schreien empfunden werden. Auch die Deutlichkeit der Sinnestäuschungen ist unterschiedlich. Bei optischen Halluzinationen reicht die Palette von schemenhaften Erscheinungen bis hin zu detailreich wahrgenommenen Menschen.

Meistens setzt eine Halluzination plötzlich ein. Sie kann einige Stunden oder Tage, ja sogar Wochen andauern, kann aber auch chronisch werden und ins Delir übergehen – je nachdem, was die Ursache ist. Bei einigen Drogen zum Beispiel verschwinden die Symptome relativ schnell, bei anderen bleiben sie einige Tagen bestehen.

Halluzinationen bei Gesunden

Was viele Menschen nicht ahnen: Es ist relativ leicht, auch bei vermeintlich vollkommen »Gesunden« psychotische Schübe oder Halluzinationen hervorzurufen – und das ganz ohne Drogen. So kann zum Beispiel chronischer Schlafentzug oder -mangel bereits nach einigen Tagen psychotische Störungen und Wahrnehmungsveränderungen hervorrufen. Ähnliches gilt für soziale Isolation, also tagelanges Alleinsein in dunklen, ruhigen Räumen. Bei fehlenden äußeren Reizen wie zum Beispiel bei Einzelhaft sind Halluzinationen eine normale Reaktion der Psyche. Und tatsächlich befinden sich unzählige Senioren hierzulande in einer ähnlichen Situation: Etliche ältere Männer und Frauen leben jahrelang allein und treffen oder sprechen zum Teil tage- oder gar wochenlang mit keiner Menschenseele.

Die häufigsten Ursachen für Halluzinationen

- Operationen: Je nach der Schwere einer Operation entwickeln zwischen 15 und 50 Prozent aller Patienten ein sogenanntes postoperatives Delirium, wenn sie nach der Narkose im Aufwachraum wieder die Augen öffnen oder Stunden später auf Station liegen. Auf Intensivstationen sind sogar 80 Prozent der Patienten betroffen. Dabei kommt es gleichzeitig zu Störungen im Bewusstsein, im Denken, im Schlaf-Wach-Rhythmus, im Verhalten und dem Gefühlsleben. Die meisten Betroffenen liegen zwar besonders ruhig in ihren Betten und reagieren deutlich verlangsamt. Doch rund 15 Prozent der Patienten leiden an einem sogenannten hyperaktiven Delir. Sie ziehen an Kathetern und Verbänden, haben Wahnvorstellungen und Halluzinationen. Patienten, die ein postoperatives Delir entwickeln, haben zudem ein deutlich erhöhtes Risiko für Komplikationen in den folgenden Wochen und Monaten. Bei den 18- bis 59-Jährigen leiden zum Zeitpunkt der Entlassung aus dem Krankenhaus immer noch rund 30 Prozent der Patienten unter kognitiven Defiziten. Sie finden ihr Auto nicht mehr, können sich nicht mehr richtig orientieren oder sich auf ein Buch konzentrieren. Dadurch ist ihre Lebensqualität massiv eingeschränkt. Drei Monate später sind davon immer noch fünf Prozent betroffen. Bei den über Sechzigjährigen sind zum Entlassungstermin sogar noch 40 Prozent von diesen Komplikationen betroffen. Und auch nach drei Monaten haben sich zwölf Prozent noch nicht von der Operation erholt. Mediziner nennen diesen Zustand postoperatives kognitives Defizit (POCD). Während die Jüngeren vor allem Probleme mit der Konzentrationsfähigkeit und bei der Wiedereingliederung in die Arbeitswelt haben, bleiben ältere Betroffene viel länger teilnahmslos und immobil.

- Nebenwirkungen von Medikamenten: Viele Ärzte und ihre Patienten rechnen nicht damit, doch zahlreiche häufig verabreichte Arzneimittel können Halluzinationen und Wahnvorstellungen auslösen. Besonders oft ist dies bei Medikamenten gegen Parkinson der Fall. Doch die Liste der Präparate, die als Nebenwirkungen starke Verwirrtheitszustände, Halluzinationen und sogar vorübergehend eine Psychose hervorrufen können, ist viel länger. Sie reicht von Medikamenten gegen »Alzheimer« wie Memantine (Handelsnamen: Axura, Ebixa, Memando) und Galantamin (Reminyl, Galafix, Galamil) über Psychopharmaka wie Antidepressiva und Neuroleptika (Antipsychotika) bis hin zu Mitteln gegen Blasenschwäche oder Asthma, Kortisonpräparaten und Herzmedikamenten wie Digitalis. Selbst scheinbar harmlose Mittel können Halluzinationen auslösen – und das auch schon bei Kindern. So meldeten Ärzte vor einigen Jahren der schwedischen Arzneimittelbehörde mehrere Fälle, in denen 9- bis 15-Jährige auf einmal Spinnen, Würmer und Insekten sahen und meinten, ihnen fehlten Körperteile, nachdem sie wenige Stunden oder Tage ein Pflaster zur Vorbeugung der Reisekrankheit mit dem Wirkstoff Scopolamin angewendet hatten. 24 Stunden nach Entfernen des Pflasters hörten die Sinnestäuschungen auf.

• Unterzuckerung: Wenn dem Gehirn sein Hauptenergielieferant, nämlich Zucker (Glucose), fehlt, stellen sich häufig Halluzinationen ein. Dazu kann es im Rahmen einer Zuckerkrankheit kommen, wenn der Patient zu hohe Dosen von Insulin erhalten hat oder körperlich unerwartet stark belastet wurde. Zu niedrige Blutzuckerspiegel können aber auch Folge anderer Erkrankungen sein, wie zum Beispiel schwerer Lebererkrankungen, Hormonstörungen oder insulinproduzierender Tumore.

• Austrocknung (Exsikkose) ist gerade bei älteren Patienten eine häufige Ursache von Halluzinationen, Erregungszuständen und Krämpfen, die aber selbst von Ärzten oft nicht erkannt wird.

- Störungen im Elektrolythaushalt: Sowohl ein zu hoher als auch ein zu geringer Anteil an Elektrolyten wie Natrium, Kalium oder Magnesium im Salz-Wasser-Haushalt des Körpers kann sich massiv auf die Hirnfunktion auswirken. Ist der Natriumanteil zum Beispiel zu gering, kann es zu einem Hirnödem und damit zu Bewusstseinsstörungen und Sinnestäuschungen kommen. Ähnliches gilt für eine zu hohe Kalziumkonzentration im Blut, mit der viele ältere Menschen zu tun haben und die ebenfalls psychotische Symptome hervorrufen kann. Sie kann zum Beispiel infolge einer schweren Schilddrüsenüberfunktion und von Krebserkrankungen entstehen.

- Hormonelle Störungen wie etwa eine Schilddrüsenunterfunktion: Wird die Unterfunktion nicht angemessen behandelt, können sich im Verlauf der Erkrankung Verwirrtheit, Halluzinationen und Wahnideen einstellen.

- Mangel an Vitamin-B12 (Cobalamin): Fehlt dem Organismus Vitamin B12, kommt es nicht nur zu einer bestimmten Form von Blutarmut, der sogenannten megaloblastären Anämie. Es treten auch neurologische und psychische Störungen auf wie Depressionen, Verwirrtheit, Halluzinationen und Gedächtnisausfälle. Ursachen für diesen Mangel gibt es mehrere. Zum einen können Patienten, die an einer Erkrankung des Darms wie etwa Zöliakie leiden oder am Magen operiert wurden, häufig nicht mehr ausreichende Mengen Vitamin B12 über den Darm aufnehmen. Zum anderen führen einige Medikamente, zum Beispiel solche gegen Sodbrennen oder saures Aufstoßen (auch gastroösophagealer Reflux genannt) dazu, dass Cobalamin schlechter aus der Nahrung in den Organismus gelangt. Auch Alkoholkranke nehmen häufig zu wenig Cobalamin auf. Da der Körper eines Erwachsenen über große Vitamin-B12-Speicher verfügt, macht sich eine zu geringe Aufnahme von Cobalamin daher erst nach Jahren bemerkbar. Erstes wahrnehmbares Zeichen ist oft die Blutarmut, wenn die körpereigenen Speicher leer sind.

• Starke Unterkühlung.

• Hohes Fieber kann zu Trugbildern und Halluzinationen, Verwirrtheit, Erregung, Unruhe und fehlender Orientierung führen.

• Schlafentzug, ausgeprägter Schlafmangel oder völlige Erschöpfung aufgrund fehlender Erholungsphasen.

• Soziale Isolation: Langes Alleinsein, fehlender Kontakt zu anderen Menschen.

• Intensive Trauer: Menschen, die trauern, hören manchmal den geliebten Verstorbenen oder sehen ihn sogar. Die Halluzinationen sind dann Teil einer Phase, in welcher der Schmerz über den Verlust seelisch verarbeitet wird. Sie legen sich in der Regel nach einiger Zeit.

• Durchblutungsstörung im Gehirn: Halluzinationen zeigen manchmal an, dass das Gehirn mangelhaft durchblutet ist. Trugwahrnehmungen gehören mitunter zu den ersten Anzeichen eines Schlaganfalls und treten neben Verwirrtheit, Gedächtnis- und Bewusstseinsstörungen auch als Folge eines Hirninfarkts auf.

• Gehirnentzündung (Enzephalitis): Hirnentzündungen werden meist durch eine Virusinfektion (wie Masern, Mumps, Herpes simplex oder FSME) verursacht. Zu den möglichen Symptomen zählen neben Teilnahmslosigkeit, Schläfrigkeit und Verwirrtheit auch Erregung, Verhaltensauffälligkeiten und Halluzinationen.

- Schädel-Hirn-Trauma: Halluzinationen und Wahnvorstellungen können auch im Rahmen einer Schädel-Hirn-Verletzung auftreten.

- Epilepsie: Manchmal werden epileptische Anfälle von Sinnestäuschungen begleitet, etwa von Geruchs- und Geschmackshalluzinationen. Trugwahrnehmungen gehören hier oft zu den Vorboten eines Anfalls.

- Vergiftungen: Halluzinationen und Wahnvorstellungen, verbunden mit auffallend geweiteten Pupillen deuten auf eine Vergiftung etwa mit Tollkirsche oder Stechapfel hin. Teile dieser Pflanzen werden manchmal missbräuchlich als halluzinogene Drogen konsumiert oder aber versehentlich von Kindern gegessen.

- Drogen: Substanzen wie LSD oder Kokain bewirken, dass die Nervenzellen vermehrt die Substanz Dopamin ausschütten. Der Nervenbotenstoff spielt eine maßgebliche Rolle bei der Vermittlung von Sinneseindrücken. Dadurch und über das Zusammenspiel mit weiteren Botenstoffen entstehen unter anderem verzerrte Wahrnehmungen und Sinnestäuschungen. Auch die Bewegungsfähigkeit verändert sich. Bei sogenannten Halluzinogenen wie LSD, »magic mushrooms« oder Meskalin treten Halluzinationen als Hauptwirkung auf. Aber auch andere Drogen wie Cannabis, Amphetamin, Opioide oder Ecstasy können halluzinogen wirken und Wahnvorstellungen verursachen. Je nach Art und Dosierung der Droge verschwinden die Symptome bald wieder oder bleiben bis zu einigen Tagen bestehen.

- Alkoholkrankheit: Der Alkoholrausch wird oftmals von Halluzinationen (besonders akustischen Sinnestäuschungen) und Wahnvorstellungen begleitet.

- Entzugserscheinungen: Halluzinationen treten aber nicht nur bei der Einnahme von halluzinogenen Substanzen wie Drogen, Medikamenten oder Alkohol auf. Sie können umgekehrt auch Anzeichen eines Entzugssyndroms im Rahmen einer Abhängigkeit sein, wenn der Betroffene – aus welchen Gründen auch immer – plötzlich keinen Zugriff mehr auf seine Medikamente, Drogen oder alkoholischen Getränke hat.

- Migräne mit Aura: Bei manchen Migräne-Patienten gehen der Kopfschmerzphase optische Sinnestäuschungen in Form von Lichtblitzen, Flecken oder Mustern voraus.

- Tinnitus (Ohrgeräusche): Ein Klingeln oder Rauschen im Ohr ohne entsprechende äußere Schallquelle kann auf Tinnitus zurückzuführen sein.

- Augenerkrankungen wie Netzhautablösung, Schädigung von Sehnerv oder Sehzentrum: Sie können ebenfalls optische Halluzinationen wie Lichtblitze, Flecken, Muster, Licht- oder Farbenschein verursachen.

Wahnvorstellungen und Denkstörungen

Während Halluzinationen falsche Sinneswahrnehmungen sind, handelt es sich bei Wahnvorstellungen um falsche Denkinhalte und Überzeugungen. Typischerweise kann der Betreffende diese nicht einfach ablegen, auch wenn Mitmenschen ihm den »Gegenbeweis« erbringen. Denkstörungen äußern sich zum Teil auch in undeutlicher oder verwirrter Sprache. Die Gedanken springen oder reißen ab und sind für Außenstehende kaum oder gar nicht nachzuvollziehen.

Zu den inhaltlichen Denkstörungen gehören zum Beispiel Verfolgungs- und Beziehungswahn. Patienten mit Verfolgungswahn fühlen sich von einzelnen Personen gejagt oder glauben, dass ganze Organisationen versuchen, sie aufzuspüren, um ihnen Schaden zuzufügen. Andere wiederum haben das Gefühl, von jemandem kontrolliert, verfolgt oder bedroht zu werden, Ziel einer Verschwörung oder Mittelpunkt einer Inszenierung zu sein. Oder aber sie empfinden einzelne Gegenstände oder das Auftauchen bestimmter Personen als schlechtes Omen.

Unter Beziehungswahn verstehen Psychologen ein Phänomen, bei dem Betroffene zum Beispiel Ereignisse, die nichts direkt mit ihnen zu tun haben, auf sich beziehen. So denken manche Patienten, wenn sie Nachrichten hören, dass der Sprecher im Fernsehen oder Radio ihnen geheime Botschaften übermittelt. Zum Teil treten auch bizarre Überzeugungen auf, wie etwa die Vorstellung, mit Außerirdischen in Kontakt zu stehen oder eine berühmte Persönlichkeit zu sein.

9. Harninkontinenz

Das Problem ist für die Betroffenen mit großer Scham behaftet und damit für viele ein heikles Tabu: Zahlreiche ältere Menschen stellen irgendwann fest, dass sie mehr und mehr die Kontrolle über die Entleerung ihrer Blase verlieren. Mehr noch bei Patienten mit der Diagnose Alzheimer oder Demenz. Glaubt man kostenlosen Broschüren der Alzheimer Gesellschaft oder von Arzneimittelherstellern, so scheint es fast ein Naturgesetz zu sein, dass ein geistig verwirrter Mensch aufgrund seiner kognitiven Störung irgendwann auch inkontinent wird. Tatsächlich liegt die Ursache für die Probleme oft ganz woanders – und lässt sich deshalb auch häufig verhindern oder beheben.

Keine Frage: Eine Harninkontinenz kann den Alltag zur Hölle machen. Ob im Theater, im Supermarkt oder auf der Busreise – immer und überall droht plötzlich, Urin auszulaufen und peinliche Flecken zu hinterlassen. Bereits drei oder vier Milliliter reichen aus, damit jeder das Ungeschick auf der Hose oder dem Rock sehen und riechen kann. Denn schon nach kurzer Zeit beginnt Urin zu oxidieren. Aus der sterilen Flüssigkeit wird dann

»eine stinkende Brühe«, sagt ein Betroffener. Andere wachen morgens auf und stellen fest, dass sie mal wieder ihr Bett komplett eingenässt haben.

Das hat nicht zuletzt massive Auswirkungen auf die Psyche. Denn die Kranken erleben die Symptome als schweren Kontrollverlust. Manche von ihnen fühlen sich auf eine Stufe ihrer Entwicklung zurückgeworfen, die der eines kleinen Kindes entspricht, das noch nicht »sauber« ist. Das führt zum Verlust von Selbstvertrauen und Selbstwertgefühl, macht unsicher, ängstlich, depressiv, aber auch wütend und ärgerlich über das eigene Schicksal. Aus Angst, sich zu blamieren, ziehen sich die Betroffenen immer mehr zurück. Sie schränken Unternehmungen und Treffen mit Freunden ein und verkriechen sich bald nur noch in den eigenen vier Wänden.

Aus Scham vertrauen sich viele Patienten nicht einmal ihrem Arzt an. Genau das aber sollten sie dringend tun. Denn eine neu auftretende oder sich verschlechternde Harninkontinenz ist weder ein charakteristisches Symptom noch die zwangsläufige Folge einer fortschreitenden Demenz. Wenn man sich frühzeitig mit dem Problem auseinandersetzt, ist Harninkontinenz fast immer vermeidbar. Tatsächlich gibt es eine ganze Reihe von Ursachen, die sich verhindern oder behandeln lassen. Dies setzt allerdings eine gründliche und ausführliche Untersuchung (Anamnese) voraus. Ein Beispiel für eine dieser Ursachen ist der sogenannte **Altershirndruck** oder Normaldruckhydrozephalus. Dabei handelt es sich um eine vermehrte Flüssigkeitsansammlung im Gehirn, die oft über Jahre schleichend entsteht, aber meist gut behebbar ist. Klassischerweise (aber nicht immer) treten bei diesem Krankheitsbild drei Symptome gemeinsam auf: Gedächtnisstörungen, Inkontinenz und ein auffällig veränderter Gang.

Was viele der Betroffenen (und ihre Angehörigen) nicht ahnen: Auch zahlreiche weit verbreitete **Medikamente** rufen als Nebenwirkung eine Dranginkontinenz oder Bettnässen hervor. Unter ihnen befinden sich alle möglichen Arten von Arzneien, von Blutdrucksenkern über Antidepressiva wie Fluoxetin (Handelsname: Prozac) oder Citalopram (Cipramil) bis hin zu Antipsychotika wie Risperidon (Risperdal), Clozapin (Leponex) oder Olanzapin (Zyprexa). Mehr noch: Ausgerechnet jene Arzneimittel, die heute millionenfach als »Alzheimer-Medikamente« verabreicht werden, rufen bei älteren Menschen als Nebenwirkung unter anderem oft eine Harninkontinenz hervor. Damit ist ein fatales Missverständnis vorprogrammiert: Spätestens wenn ein älterer Mensch Alzheimer-Medikamente wie die millionenfach verordneten Präparate Aricept und Reminyl erhält, entwickelt er *nachträglich* als Nebenwirkung genau jene »Symptome«, die als charakteristische Merkmale des rätselhaften Leidens gelten. Egal, ob die Diagnose Demenz zuvor richtig war oder falsch.

10. Verwirrtheit und krankhafte Unruhe

Sie bringen die Tageszeit und das Datum durcheinander, verlaufen sich außerhalb des eigenen Hauses, irren mitten im Winter im Nachthemd oder im Schlafanzug durch die Straßen oder finden in der altvertrauten Wohnung die Zimmer nicht mehr. Andere fangen an, ihre längst verstorbenen Eltern zu suchen oder wollen zur Arbeit gehen, obwohl sie seit Jahren pensioniert sind. Manchmal erkennen sie ihre nächsten Angehörigen nicht mehr oder erschrecken vor ihrem eigenen Spiegelbild.

Wer erlebt, wie ein geliebter Mensch auf einmal komplett verwirrt und orientierungslos wird, extrem unruhig, rastlos, verängstigt, leicht reizbar ist, sinnlose Äußerungen macht und nicht mehr klar denkt, kann durchaus den Eindruck gewinnen, dass das Gehirn des Patienten offensichtlich schwer krank und für alle Zeiten irreparabel geschädigt ist. Zumal, wenn man selbst medizinischer Laie ist – und zum Beispiel einen »Ratgeber« der Deutschen Alzheimer Gesellschaft liest. Darin nämlich stellt der Autor die oben geschilderten Symptome als charakteristische Anzeichen der Alzheimer-Demenz dar. Was der Psychiater Alexander Kurz, von dem der Text stammt, verschweigt: In einer Vielzahl von Fällen sind diese Symptome nicht Anzeichen einer unheilbaren Erkrankung des Gehirns oder einer Demenz, sondern deutliche Hinweise auf ein sogenanntes Delir. Mit dem Begriff Delirium oder Delir beschreiben Mediziner einen Zustand geistiger Verwirrung, der durch zahlreiche Ursachen ausgelöst werden kann und – gerade bei älteren Menschen – verhältnismäßig häufig ist (s. Kapitel 1).

Allein bei jedem fünften Patienten über 65 Jahren, der in ein Krankenhaus eingeliefert wird, liegt ein Delir vor. Ein beträchtlicher weiterer Teil von Senioren entwickelt diesen Zustand zudem, *nachdem* sie in einer Klinik eingeliefert wurden und *während* sie dort behandelt werden. Ganz zu schweigen von jenen ungezählten Patienten, die plötzlich zuhause in ein Delir geraten und wo möglicherweise niemand davon erfährt, bis ein Nachbar irgendwann die Polizei oder den Notarzt ruft. Das Tückische daran: Je älter ein Mensch ist, desto höher ist die Gefahr, ein Delir zu entwickeln. Doch nicht nur das. Betagte Patienten mit Delir werden auch sehr viel schneller als junge Menschen zu Unrecht in die Schublade »Demenz« gesteckt.

Zwar ist das Phänomen Delir seit Langem in der Medizin bekannt. Zu den typischen Symptomen gehören Bewusstseins- und Wahrnehmungsstörungen, oft ist das Gedächtnis beeinträchtigt. Die Betroffenen wissen nicht, wo sie sind, laufen orientierungslos herum. Sie weisen Denkstörungen auf, sind unruhig, können schlecht schlafen, wollen nachts nicht im Bett liegen bleiben, haben Halluzinationen, sind hoch erregt, reizbar oder gar aggressiv. Dennoch wird es oft nicht als solches erkannt. Auch deshalb, weil eine Diagnose nicht immer einfach ist. Die Symptome sind so vielfältig und können von Patient zu Patient sehr unterschiedlich ausgeprägt sein. Zudem gibt es eine Vielzahl von Auslösern, die für den Arzt nicht auf den ersten Blick sichtbar sein müssen – zumal, wenn er den Patienten und dessen Vorerkrankungen und Lebenssituation nicht kennt. Um die Ursache zu finden, sind die behandelnden Mediziner oft auf Informationen von Angehörigen, Nachbarn oder Freunden des Patienten angewiesen – falls diese überhaupt verfügbar und im Bilde sind.

Wer Glück hat, trifft auf einen Arzt, der die häufigsten Ursachen kennt. Oft steckt hinter einem Delir schlicht ein Mangel an

Flüssigkeit oder aber die Nebenwirkungen eines Medikaments – was sich beides relativ leicht und schnell abstellen lässt. Aber auch Unterkühlung, Stoffwechselstörungen wie Diabetes, Durchblutungsstörungen des Gehirns, eine Fehlfunktion der Schilddrüse oder eine Lebererkrankung können die Auslöser sein. Ein klassischer Fall sind zudem operative Eingriffe unter Narkose, nach denen es bei etlichen Menschen zu einem Delirium kommt. Verwirrtheit und Orientierungsstörungen können darüber hinaus durch etliche andere Ursachen hervorgerufen werden. Sei es ein sogenannter Normaldruckhydrozephalus, ein Schlaganfall, jahrelanger starker Alkoholkonsum oder aber schlicht psychischer Stress, zum Beispiel aufgrund massiver zwischenmenschlicher Konflikte. In der Tat sind die Ängste oder die depressive Verstimmung vieler Menschen so stark, dass die Denk- und Entscheidungsfähigkeit stark vermindert ist – und selbst für Psychiater oder Neurologen der Eindruck einer Demenz entsteht.

Auch hinter krankhafter Unruhe, Erregung und Hyperaktivität, die Mediziner als **Agitation** oder **Agitiertheit** bezeichnen und bei der es häufig zu heftigen und hastigen Bewegungen kommt, stecken meist altbekannte Ursachen. Außer beim Delir oder bei Psychosen tritt sie mitunter auch bei Alkoholentzug, als Begleiterscheinung von Kokainmissbrauch oder aber als Nebenwirkung von Antidepressiva auf.

3. KAPITEL

Die 5 Schritte, die Sie zuerst unternehmen sollten, wenn der Verdacht auf Demenz besteht

Bei den einen beginnt es damit, dass sie wichtige Termine vergessen, Dinge verlegen oder das Gefühl haben, nicht mehr die richtigen Worte zu finden. Bei den anderen klappt auf einmal das Kofferpacken nicht mehr. Sie vergessen die Namen von Freunden und Verwandten. Das Essen brennt auf dem Herd an. Oder aber sie verlaufen sich eines Tages in der altvertrauten Nachbarschaft. Wer so etwas erlebt, dem drängt sich schnell die Frage auf: Werde ich jetzt dement? Sind das die ersten Anzeichen von Alzheimer oder einer anderen Form von Demenz?

Was läge da näher, als den Verdacht auf »Alzheimer« gezielt überprüfen zu lassen? Sei es mit einem der unzähligen Selbsttests, die im Internet angeboten werden, oder mit einem Demenz-Test beim Hausarzt. Oder durch den Besuch einer »Gedächtnissprechstunde«, wie es sie heute an vielen Kliniken gibt. Oder durch die Suche nach sogenannten Biomarkern im Blut oder Nervenwasser, wie manch prominenter Forscher propagiert. Oder aber durch einen teuren, aber bequemen Hirn-Scan per Magnetresonanztomografie (MRT) oder Positronen-Emissions-Tomografie (PET), von dem private Diagnostikanbieter behaupten, man könne damit Alzheimer schon nachweisen, *bevor* das Leiden überhaupt ausgebrochen sei. Und immer wieder ist selbst in eigentlich angesehenen Magazinen wie etwa GEOkompakt zu lesen: »Je früher die Diagnose gestellt werden kann, desto eher vermögen Mediziner den weiteren Verlauf der Erkrankung mithilfe von Medikamenten verzögern.«[8]

Derlei Versprechen für das Phänomen »Alzheimer« spielen mit den Ängsten und Hoffnungen verunsicherter Menschen und sind, wie Sie in den vorherigen Kapiteln erfahren haben, leider falsch. Dieses Kapitel und die nun folgenden Ausführungen sollen Sie davor bewahren, vorschnell in Panik zu geraten. Es soll Sie davor schützen, von dubiosen Medizinern und unseriösen Geschäftemachern in die Irre geführt zu werden. Und es soll Ihnen helfen, gemeinsam mit Ihrem Arzt Schritt für Schritt den wahren Ursachen der Symptome oder Beschwerden auf den Grund zu gehen – damit diese so schnell und so effektiv wie möglich behoben werden können.

Keine Frage: Wenn Sie Symptome wie die in Kapitel 2 beschriebenen Störungen feststellen, sind das Warnzeichen, die Sie ernst nehmen und die Sie so bald wie möglich von einem Mediziner abklären lassen sollten. Doch bevor Sie einen Arzt konsultieren, sind zuerst einmal Sie selbst gefragt – sei es als Betroffener oder als Angehöriger eines Menschen, dessen Gedächtnis stark nachlässt, der zunehmend verwirrt, in seiner Persönlichkeit verändert und zudem vielleicht auch noch gebrechlich ist. Wer sich oder seine Angehörigen vor Fehldiagnosen und nutzlosen oder falschen Behandlungen schützen will, kann (und muss) nämlich selbst viel dazu beitragen, dass der Arzt die Weichen richtig stellt.

Eine der wichtigsten Regeln für das weitere Vorgehen lautet:

Tragen Sie die persönliche Krankengeschichte und alle wichtigen Informationen zur Gesundheit des Betroffenen für den Arzt stichwortartig zusammen und bringen Sie diese zu jedem Arztbesuch mit.

Was Sie selbst als Erstes tun sollten

Es mag überraschend klingen, aber es stimmt: Die wichtigsten Hinweise für eine korrekte Diagnose und die passende Therapie kommen – auch und gerade beim Thema Demenz – vom Patienten selbst (beziehungsweise von seinen Angehörigen oder den Pflegenden). Das heißt, je besser und je vollständiger die Informationen sind, die Sie dem Arzt liefern, desto gezielter kann er bei der Suche nach den Ursachen der Beschwerden vorgehen und desto höher sind die Chancen, dass er die wahren Auslöser auch findet. Und zwar so schnell wie möglich, nicht erst nach Wochen oder Monaten, wenn es für eine erfolgreiche Maßnahme vielleicht schon zu spät ist.

Sie unterstützen eine gute Behandlung, wenn Sie die Vorgeschichte als Patient strukturiert und stichwortartig zu einem Arztbesuch mitbringen. Sie denken, das müsste der Hausarzt doch ohnehin alles wissen? Das ist leider ein Irrtum. Die Dokumentation der Patientengeschichte ist selbst bei Hausärzten oft nicht vollständig. Aus verschiedenen Gründen fehlen manche Berichte von Fachärzten oder Krankenhäusern. Viele Menschen haben auch keinen festen Hausarzt mehr. Umso wichtiger ist es, dass Sie selbst eine Dokumentation anfertigen und für jeden Arztbesuch griffbereit haben.

Bestandsaufnahme: Medikamente

Ein guter Startpunkt für die Suche nach den Ursachen von Hirnleistungsstörungen ist es, zunächst einmal alle jene Medikamente zu prüfen, die der Betroffene nimmt. Denn für die Suche nach Krankheitsursachen gibt es in der Medizin ein schlichtes, aber wichtiges Prinzip: Häufiges ist häufig und Seltenes ist selten. Das heißt: Bei körperlichen, psychischen oder geistigen Beschwerden sollte man zunächst an naheliegende Ursachen denken. An Faktoren also, die am wahrscheinlichsten die Auslöser sind und die zudem schnell und leicht überprüfbar sind. Damit kann man in vielen Fällen umständliche und zeitraubende diagnostische Tests vermeiden, wo zügige Hilfe angebracht und möglich ist.

Gerade bei Menschen, die bereits über 50, 60 oder 70 Jahre alt sind, sprechen gleich mehrere Gründe dafür, dass hinter Symptomen wie Gedächtnisverlust, Verwirrtheit, Sprechstörungen oder Desorientiertheit Arzneimittelwirkungen stecken:

- Viele ältere Personen nehmen regelmäßig Medikamente, oft sind es sogar fünf, zehn oder fünfzehn Mittel parallel und das häufig über lange Zeit.

- Zahlreiche oft eingesetzte Mittel haben Nebenwirkungen, die sich in Form von Demenzsymptomen äußern.

- Sehr häufig werden Arzneimittel gerade bei Senioren oder chronisch Kranken falsch dosiert.

- Etliche Ärzte beachten bei der Verschreibung eines Medikaments nicht die Wechselwirkungen mit anderen Wirkstoffen, die der Patient bereits nimmt.

- Arzneimittelnebenwirkungen lassen sich, wenn sie richtig erkannt werden, in der Regel unter fachkundiger Begleitung leicht und schnell beheben.

- Forscher haben herausgefunden, dass bis zu 70 Prozent bestimmter Arzneimittelverordnungen unnötig sind. Das heißt, die eingenommenen Mittel nützen nichts, sie schaden nur. Sie sollten daher ohnehin abgesetzt werden.

Der entscheidende erste Schritt ist deshalb: Legen Sie eine vollständige, aktuelle Liste aller Medikamente an, die der Betroffene (sei es Sie selbst oder der Angehörige, bei dem Demenzsymptome aufgetreten sind) in Form von Tabletten, Pflastern, Salben, Spritzen oder Sprays einnimmt oder anwendet. Eine solche Übersicht ist eine wichtige Hilfe für jeden Besuch beim Arzt. Nur wenn er weiß, welche Medikamente Sie nehmen, kann er beurteilen, ob neu aufgetretene Beschwerden, die Sie an sich feststellen, möglicherweise unerwünschte Arzneimittelwirkungen sind.

Mindestens ebenso wichtig ist die Medikamentenliste aber für Sie oder den Betroffenen selbst. Niemand anderes als Sie kann so schnell erkennen oder spüren, wenn auf einmal mit dem eigenen Herzen, dem Gedächtnis, der Psyche oder der Verdauung etwas nicht in Ordnung ist. Je besser Sie über Ihre Medikamente und deren mögliche Nebenwirkungen Bescheid wissen, desto gezielter können Sie auch Ihren Arzt darauf aufmerksam machen. Nebenwirkungen zu erkennen, ist eine wichtige Voraussetzung, um Fehldiagnosen und falsche Therapien zu verhindern.

Was muss ich in die Liste eintragen?

- Alle Arzneimittel, die Sie nehmen. Also nicht nur Tabletten, sondern zum Beispiel auch Augentropfen, Kortison-Sprays, Schmerzsalben, Insulin-Spritzen, Infusionen.
- Wenn Sie zu verschiedenen Ärzten gehen und von diesen Rezepte erhalten, sollte *jeder* dieser Mediziner von *allen* Medikamenten wissen, die Sie nehmen.
- Rezeptfreie Medikamente: Auch frei verkäufliche, pflanzliche Mittel oder Nahrungsergänzungsmittel enthalten oft pharmazeutisch wirksame Substanzen und können mitunter erhebliche Neben- und Wechselwirkungen verursachen.
- Arzneimittel, die Sie seit Kurzem *nicht mehr* nehmen, aber noch bis vor wenigen Tagen oder Wochen genommen haben. Manche Nebenwirkungen, sogar gravierende, machen sich erst mit deutlicher Verzögerung bemerkbar (zum Beispiel bei Novalgin).

- Notieren Sie sich nicht nur den Handelsnamen, sondern vor allem den Wirkstoff (Beispiel: Handelsname Aspirin/Wirkstoff Acetylsalicylsäure). Beide Begriffe stehen auf der Packung und im Beipackzettel.
- Schreiben Sie neben jedes Arzneimittel, das Sie einnehmen, dessen mögliche Nebenwirkungen. Auch sie werden im Beipackzettel genannt. Besonders wichtig ist dies für Senioren. Bei ihnen werden Nebenwirkungen wie Konzentrationsstörungen, Stürze oder Niedergeschlagenheit oft als »normale Begleiterscheinungen des Alterns« gedeutet – oder als Anzeichen einer Demenz

Im Internet gibt es vorgefertigte Formulare für eine Medikamentenliste zum Herunterladen und Ausdrucken. Der Verein Aktionsbündnis Patientensicherheit in Berlin zum Beispiel bietet ein solches Dokument auf seiner Website an (www.aps-ev.de, Rubrik: Patienten, Stichwort: Medikationsplan).

Ausschlaggebend für Ihre Liste ist immer der Wirkstoff des jeweiligen Arzneimittels. Viele Informationen über Medikamente wie etwa Angaben zu Neben- oder Wechselwirkungen sind nämlich nur unter dem Wirkstoffnamen zu finden. Das gilt sowohl für die Suche im Internet als auch zum Beispiel für die sogenannte Priscus-Liste (siehe Anhang). Letztere enthält mehr als 80 Medikamente, die ältere Menschen meiden sollten, weil die Mittel für Senioren besonders schlecht verträglich oder sogar gefährlich sind. Aufgeführt sind darin nur die Wirkstoffe, nicht die Handelsnamen. Das ist insofern sinnvoll, als ein und dasselbe Medikament häufig unter verschiedenen Handelsnamen auf dem Markt ist.

In der Tat ist die Vielfalt der Präparate heute mitunter ziemlich verwirrend. Das hat mit bestimmten Rabattverträgen zwischen Krankenkassen und Apotheken zu tun und führt zu folgendem Effekt: Wenn Sie heute in eine Apotheke gehen und ein

Rezept einlösen wollen, bekommen Sie nicht unbedingt exakt das Präparat, das Ihnen Ihr Arzt verschrieben hat, sondern möglicherweise ein Mittel mit dem gleichen Wirkstoff, das aber anders benannt ist und anders aussieht. Ob der Apotheker Ihnen das richtige Mittel gegeben hat, können Sie aber anhand des Wirkstoffnamens erkennen.

Lassen Sie sich bei Bedarf von Ihrem Arzt oder Ihrem Apotheker beim Ausfüllen der Medikamentenliste helfen. Das erleichtert Ihnen nicht nur die Arbeit. Das hat auch noch einen anderen entscheidenden Vorteil: Apotheker und Ärzte haben Zugriff auf spezielle Datenbanken, in denen alle verfügbaren Arzneimittel sowie alle bekannten Neben- und Wechselwirkungen erfasst sind. Einige Apotheken bieten ihren Stammkunden sogar an, eine sogenannte Medikationsdatei zu führen und darauf aufbauend zusammen mit dem Arzt ein fundiertes Medikationsmanagement zu gewährleisten.

Nebenwirkungen: Nur wer sie kennt, kann sie auch erkennen

Viele Patienten gehen davon aus, dass der Arzt oder die Ärztin, die ihnen ein Mittel verschreiben, wohl die wichtigsten Neben- und Wechselwirkungen des Präparates kennen – und diese vor allem auch *erkennen*, wenn die Beschwerden eingetreten sind. Das ist leider ein Irrtum! Denn bei der riesigen Zahl von Arzneimitteln, die Ärzte hierzulande verordnen, kann das selbst der sorgfältigste Mediziner kaum leisten. Tatsächlich belegen Studien, dass Ärzte allzu häufig auch lange bekannte und schwerwiegende Arzneimittelnebenwirkungen falsch deuten oder übersehen. Doch nicht nur das. Immer wieder erleben Patienten, dass sie ihrem Doktor von Beschwerden berichten, die Nebenwirkungen eines Arzneimittels sind – und der Arzt ihnen das nicht glaubt.

Oft genug teilt allerdings auch niemand dem Doktor die aufgetretenen Nebenwirkungen mit. Das liegt unter anderem daran, dass viele Menschen gar nicht auf die Idee kommen, dass hinter ihren Beschwerden womöglich eines ihrer Medikamente steckt. In einer Studie fanden Forscher vor einiger Zeit heraus, dass 37 Prozent der nachgewiesenen Arzneimittelnebenwirkungen von den betroffenen Patienten nicht erkannt worden waren und dass ihre Ärzte demzufolge auch nichts davon erfahren hatten.[9] Der Großteil dieser Patienten war von den behandelnden Medizinern auch nicht vorher über die möglichen Nebenwirkungen informiert worden. Ähnlich geht es vielen Angehörigen oder Pflegern. Wie sollen sie ahnen, dass hinter einem Sturz, einer neu aufgetretenen Sprachstörung oder einer plötzlichen Psychose eines der Medikamente steckt, die der ältere Herr oder die ältere Dame nimmt? Wenn Ihnen Ihre eigene Gesundheit oder die Ihrer Angehörigen etwas wert ist, hilft daher nur eines: sich selbst gründlich zu informieren und gut vorbereitet zum Arzttermin zu gehen.

Der Beipackzettel: Oft ignoriert, mitunter aber lebenswichtig

Jeder kennt sie, aber die allerwenigsten Menschen lesen sie auch durch: jene eng bedruckten, in schwer verständlichem Deutsch verfassten Zettel aus hauchdünnem Papier, die in jeder Medikamentenpackung zu finden sind. Doch die Informationen in den sogenannten Beipackzetteln können für Sie oder den Menschen, den Sie betreuen, lebenswichtig sein – und sowohl Fehldiagnosen als auch daraus folgende, falsche Therapien verhindern. Denn in Packungsbeilagen müssen alle bekannten Nebenwirkungen des jeweiligen Mittels aufgelistet sein. Und nur wer weiß, dass ein Medikament zum Beispiel Gedächtnisaussetzer, Persönlichkeitsveränderungen, Verwirrtheit, Halluzinationen oder Bewegungsstörungen verursachen kann, wird den Zusammenhang im Ernstfall auch erkennen.

Sie finden, das ist eigentlich die Aufgabe des Arztes, der das Mittel verschrieben hat? Theoretisch ja. Aber zum einen lesen selbst Ärzte die Beipackzettel und Fachinformationen der Medikamente, die sie verschreiben, meistens nicht. Zum anderen rät manch ein Doktor seinen Patienten sogar gezielt von der Lektüre ab – frei nach dem Motto: Wenn Sie das alles lesen, machen Sie sich nur verrückt! In Wirklichkeit spart ein solcher Kommentar aber vielen Medizinern schlichtweg Zeit – und so manche »anstrengende« Diskussion. Doch wenn *Sie* ein Medikament nehmen, geht es um *Ihr* Leben und um *Ihre* Gesundheit. Lassen Sie sich daher nicht verunsichern, einschüchtern oder abschrecken. Im Gegenteil: Machen Sie sich schlau und gehen Sie zusammen mit Ihrem Arzt anhand der Beipackzettel die Nebenwirkungen und Wechselwirkungen all Ihrer Medikamente durch. Das kostet zwar Zeit (die manch ein Mediziner möglicherweise nur ungern investiert). Aber die Mühe lohnt sich. Denn allein das Wissen um mögliche Nebenwirkungen sensibilisiert. Wenn dann nach Beginn der Einnahme eines Arzneimittels entsprechende Symptome auffallen, können Sie diese gegenüber Ihrem Arzt ansprechen. Auf diese Weise werden Nebenwirkungen einer Behandlung schneller als solche erkannt. Oft stellt sich sogar heraus: Wenn man sich auf das Wesentliche konzentriert, kann man zusammen mit seinem Arzt nach sorgfältiger Abwägung ohne Schaden sehr häufig einige Arzneimittel absetzen und stellt fest, dass es einem mit weniger Medikamenten erheblich besser geht.

Nebenwirkungen: Antworten auf die zwölf wichtigsten Fragen

1. <u>Woran erkenne ich Nebenwirkungen?</u>
   Wann immer Sie ein Medikament (oder mehrere) nehmen und Ihnen ungewöhnliche körperliche oder seelische Veränderungen auffallen, die nach Beginn der Einnahme aufgetreten sind, können das Nebenwirkungen sein. Das gilt auch für Beschwerden, bei denen man normalerweise keinen Zusammenhang vermuten würde: zum Beispiel eine plötzlich auftretende Mandelentzündung mit hohem

Fieber, nachdem Sie eine Woche zuvor Tabletten gegen Rückenschmerzen genommen haben.

2. Mein Arzt sagt, ich soll den Beipackzettel besser gar nicht lesen. Damit würde ich mich nur unnötig verrückt machen. Hat er Recht?
   Manch ein Mediziner befürchtet, dass der Beipackzettel Patienten davon abhält, ein Mittel zu nehmen, das er ihnen verschrieben hat. Das sollte aber kein Grund für Sie sein, die Packungsbeilage nicht zu lesen. Es geht um Ihre Gesundheit, um Ihr Leben. Wenn Sie nach der Lektüre Fragen oder Bedenken haben, sollten Sie diese mit Ihrem Arzt besprechen. Er muss Ihnen die Risiken nennen und so erklären, dass Sie diese verstehen können. Danach ist es Ihre freie Entscheidung, ob Sie das Medikament nehmen oder nicht. Blockt er ein solches Gespräch ab, sollten Sie überlegen, ob Sie bei diesem Arzt wirklich gut aufgehoben sind – oder sich besser einen anderen suchen.

3. Ich verstehe vieles nicht, was im Beipackzettel steht. Liegt das an mir?
   Keine Sorge. Den meisten Menschen geht es wie Ihnen. Selbst Fachleute verstehen die Informationen aus dem Beipackzettel häufig falsch, wie die Umfrage einer Forschergruppe der Uni Lübeck unter Ärzten, Apothekern und Juristen ergab. Beim Schreiben der Beipackzettel geht es Arzneimittelherstellern auch nicht darum, dass Patienten die Texte gut verstehen. Hauptziel der Firmen ist es, die Vorgaben der Zulassungsbehörden zu erfüllen – und sich juristisch gegen Klagen abzusichern. Wenn Sie Fragen zu Medikamenten oder Zweifel an der

Arzneimitteltherapie Ihres Arztes haben, können Sie jedoch den telefonischen Arzneimittelberatungsdienst für Patienten in Anspruch nehmen, den die Technische Universität Dresden seit 2001 betreibt. Dort stehen Apotheker und Pharmazeuten für eine unentgeltliche Beratung zu Dosierung und eventuellen Risiken von Medikamenten zur Verfügung (Tel.: 0351/4585049, siehe auch Seite 283).

4. Ich sehe nicht mehr gut. Wie kann ich den Inhalt von Beipackzetteln erfahren?
   Beipackzettel sind schon für Menschen mit guter Sehkraft schwierig zu lesen. Die Schriftgröße ist oft extrem klein. Denn die Hersteller versuchen, so viel Text wie möglich auf dünnes Papier zu quetschen. Es gibt die Beipackzettel der meisten Medikamente aber zum Ausdrucken in größerer Schrift oder zum Anhören im Internet unter www.patienteninfo-service.de

5. Gibt es auch Nebenwirkungen, die nicht im Beipackzettel genannt werden?
   Ja, das gibt es öfter, vor allem bei Medikamenten, die noch nicht lange auf dem Markt sind. Denn oft werden Nebenwirkungen erst mehrere Jahre nach der Zulassung bekannt und meist dauert es dann noch eine Weile, bis sie in den Beipackzetteln zu finden sind.

6. Wie häufig sind »häufige« Nebenwirkungen?
   Tritt eine unerwünschte Wirkung laut Beipackzettel »häufig« auf, bedeutet das, dass zwischen einem und zehn von 100 Patienten diese Nebenwirkungen haben. Steht »selten« dabei, sind einer bis zehn von 10.000 Behandelten betroffen.

7. Wie verlässlich sind die Angaben zur Häufigkeit von Nebenwirkungen?

Die Zahlen basieren auf klinischen Studien, in denen das jeweilige Mittel vor der Zulassung getestet wurde. Meist laufen diese Studien allerdings nur über kurze Zeit mit vergleichsweise wenigen Probanden. Viele Nebenwirkungen tauchen daher erst bei längerer Einnahme auf und wenn Tausende von Menschen das Mittel angewendet haben. Die tatsächliche Häufigkeit kann daher höher sein als im Beipackzettel angegeben.

8. Wann und wie schnell treten Nebenwirkungen normalerweise auf?

Das ist sehr unterschiedlich. Oft bereits in den ersten Tagen nach Beginn der Einnahme, manchmal aber auch erst, wenn man sie wochen- oder monatelang genommen hat. Es ist sogar möglich, dass Sie das Mittel schon gar nicht mehr nehmen und die Nebenwirkungen erst Tage oder sogar Wochen danach auftreten.

9. Ich nehme ein Mittel, das ich immer gut vertragen habe. Bin ich sicher vor Nebenwirkungen?

Leider nein. Selbst wenn Sie vor mehreren Jahren ein Mittel genommen und dieses damals gut vertragen haben, kann es durchaus sein, dass es heute Nebenwirkungen hervorruft, wenn Sie es wieder nehmen. Beispielsweise kann sich Ihr Immunsystem verändert haben, möglicherweise nehmen Sie heute zusätzlich noch andere Medikamente oder aber die Funktion Ihrer Niere hat nachgelassen.

10. Ich habe den Verdacht, dass bei mir Nebenwirkungen aufgetreten sind. Was tun?
Lesen Sie im Beipackzettel nach, ob dieses Symptom (vielleicht sogar mehrere Symptome) unter
der Rubrik Nebenwirkungen eines der Medikamente genannt ist, das Sie nehmen. Alternativ
können Sie sich auch an den Apotheker oder die
Apothekerin wenden, bei der Sie Ihre Arzneimittel kaufen. Zudem sollten Sie Ihren Arzt über
die neu aufgetretenen Beschwerden informieren und ihn darum bitten zu überprüfen, ob das
Arzneimittel möglicherweise für Sie ungeeignet
oder zu hoch dosiert ist.

11. Ich habe Nebenwirkungen, aber mein Arzt sagt:
»Das kann gar nicht sein.«
Mag sein, dass er Recht hat. Aber: Auch Ärzte
können irren – und beim Umgang mit Medikamenten passiert ihnen das sogar relativ oft. Fest
steht, dass Mediziner Nebenwirkungen häufig
nicht als solche erkennen – und zwar selbst dann,
wenn diese schwerwiegend sind und seit Jahren
in den Beipackzetteln stehen. Fast drei Viertel
aller schweren, vermeidbaren Nebenwirkungen
gehen darauf zurück, dass Ärzte Medikamente
zu hoch dosiert haben, Wechselwirkungen nicht
beachtet oder wichtige Aspekte wie eine nachlassende oder schlechte Nierenfunktion des Patienten nicht berücksichtigt haben.

12. Mein Arzt sagt: »Mit diesen Nebenwirkungen
müssen Sie sich abfinden, sonst ... (werden Sie
krank/sterben Sie/droht Ihnen ein Unglück).«
Lassen Sie sich in diesem Fall von unabhängi-

gen Experten beraten. Denn eines steht inzwischen fest: Für viele häufig verschriebene Arzneimittel gibt es verträglichere Alternative. Zudem ist es häufig sehr sinnvoll, die Dosis problematischer Medikamente zu reduzieren oder aber diese komplett abzusetzen. Denn der Nutzen vieler Arzneimittel wird überschätzt. Gerade bei älteren Menschen überwiegt häufig der Schaden den positiven Effekt. Eine Anlaufstelle für solche Fragen ist der telefonische Arzneimittelberatungsdienst der Technischen Universität Dresden (siehe 3.)

Medikamente: Stimmt die Dosierung – oder ist sie zu hoch?

Kaum zu glauben, aber wahr: Allein in Deutschland müssen jährlich mehrere Hunderttausend Patienten wegen unerwünschter Arzneimittelwirkungen ins Krankenhaus, besonders oft trifft es Senioren. Nicht immer sind die behandelnden Ärzte schuld – aber sehr oft. Denn rund drei Viertel aller schweren vermeidbaren Arzneimittelnebenwirkungen gehen auf unpassende Verordnungen zurück. In der Hälfte dieser Fälle hat der Doktor eine zu hohe Dosis gewählt. Wie kann das passieren? Menschen bauen Medikamente unterschiedlich schnell ab. Junge Menschen reagieren auf Arzneimittel anders als ältere, Frauen anders als Männer, Gesunde anders als chronisch Kranke. Eine Dosis, die für einen kräftigen 30-Jährigen genau passend ist, kann zum Beispiel für einen herzkranken Diabetiker im Alter von 75 Jahren unter Umständen tödlich sein.

Tatsächlich reicht für Senioren oft die halbe Erwachsenendosis aus. Bei einigen Medikamenten genügt sogar ein Drittel oder Viertel der üblichen Portion. Doch nur selten passen Ärzte die Dosis der verordneten Medikamente an das Alter und den Gesundheitszustand der Patienten an. Da hilft nur eines: Sprechen Sie Ihren Arzt darauf an und bitten Sie ihn, die Wirkstoffmenge zu prüfen und so niedrig wie möglich zu wählen. Als Faustregel für Senioren bei jeder neuen Verschreibung gilt: *Start low, go slow* – Beginne mit einer niedrigen Dosis und erhöhe sie, wenn notwendig, langsam!

Lassen Sie die Nierenfunktion prüfen

Ein wichtiger Punkt, den der Arzt im Zusammenhang mit Arzneimitteln berücksichtigen muss, ist der Gesundheitszustand der Nieren. Bei zahlreichen Erkrankungen ist die Funktion der Nieren nämlich massiv eingeschränkt. Viele Medikamente dürfen dann nur noch in geringerer Dosierung oder gar nicht mehr verabreicht werden. Betroffen sind davon vor allem ältere Menschen sowie Personen mit Bluthochdruck oder Diabetes. Aber auch Medikamente, zum Beispiel Schmerzmittel und sogenannte Protonenpumpen-Inhibitoren wie die Wirkstoffe Omeprazol oder Pantoprazol, können die Nieren schädigen, insbesondere dann, wenn die Mittel regelmäßig über längere Zeit eingenommen werden und die Patienten zu wenig – also weniger als zwei Liter pro Tag – trinken.[10]

Das Problem ist in der Medizin bekannt. Dennoch kümmern sich viele Ärzte nicht darum: Nur in einem Drittel der Fälle, in denen Mediziner die Dosis der Medikamente aufgrund von Nierenproblemen herunterschrauben müssten, nehmen sie diesen Schritt tatsächlich vor, wie etwa eine Untersuchung am Universitätsspital Basel zeigte. Eine Befragung der Ärzte, die an der Studie teilgenommen hatten, ergab: Ihnen war weder bewusst gewesen, dass die Nierenfunktion der betroffenen Patienten eingeschränkt war, noch, dass sie ein Medikament verschrieben hatten, dessen Dosis je nach Nierenfunktion angepasst werden muss.

Auf den ersten Blick erscheint das schwer verständlich. Schließlich, so scheint es, gibt es einschlägige Tests, mit denen sich die Nierenfunktion einfach und schnell überprüfen lässt. Doch die

Tücke liegt im Detail. Normalerweise kann man die Nieren-funktion zum Beispiel gut anhand der Konzentration von Kre-atinin im Blut bestimmen. Dieser sogenannte Serumkreatinin-wert hängt aber nicht allein von der Nierenfunktion ab. Einen maßgeblichen Einfluss haben auch das Körpergewicht, das Ge-schlecht, chronische Krankheiten, Medikamente (zum Beispiel Opioide) und das Alter. Bei einem 20-jährigen, 75 Kilogramm schweren Mann zum Beispiel kann der Arzt eine eingeschränkte Nierenfunktion sehr leicht an einem erhöhten Serumkreatinin-wert erkennen. Anders dagegen bei einem 77-jährigen Patienten: Der weist auch dann noch einen scheinbar normalen Wert auf, wenn seine Nierenfunktion schon zu 50 Prozent eingeschränkt ist.

Ein sehr viel aussagekräftigeres Bild von der Leistungsfähig-keit der Nieren erhalten Ärzte, wenn sie mit Hilfe einer spezi-ellen Formel die sogenannte glomeruläre Filtrationsrate (GFR) berechnen. Dieser Wert ist die für die Abschätzung der Nieren-funktion wichtigste Größe. Er sollte sowohl bei älteren Men-schen als auch bei allen anderen Personen erhoben werden, die über lange Zeit Medikamente nehmen oder deren Nieren bereits geschädigt sind. Wie wichtig eine genaue Analyse der Nieren-funktion im medizinischen Alltag ist, verrät ein Blick in die Sta-tistik: Etwa jeder dritte Patient im Krankenhaus weist eine ein-geschränkte Nierenfunktion auf. Und mehr als 90 Prozent dieser Patienten erhalten Medikamente, deren Dosis an diese Verän-derung angepasst werden muss. Die Erfahrung zeigt allerdings, dass das in der Praxis kaum je geschieht. Falls Sie selbst oder ein Angehöriger von Ihnen möglicherweise von einer eingeschränk-ten Nierenfunktion betroffen sein sollte, können Sie die behan-delnden Ärzte jedoch gezielt darauf ansprechen und sie bitten, die Arzneimittelgabe an die GFR anzupassen. Nicht jeder Haus-arzt oder Allgemeinmediziner kennt sich damit allerdings gut genug aus. Am besten ist es daher, wenn Ihr Arzt für diese Fra-gen einen Facharzt für Nierenerkrankungen, einen Nephrolo-gen, hinzuzieht. Natürlich können Sie sich auch direkt an einen Nephrologen wenden.

Bestandsaufnahme: gesundheitliche Beschwerden

Für die Suche nach den Ursachen kognitiver Störungen ist es für den Arzt immens wichtig, gesundheitliche Beeinträchtigungen und einschneidende Vorerkrankungen seines Patienten zu kennen. Die nämlich können eine maßgebliche Rolle für die Entstehung der Symptome spielen. In der Tat zeigt die Erfahrung: Die meisten Menschen, deren Hirnleistung auf einmal auffällig nachlässt und die Anzeichen von zunehmender Vergesslichkeit, Verwirrtheit oder Orientierungslosigkeit zeigen, sind oder waren schon vor dem Auftreten der ersten Symptome nicht hundertprozentig gesund. Viele von ihnen weisen gesundheitliche Beeinträchtigungen auf oder haben bereits eine mehr oder minder schwere Erkrankung hinter sich. Sei es ein Herzinfarkt, eine Hüftoperation, ein Tumorleiden oder eine Schädigung der Lunge, etwa durch jahrelanges Rauchen oder durch einen Beruf, der dauerhaften Kontakt mit schädigenden Dämpfen oder Lösungen mit sich bringt.

Das hat unter anderem damit zu tun, dass ein Großteil der Menschen, bei denen der Verdacht auf Demenz entsteht, im höheren Seniorenalter ist. Und da sind chronische Leiden keine Seltenheit: Schätzungen zufolge haben rund zwei Drittel aller Männer und Frauen über 65 Jahren eine oder mehrere chronische Erkrankungen. In den meisten Fällen sind das Herz-Kreislauf-Leiden, Diabetes, Krebs, Muskel-Skelett-Probleme, die Lungenerkrankung COPD und psychische Leiden. Häufig liegen bei älteren Patienten also Diagnosen wie Bluthochdruck, Übergewicht, Rückenschmerzen, eine Schilddrüsenvergrößerung, eine Lebererkrankung, eine depressive Episode oder eine Erkrankung der Herzkranzgefäße vor. Derlei Vorerkrankungen erhöhen zum einen das Risiko dafür, kognitive Störungen zu entwickeln. Beispielsweise deshalb, weil es vorrübergehend oder dauerhaft zu einer Mangeldurchblutung und damit zu einer verminderten Sauerstoffversorgung des Herzmuskels und damit auch des Gehirns kommen kann. Zum anderen setzen viele der Therapien, mit denen etwa Bluthochdruck, Diabetes und andere chronische Beschwerden behandelt werden, dem menschlichen Gehirn beträchtlich zu. Die Folge davon ist, dass es womöglich nicht mehr zuverlässig arbeiten kann (mehr dazu in Kapitel 4). Ähnliches gilt für chirurgische Eingriffe und Operationen, bei denen Ärzte mit Hilfe hochwirksamer Substanzen erst während der Vollnarkose das Bewusstsein der Patienten über Stunden komplett ausschalten und anschließend mit weiteren Medikamenten oft über Wochen die Wahrnehmung von Schmerzen betäuben.

Erstellen Sie eine Liste Ihrer Erkrankungen

Wenn Sie selbst von Gedächtnisstörungen oder kognitiven Beeinträchtigungen betroffen sind: Erstellen Sie eine Liste aller gesundheitlichen Beeinträchtigungen und Erkrankungen, an denen Sie aktuell leiden oder die bei Ihnen häufiger auftreten. Notieren Sie auch wichtigere Krankheiten, wegen derer Sie einmal in ärztlicher Behandlung waren – selbst wenn das schon einige Zeit zurückliegen sollte. Zum Beispiel, wenn Sie in den vergangenen Jahren einen Schlaganfall oder eine eine Herzattacke erlitten haben oder wenn bei Ihnen ein Krebsleiden diagnostiziert und mit einer Chemo- oder Strahlentherapie behandelt worden ist. Keine Sorge – um Ihren Arzt oder Ihre Ärztin über Ihre Vorerkrankungen zu informieren, müssen Sie keine langen, ausführlichen Berichte erstellen. Im Gegenteil. Am besten unterstützen Sie Ihren Arzt und damit eine gute Behandlung, wenn Sie Ihre persönliche Vorgeschichte als Patient stichwortartig zusammenfassen. Und zwar möglichst kurz und strukturiert.

Operationen, die Sie hinter sich haben

Denken Sie auch daran, in Ihrer Aufstellung Operationen zu erwähnen, denen Sie sich in den vergangenen fünf bis zehn Jahren unterziehen mussten. Um welche Art von chirurgischem Eingriff handelte es sich? Eine Operation am Herzen, bei der zum Beispiel Engstellen der Herzkranzgefäße geweitet oder ein sogenannter Stent eingesetzt wurde? Eine Hüftoperation? Oder aber ein Eingriff im Bauchraum, etwa an einem inneren Organ wie der Gebärmutter, der Prostata, dem Darm oder der Leber? Geben Sie zudem möglichst an, wann der Eingriff vorgenommen wurde und wie er verlaufen ist. Sind dabei Komplikationen aufgetreten? Wenn ja: Welche waren das?

Zugegeben – die meisten Patienten sind froh, wenn sie gesundheitliche Probleme überstanden haben und sich nicht mehr damit beschäftigen müssen. Selbst für junge gesunde Menschen ist es daher häufig schwierig, sich an die Details früherer Erkrankungen und Behandlungen zu erinnern. Falls Ihnen das auch so geht: Machen Sie sich nicht verrückt, wenn Sie die Informationen nicht mehr alle in Erinnerung haben. Das ist normal und allzu menschlich. Es gibt mehrere Möglichkeiten, um fehlende Informationen in Erfahrung zu bringen. So können Sie zum Beispiel Familienmitglieder oder enge Freunde fragen, ob sie noch etwas über frühere Erkrankungen oder Operationen von Ihnen wissen. Und scheuen Sie sich nicht, bei Ihrem Hausarzt oder in der Klinik nachzufragen, in der Sie behandelt wurden. Sowohl Arztpraxen als auch Krankenhäuser lagern die entsprechenden Patientenakten in der Regel etliche Jahre. Und als Patient haben Sie ein Anrecht darauf, in alle erhobenen Befunde und Arztbriefe Einsicht zu nehmen und sich davon Kopien anfertigen zu lassen.

Sie können sich auch an Ihre Krankenversicherung wenden. Die Kassen bezahlen nämlich nicht nur alle Untersuchungen und Behandlungen, die Sie als Versicherter in Anspruch nehmen. Sie speichern in ihren Computern auch eine Vielzahl von Daten zu Diagnosen und Therapien, die bei Ihnen vorgenommen wurden. Die Sachbearbeiter der Krankenversicherungen können deshalb zum Beispiel nachsehen, wegen welchem gesundheitlichen Problem Sie eine Reha hatten, welche Medikamente Sie verordnet bekommen haben, wann Sie im Krankenhaus waren oder welche Erkrankungen der eine oder andere Arzt bei Ihnen festgestellt hat. Die meisten Kassen bewahren diese Informationen mindestens zehn Jahre lang auf, manche sogar noch länger.

Lebensweise, Ernährung, belastende Ereignisse

Darüber hinaus gibt es Umstände und Ereignisse im Leben eines Menschen, von denen kein Mediziner und keine Krankenkasse je erfährt, die sich aber trotzdem – zum Teil sogar massiv – auf die Gesundheit und das Wohlergehen eines Menschen auswirken. Deshalb ist es wichtig, dass Sie solche Begebenheiten aufschreiben oder in Erfahrung bringen, wenn der Betroffene ein Angehöriger ist. Diese Informationen sind womöglich der Schlüssel zur richtigen Diagnose, zur Vermeidung weiterer Schädigungen des Gehirns – und zur Wiederherstellung der früheren geistigen Funktionen. Denken Sie beispielsweise an einen **Sturz**, bei dem Sie sich den Kopf angeschlagen haben. Der kann überall passieren: auf der Straße, im Geschäft, im Garten, häufig sogar in den eigenen vier Wänden. Vermutlich gehen Sie deswegen nicht extra zum Arzt – in dem Glauben, dass das schon von alleine wieder wird. Doch mitunter verursacht ein solcher Sturz eine **Gehirnerschütterung**. Und die kann – vor allem, wenn sie nicht erkannt und nicht richtig behandelt wird – sowohl Kopfschmerzen als auch Vergesslichkeit oder depressive Verstimmungen nach sich ziehen, die zum Teil noch Jahre danach anhalten. Solche Stürze sind bei älteren Personen keineswegs selten. Schätzungen zufolge stürzt rund ein Drittel aller Menschen über 65 Jahre mindestens einmal im Jahr. Rund ein Fünftel der Betroffenen fällt so unglücklich, dass sie sich schwerwiegende Verletzungen zuziehen und auf Dauer pflegebedürftig werden.

Das Tückische daran: Häufig kommt es bei einer Gehirnerschütterung nicht nur zu einer kurzen Phase der Bewusstlosigkeit, sondern auch zu einer **Gedächtnislücke**. Das heißt: Wacht der Betroffene wieder auf, kann er sich meist nicht mehr an den Unfallhergang erinnern. Zum Teil fehlt auch die Erinnerung an die Zeit direkt nach dem Unfall. Mediziner sprechen dann von einer anterograden Amnesie. Ebenfalls möglich ist, dass die Erinnerung an die Zeit *vor* dem Unfall fehlt. Eine solche retrograde Amnesie deutet auf eine schwerere Kopfverletzung hin.

Ist der Betroffene in dieser Situation allein – wie es bei vielen älteren Menschen, die in der eigenen Wohnung stürzen, der Fall ist –, erfährt womöglich niemand von dem Unfall. Das muss nicht einmal nur am fehlenden Gedächtnis liegen. Manch einem Senior und manch einer älteren Dame ist es schlichtweg peinlich, von der eigenen »Ungeschicklichkeit« zu erzählen. Setzen dann aber sonderbare Veränderungen im Verhalten der Betroffenen ein, ist das Rätselraten unter Angehörigen und Ärzten groß. Mehr noch: Wenn niemand von dem Unfall erfährt, kann auch niemand etwas unternehmen, um die Ursachen der Stürze zu klären – und weitere Unfälle zu verhindern. Dabei wäre genau das dringend erforderlich. Experten zufolge fallen 70 Prozent der Patienten nach einem einmaligen Sturz erneut, wenn keine Maßnahmen ergriffen werden, um solche Unfälle zu verhindern. Wiederholte Gehirnerschütterungen aber sind ein Risikofaktor für bleibende Schäden am Denkorgan – und damit für Demenz.

Vom Doktor unbemerkt bleibt in der Regel auch **psychischer Stress**. Der kann nicht nur zahlreiche verschiedene Auslöser haben. Fest steht auch: Seelische Belastungen wie Konflikte, Ängste, Trauer, seelische Verletzungen oder aber Einsamkeit und das Gefühl, mehr und mehr isoliert zu sein, wirken sich auch stark auf den Körper und auf geistige Funktionen aus. Das kann ein heftiger Streit in der Familie sein, der Sie innerlich aufwühlt, tagelang nicht mehr ruhig schlafen lässt und so Ihr Konzentrationsvermögen und Ihr Gedächtnis lähmt. Oder aber quälende Ängste, die Ihr Denken mehr oder weniger lahmlegen.

Entscheidend für das Funktionieren unseres Denkorgans ist darüber hinaus die **Ernährung**. Die tägliche Versorgung mit ausreichend Nährstoffen und Wasser schafft die Voraussetzung dafür, dass unser Körper und damit auch unser Gehirn richtig funktioniert. In einem Staat wie Deutschland, sollte man glauben, wo kein Mangel an Lebensmitteln und Getränken herrscht, ist diese Versorgung für jeden Bürger gegeben. Die Wirklichkeit sieht leider anders aus. Viele ältere Menschen nehmen keineswegs ausreichend Nahrung und Flüssigkeit zu sich – und das häufig sogar über längere Zeit. Die Gründe dafür sind vielfältig und mitunter erschreckend banal. Wer ahnt schon, dass sich manch älterer Herr wochenlang nur von Keksen oder nur von Joghurt und gekochten Karotten ernährt? Und zwar nicht unbedingt, weil es am Geld für bessere Lebensmittel fehlt. Gerade männliche Senioren können oder wollen einfach nicht für sich selbst kochen. Andere empfinden kaum Appetit, verschwenden keinen Gedanken an gesunde Ernährung oder haben schlicht keine Lust, Gemüse, Kartoffeln oder Fleisch zu besorgen, sich für die Zubereitung stundenlang an den Herd zu stellen und dann beim Essen allein am Tisch zu sitzen. Das aber erfährt der Arzt nur, wenn der Betroffene selbst oder ein Angehöriger ihm das berichten.

Deshalb: *Teilen Sie dem Arzt mit, wenn Sie erfahren haben, dass der Betroffene zu wenig isst oder trinkt.*

Zu einer Mangelversorgung kann es auch durch einen **Durchfall** (Diarrhö) kommen. Dann verliert der Körper über den Darm nicht nur große Mengen an Wasser, Salzen und Verdauungssäften. Wenn Sie tagelang nichts Vernünftiges essen können oder möchten, werden auch unzureichend Nährstoffe aufgenommen. Für ansonsten gesunde Erwachsene ist das in der Regel kein Problem. So elend man sich bei einer Diarrhö fühlt, so schnell ist man auch wieder auf den Beinen. Ein, zwei Tage Schonkost, dazu viel trinken, und das Ganze ist meistens ausgestanden. Doch bei Kindern und älteren Menschen sieht die Sache anders aus. Ihr Körper ist meist empfindlicher und verfügt nicht über allzu große Reserven, um Flüssigkeits- und Nahrungsmangel über längere Zeit abzupuffern und durchzustehen. Wird nicht entsprechend gegengesteuert, können die körperlichen und damit auch die geistigen Kräfte innerhalb kurzer Zeit schwinden. Ohne Behandlung kann es rasch zu einer **Austrocknung** (Dehydratation) kommen und bedrohlich werden. Ein weiteres Problem: Durchfall kann zudem die Aufnahme von Medikamenten aus dem Darm stören.

Deshalb: *Informieren Sie Ihren Arzt, wenn es bei Ihnen oder bei dem Betroffenen in jüngerer Zeit zu Durchfall gekommen ist.*

Doch auch ohne Durchfall ist eine Austrocknung des Körpers bei Senioren leider keine Seltenheit. Etliche ältere Menschen trinken nämlich generell viel zu wenig. Oft liegt es daran, dass sie kein Durstgefühl mehr haben. Mitunter versuchen sie auch, durch wenig Trinken seltener zur Toilette zu müssen. Oder aber sie nehmen Medikamente ein, die zu einer deutlich erhöhten Urinausscheidung führen. Auf Dauer trocknet der Körper dadurch regelrecht aus. Die Folgen sind drastisch: Viele Hochbetagte werden als Notfall in ein Krankenhaus eingewiesen, weil sie auf einmal komplett verwirrt, desorientiert, hoch erregt oder weggetreten und apathisch sind. Oft stellt sich dann heraus, dass ihnen nur eines fehlt: Flüssigkeit und Elektrolyte wie Natrium, Kalium und Chlorid. Die behandelnden Ärzte sind dann oft erst einmal ratlos. Zum einen, weil sie den Patienten ja meist nicht kennen und nicht wissen, wie er sich im gesunden Zustand verhält. Zum anderen, weil gerade jüngere Mediziner sich häufig gar nicht vorstellen können, dass der ältere Herr oder die ältere Dame über längere Zeit einfach viel zu wenig getrunken hat.

Was die Sache zusätzlich erschwert: Viele der Betroffenen sind in ihrem dehydrierten Zustand nicht mehr zurechnungsfähig und verhalten sich zudem komplett irrational. Statt sich behandeln zu lassen, wehren sie sich zum Teil aggressiv und mit Händen und Füßen gegen jede Zufuhr von Flüssigkeit – obwohl es genau das ist, was ihnen fehlt. Immerhin: Bei richtiger Behandlung bilden sich die Symptome in der Regel innerhalb von Stunden oder Tagen wieder zurück.

Deshalb: *Finden Sie heraus, ob bei dem Betroffenen möglicherweise ein Flüssigkeitsmangel vorliegt, oder bitten Sie den Arzt, dies auf jeden Fall zu überprüfen.*

Eng verknüpft mit der Ernährung ist auch ein anderer Mangelzustand, der inzwischen immer mehr Menschen betrifft und im schlimmsten Fall das Gehirn dauerhaft schädigen kann: eine **Unterzuckerung.** Dabei handelt es sich um die häufigste akute Komplikation vieler Patienten mit **Diabetes.** Die häufigste

Form dieser Stoffwechselstörung ist der sogenannte Typ-2-Diabetes, auch Alterszucker genannt. Allein in Deutschland sind davon schätzungsweise vier Millionen Personen betroffen. Und fast alle Patienten, bei denen ein Diabetes diagnostiziert wurde, bekommen von ihren Ärzten und Ärztinnen Medikamente, die den Blutzuckerspiegel senken. Das sind entweder Tabletten, oder aber die Betroffenen müssen Insulin spritzen, weil ihre Bauchspeicheldrüse gar kein Insulin mehr produziert.

Das Problem dabei ist: Diabetiker müssen sehr sorgfältig darauf achten, dass sie ihre Ernährung, ihre körperlichen Aktivitäten und die Einnahme ihrer Arzneimittel genau aufeinander abstimmen und zuverlässig regelmäßig ihren Blutzuckerspiegel messen und kontrollieren. Das fällt etlichen Menschen bereits in jüngeren Jahren schwer. Im Alter gilt das für viele Diabetiker umso mehr. Viele Senioren sind dazu nicht (mehr) ohne Weiteres selbst in der Lage. Deshalb müssen sie sich Hilfe holen. Oder aber eine andere Person muss das von sich aus für den älteren Herrn oder die ältere Dame tun.

Frühere Arztberichte und Befunde

Sollten Sie bereits Befunde von einem anderen Arzt haben, nehmen Sie diese zum aktuellen Arztbesuch mit. Das gilt auch für andere medizinische Unterlagen wie zum Beispiel einen Impfpass, einen Diabetikerpass, einen Tumornachsorgepass, einen Röntgenpass, ein Schmerztagebuch oder Ähnliches. Verheimlichen Sie Ihrem Arzt nicht, wenn Sie noch bei anderen Medizinern in Behandlung waren oder sind. Ein guter Arzt weiß, dass es wichtig ist, von den Untersuchungen und Verordnungen eines Kollegen oder einer Kollegin zu erfahren und sich mit diesen möglicherweise auszutauschen. Es geht um Ihre Gesundheit – und nicht um die persönliche Eitelkeit oder das empfindliche Ego Ihres Doktors. Sollte er ein Problem damit haben, dass Sie sich intensiv und auch aus anderen Quellen informieren, ist es eventuell an der Zeit, den Arzt zu wechseln.

Vor dem Arztbesuch: Aktuelle Symptome genau beschreiben

Bereiten Sie gut vor, was Sie dem Arzt mitteilen möchten. Überlegen Sie sich genau, was Sie wissen möchten oder erklärt haben wollen. Sonst fallen Ihnen wichtige Fragen vielleicht erst ein, wenn Sie längst wieder zu Hause sind. Am besten machen Sie sich vor dem Arztbesuch Notizen. Bringen Sie diesen »Spickzettel« und einen Stift mit ins Behandlungszimmer. Notieren Sie sich, was Sie aktuell veranlasst, zum Arzt zu gehen. Geben Sie die Beschwerden so genau wie möglich an: Wann sind welche Symptome zum ersten Mal aufgetreten? Seit wann bestehen diese? Sind die Beschwerden ständig in derselben Form da, oder verändern sie sich? Wenn ja, wann und wie oft treten sie auf? Wann und wodurch verstärken sich die Beschwerden, und wann lassen sie eher nach? Gab es oder gibt es bestimmte Anlässe, die als Auslöser in Frage kommen? Zum Beispiel ein Unfall, ein Konflikt in der Familie, eine Ernährungsumstellung, ein neues Medikament oder eine Änderung der Dosierung?

Stärken Sie sich auch mental: Machen Sie sich bewusst, dass es Ihr gutes Recht ist, Ihrem Arzt oder Ihrer Ärztin sofort zu sagen, wenn Sie in der Sprechstunde etwas nicht verstanden haben. Es ist seine oder ihre Aufgabe, Ihnen alle wichtigen Informationen so zu erklären, dass Sie es als Laie verstehen können. Der Chirurg Bertil Bouillon von den Kliniken der Stadt Köln hat einmal folgende Richtschnur dafür formuliert: »Du musst als Patient verstehen, was der Arzt dir erklärt, und zwar so, dass du es selbst erklären kannst. Wenn nicht: Weiterfragen!«

Unterstützung holen – oder leisten

Überlegen Sie sich, ob Sie – falls Sie selbst von Demenz-Symptomen betroffen sind – zum Arztbesuch einen Angehörigen, einen Freund oder eine andere vertraute Person mitnehmen möchten. Denn vier Ohren hören mehr als zwei. Zudem ist man als Betroffener gerade, wenn man Angst vor einer schlimmen Diagnose hat, oft aufgeregt und unkonzentriert, weil einem beim Gespräch mit dem Arzt lauter Sorgen oder Horrorszenarien durch den Kopf schießen. Da kann es helfen, wenn der Freund, die Tochter oder der Partner weiß, welche Fragen Sie eigentlich stellen wollten – und bei Bedarf einspringt, wenn Sie selbst einen wichtigen Punkt vergessen haben. Besonders wichtig ist derlei Unterstützung bei Patienten, die – zum Beispiel aufgrund von Medikamentennebenwirkungen, Durchblutungsstörungen, unbemerkten kleinen Schlaganfällen oder anderen Erkrankungen – verwirrt, vergesslich sind oder unter psychischem Stress stehen. Als Angehöriger, Freund oder Pflegender sind Sie möglicherweise der Einzige, der dem Arzt wichtige Informationen zu den Lebensumständen und den Vorerkrankungen liefern kann. Sie sind möglicherweise auch die einzige Person, die – stellvertretend für den Betroffenen – die entscheidenden Fragen stellen kann. Ähnliches gilt für die Medikamente und Therapien, die der oder die Betroffene erhält. Nur, wenn der Arzt diese Hintergründe erfährt, kann er sich ein realistisches Bild von der Situation machen – und die richtigen Maßnahmen treffen. Andernfalls kann selbst der beste Experte nur im Nebel stochern.

Bei Senioren im Pflegeheim kann es für die Angehörigen allerdings manchmal schwierig sein, die entsprechenden Informationen zu erhalten. Denn mitunter kommt es vor, dass sich der Arzt oder das Pflegepersonal weigern, den Lebensgefährten oder Kindern der Betroffenen mitzuteilen, welche Therapien diese erhalten. In diesem Fall sollten Sie sich Rat von Dritten holen. Hilfe bietet zum Beispiel die Unabhängige Patientenberatung Deutschland UPD (www.patientenberatung.de). Sie wird vom Spitzenverband der gesetzlichen Kranken- und Pflegekassen (GKV) in Deutschland finanziert. Sie handelt jedoch im gesetzlichen Auftrag der GKV und darf laut Gesetz keinen Einfluss auf den Inhalt oder den Umfang der Beratungstätigkeit der UPD nehmen.

Zu welchem Arzt Sie gehen sollten

Manche Deutsche haben ihn noch – den guten alten Haus- oder Familienarzt. Einen niedergelassenen Mediziner also, der im Idealfall die Lebens- oder Krankengeschichte seiner Patienten im Wesentlichen schon viele Jahre und von früheren Gelegenheiten kennt. Oder aber einen Arzt, der diese Informationen bei neuen Patienten in einem längeren Gespräch sorgfältig erhebt, der auch das Umfeld und die Lebenssituation dieses Menschen, dessen psychische Konstitution sowie mögliche Konflikte in der Familie oder im Beruf ergründet, um dem Betroffenen ganzheitlich helfen zu können und die geschilderten Symptome und Befunde richtig zu deuten.

Das medizinische Fachgebiet, das sich dieser Aufgabe verschrieben hat, ist die Allgemeinmedizin. Es gibt aber auch hausärztlich tätige Fachärzte für Innere Medizin (Internisten). Die Trennung der beiden Fachgebiete hat weniger mit den Inhalten der Ausbildung als mit standes- und berufspolitischen Gründen zu tun. Entscheidend für die Qualität eines Hausarztes ist aber ohnehin weniger der offizielle Titel als vielmehr seine persönliche fachliche Kompetenz, sein Engagement, seine Sorgfalt bei der Diagnostik, sein menschliches Format und nicht zuletzt seine Unabhängigkeit von finanziellen Verstrickungen mit der Industrie (siehe »Besser für Ihre Gesundheit«).

Ein guter Hausarzt sieht sich als Berater und Koordinator und lenkt das schrittweise Vorgehen bei Diagnostik und Therapie. Er kann beraten in Fragen wie: Welche möglichen Ursachen können und müssen zuerst geklärt werden? Welche Untersuchungen sind dafür erforderlich? Wann muss der Patient zu einem Spezialisten, also zu einem bestimmten Facharzt gehen? Welcher Kollege, welche Kollegin wäre die richtige dafür? Der Hausarzt ist es auch, der im besten Fall alle Untersuchungen, Befunde, Verordnungen von Arzneimitteln des Patienten erfasst, bewertet und federführend koordiniert, damit alle Befunde und Erkenntnisse an einer Stelle zusammenlaufen und ein Mediziner den Gesamtblick behält. Besonders wichtig ist eine solche Steuerungsfunktion bei langwierigen Behandlungen, bei chronischen Erkrankungen oder wenn Sie mehrere verschiedene Medikamente parallel einnehmen, weil Sie bei verschiedenen Ärzten in Behandlung sind.

Die Wirklichkeit jedoch zeigt: Gerade beim Thema Demenz sind Hausärzte oft überfordert.[11] Das hat vor wenigen Jahren eine groß angelegte Studie an Patienten von Hausärzten offenbart. Deutsche und österreichische Forscher hatten darin eine Gruppe von mehr als 2000 Senioren im Alter von 75 bis 89 über drei Jahre untersucht. Eine Überprüfung der Diagnosen ergab: Bei mehr als drei Viertel der Patienten, denen der Hausarzt eine Demenz attestiert hatte, war dieser Befund falsch! Die meisten Patienten waren einfach nur schwerhörig, gebrechlich, bedrückt, traurig oder hatten subjektiv das Gefühl, ihr Gedächtnis lasse stark nach. Der Grund: Fast kein Patient wird anhand der geltenden strengen klinischen Kriterien untersucht. Und liegt der Befund erst einmal vor, wird er nur selten korrigiert.

Was tun?

- Prüfen Sie selbst, ob eine der in Kapitel 4 genannten Ursachen als Auslöser für die Gedächtnisprobleme, Verwirrtheit oder psychischen Auffälligkeiten in Frage kommt.
- Gehen Sie entweder zu Ihrem Hausarzt oder aber zu einem Facharzt, in dessen Fachgebiet die wahrscheinlichste Ursache fällt, die Sie vermuten (siehe »Welcher Arzt wofür?« weiter unten).
- Beim Arztbesuch: Bringen Sie Ihre Notizen, Ihre persönliche Patientendokumentation und Ihre Medikamentenliste mit und kommen Sie dann im Sprechzimmer gleich zum Punkt. Schildern Sie die Symptome und fragen Sie den Arzt, welche Ursachen er vermutet. Nennen Sie ihm auch Ihre eige-

nen Vermutungen, zu denen Sie aufgrund der Lektüre dieses Ratgebers gekommen sind.

- Bitten Sie Ihren Hausarzt, beides gründlich abzuklären – sowohl die Ursachen, die er für möglich und wahrscheinlich hält, als auch jene, die Sie selbst vermuten.
- Fragen Sie, welche Untersuchungen er dazu vornehmen wird.
- Bitten Sie den Arzt nach den jeweiligen Untersuchungen, klar und verständlich darzulegen, welche Schlüsse er aus den Befunden konkret ableitet. Fragen Sie ihn auch, wie er bei der Diagnostik weiter vorgehen möchte und welche anderen Optionen es möglicherweise gibt.
- Fragen Sie ihn, was Sie möglicherweise selbst noch tun können, um die Auslöser der Beschwerden oder Symptome zu finden.
- Alarmzeichen 1: Wenn Ihr Arzt gleich nach dem ersten Termin, den Sie aufgrund von Demenz-Symptomen bei ihm gemacht haben, die Diagnose »Demenz« stellt, ist das ein klarer Kunstfehler. Denn: Die Diagnose Demenz setzt voraus, dass bestimmte charakteristische Symptome seit mindestens sechs Monaten vorliegen. Ob das der Fall ist, kann Ihr Arzt aber nur feststellen, wenn er die betroffene Person mindestens zwei Mal im Abstand von mindestens sechs Monaten untersucht hat und die Symptome sowohl beim ersten als auch beim zweiten Termin vorhanden waren. Wenn Ihr Arzt eine vorschnelle Demenz-Diagnose stellt, gibt es zwei Möglichkeiten: Entweder Sie sprechen Ihren Arzt darauf an, dass Sie Zweifel an seiner Diagnose haben, und bitten ihn, diese noch einmal selbst zu überprüfen oder durch einen Facharzt überprüfen

zu lassen. Das ist der steinige Weg. Oder aber Sie wechseln den Arzt und suchen einen anderen Mediziner auf, der sich besser mit den Besonderheiten von Erkrankungen im Alter oder Erkrankungen des Nervensystems auskennt, wie etwa einen Neurologen oder einen Geriater (siehe unten).

- <u>Alarmzeichen 2</u>: Problematisch ist auch, wenn Ihr Arzt Allgemeinmediziner oder Internist ist und Ihnen oder dem Betroffenen eine Demenz attestiert, ohne Sie oder Ihren Angehörigen auch nur ein einziges Mal zur Überprüfung dieses Verdachts zu einem Facharzt für Neurologie geschickt zu haben. Immerhin sind Neurologen die zuständigen Experten für alle Erkrankungen des Gehirns und des Nervensystems.

- <u>Alarmzeichen 3</u>: Wer als Patient oder Angehöriger die Diagnose »Alzheimer-Krankheit« hört, bei dem sollten alle Warnlampen hell aufleuchten. Denn jeder seriöse Mediziner sollte wissen, dass Alzheimer eine Schein-Diagnose ist: In Wirklichkeit können nicht einmal Spitzenexperten das rätselhafte Leiden diagnostizieren. Denn einen echten Nachweis für die nebulöse Krankheit gibt es nicht. Und zwar selbst dann nicht, wenn ein Mensch bereits schwer demenzkrank ist. Die Diagnose erfolgt nach dem Ausschluss-Prinzip: Der Arzt findet nichts, was in seinen Augen erklärt, warum der Betroffene verwirrt, vergesslich oder desorientiert ist. Weil er aber nicht dumm dastehen will und der Patient oder seine Angehörigen eine klare Antwort erwarten, bekommt das Kind einen Namen, der jede weitere Diskussion um die Ursachen stoppt: Alzheimer. Auch das ist ein Grund, den Arzt zu wechseln.

Woran erkenne ich einen guten Arzt?

Gute Mediziner gibt es in jedem Fachbereich, schlechte leider auch. Es gibt jedoch ein paar Indikatoren dafür, ob Sie bei einem Doktor in guten Händen sind.

Empfehlenswerte Ärzte ...
- hören ihren Patienten in Ruhe zu
- beraten verständlich und neutral
- gewähren Zugang zu Patientenunterlagen
- begründen ihre Empfehlungen
- nehmen Wünsche und Ängste ihrer Patienten ernst
- sind zurückhaltend mit der Verschreibung von Medikamenten
- geben zu, wenn sie an die Grenzen ihres Wissens stoßen
- ziehen bei Bedarf Kollegen anderer Fachbereiche zu Rate
- nehmen nicht aus wirtschaftlichen Interessen unnötige Untersuchungen oder Therapien vor

Weitere Kriterien nennt das Ärztliche Zentrum für Qualität in der Medizin (www.patienten-information. de/checklisten/arztcheckliste).

Welcher Arzt wann der Richtige ist

Die Medizin ist heute in eine Vielzahl von Fachgebieten aufgeteilt. Einige dieser Bereiche überschneiden sich. Doch es gibt bestimmte Schwerpunkte, die für Menschen mit Demenz-Symptomen besonders wichtig sind. Die folgende Aufstellung soll Ihnen eine grobe Orientierung geben, an welche Art von Facharzt Sie sich wenden können, wenn Sie bestimmte Ursachen als Auslöser der Beschwerden vermuten und diese gezielt abklären lassen möchten. Ein guter Hausarzt kann Sie dabei natürlich unterstützen. Wie zuvor erläutert, ist es jedoch mitunter nötig, dass Sie selbst die Regie übernehmen und aus eigener Initiative die richtigen Spezialisten aufsuchen.

Internisten

sind Fachärzte für innere Medizin. Ihr Fachgebiet deckt einen Großteil der möglichen Ursachen für Hirnleistungsstörungen ab. Ihre Untersuchungsmethoden umfassen Laboranalysen des Bluts, an denen sich zum Beispiel ein Überschuss oder ein Mangel von Zucker (Glucose) bei Diabetes, von Hormonen bei einer Schilddrüsenunterfunktion, von Vitaminen als Folge einer Fehlernährung oder von Kreatinin bei Nierenschäden erkennen lässt. Hinzu kommen technische Verfahren wie etwa Ultraschall, Blutdruckmessung oder Elektrokardiographie, mit denen sich krankhafte Veränderungen des Herzens oder anderer innerer Organe wie der Lunge oder des Darms erkennen lassen.

Internisten sind daher eine geeignete Anlaufstelle, um folgende mögliche Ursachen für Demenz-Symptome abzuklären:

- Austrocknung (Dehydrierung)
- gestörter Elektrolythaushalt (z.B. Natriummangel)
- Diabetes/Unterzuckerungen
- Durchblutungsstörungen
- Funktionsstörungen der Nieren oder Leber
- Vitamin-Mangel (Vitamine B1/B12/B6)
- Alkoholabhängigkeit (siehe auch Kapitel 5/ Beratungsstellen)
- Autoimmunerkrankungen (siehe Rheumatologen)
- Tumorerkrankungen und deren Begleiterscheinungen
- Vergiftungen (siehe auch Giftinformationszentren)

Kardiologen

Die Kardiologie ist ein Teilgebiet der Inneren Medizin und befasst sich mit Erkrankungen des Herzens, der herznahen Blutgefäße und des Blutkreislaufs. Kardiologen diagnostizieren und behandeln Herz-Kreislauf-Erkrankungen und beraten Patienten, wie sie sich davor schützen können. Kardiologen sind eine wichtige Anlaufstelle für Menschen mit Demenz-Symptomen. Zum einen, um bestimmte Grunderkrankungen abzuklären, die Auslöser für Gedächtnisstörungen oder Verwirrtheit sein können. Zum anderen aber auch, weil viele ältere Menschen Herzprobleme haben und deshalb Medikamente verordnet bekommen, deren Nebenwirkungen das Herz aus dem Takt und so auch das Gehirn in eine Notsituation bringen können.

Kardiologen sollten unbedingt darauf achten, dass es bei Patienten zu keinem Kalium- oder Magnesiummangel kommt – Mangelzustände, die zum Beispiel durch regelmäßigen Gebrauch von Entwässerungsmitteln, den sogenannten Diuretika, entstehen können. Ein Mangel an beiden Blutsalzen kann unter Umständen bedrohliche Herzrhythmusstörungen verstärken oder auslösen. Umgekehrt kann ein extrem hoher Kaliumspiegel den Herzschlag so stark verlangsamen, dass das Herz gar nicht mehr schlägt – es also zum Herzstillstand kommt.

Eine regelmäßige Kontrolle der aktuellen Blutwerte und Blutkonzentrationen ist deshalb wichtig. Vor allem, wenn Medikamente für die Behandlung von Bluthochdruck oder Herzschwäche eingenommen werden wie ACE-Hemmer, Sartane, Aldosteronantagonisten, Diuretika und Digitalispräparate (Digoxin, Digitoxin) oder wenn eine Nierenschwäche vorliegt. Insbesondere bei Patienten mit Herzschwäche ist die Überwachung der Kalium- und Magnesiumwerte sehr wichtig, weil bei ihnen eine Herzrhythmusstörung zu einer gefährlichen Verschlechterung der Herzschwäche, schlimmstenfalls zum Herzversagen führen kann.

Kardiologen sind eine Anlaufstelle, um folgende mögliche Ursachen für Demenz-Symptome abzuklären:

- Herzrhythmusstörungen
- Herzschwäche (Herzinsuffizienz)
- koronare Herzerkrankung
- vorübergehende Durchblutungsstörungen
- Gestörter Elektrolythaushalt (beispielsweise falsche Kalium- oder Natriummenge im Blut)
- Bluthochdruck

Neurologen

sind Fachärzte für Erkrankungen des Nervensystems. Sie befassen sich mit der Diagnose und der Therapie organischer Krankheiten des Gehirns, des Rückenmarks, der peripheren Nerven sowie der Muskulatur. Sie sind eine Anlaufstelle, um folgende mögliche Ursachen für Demenz-Symptome abzuklären:

- Schlaganfall
- vorübergehende Durchblutungsstörungen (TIA)
- Hirnblutung
- Hirnverletzung (Gehirnerschütterung beziehungsweise Schädel-Hirn-Trauma)
- Altershirndruck (Normaldruckhydrozephalus)
- Alkoholvergiftung
- Alkoholentzugserscheinungen
- Alkoholfolgeschäden (Wernicke-Enzephalopathie/ Korsakow-Syndrom)
- Hirnentzündung/Hirnhautentzündung
- Multiple Sklerose
- postoperatives Delir

Nierenfachärzte (Nephrologen)

sind Internisten, die sich auf die Erkennung und Behandlung von Nierenerkrankungen spezialisiert haben. Sie sind die richtige

Anlaufstelle, um folgende mögliche Ursachen für Demenz-Symptome abzuklären:

- verminderte Nierenfunktion (wichtig für alle, die regelmäßig Medikamente nehmen)
- Nierenschäden (etwa durch Diabetes, Bluthochdruck, Medikamente)
- Wassereinlagerungen (Ödeme)
- chronisches Nierenversagen
- Diabetes/Unterzuckerungen
- gestörter Elektrolythaushalt (etwa falsche Kalium- oder Natriummenge im Blut)

Arzneimittelexperten (Pharmakologen)

sind Fachärzte, die sich mit allen Aspekten der Anwendung von Arzneimitteln beim Menschen befassen, vor allem mit dem möglichst wirksamen und sicheren Einsatz von Medikamenten. Die Pharmakologie könnte damit eine ideale Adresse für eine Vielzahl von Patienten sein. Das Problem jedoch ist: Keiner der rund 230 klinischen Pharmakologen in Deutschland hat eine eigene Praxis, in der er Krankenversicherte untersuchen und beraten würde. Die meisten Pharmakologen sind an Universitätskliniken tätig. Sie beraten Ärzte und Forscher, nicht Patienten. Eine Ausnahme ist das Institut für Klinische Pharmakologie der Technischen Universität Dresden (siehe S. 87). Dort wurde 2001 ein kostenloser telefonischer Arzneimittelberatungsdienst geschaffen, an den sich Patienten und Angehörige aus ganz Deutschland wenden können mit Fragen zu

- Nebenwirkungen von Medikamenten
- Wechselwirkungen von Arzneimitteln
- Medikamentenabhängigkeit
- Arzneimittelentzugssymptome
- Entwöhnung von Medikamenten
- individuelle Dosierung von Medikamenten

- Alternativen für problematische Arzneimittel und Arzneimittelkombinationen

Hormonexperten (Endokrinologen)

sind Internisten, die sich schwerpunktmäßig mit der Funktion und krankhaften Störungen hormonproduzierender Organe wie der Schilddrüse und der Bauchspeicheldrüse befassen. Sie sind die richtige Anlaufstelle, um folgende mögliche Ursachen für Demenz-Symptome abzuklären:

- Überfunktion der Schilddrüse
- Unterfunktion der Schilddrüse
- Unterfunktion der Hirnanhangsdrüse (Hypophyse)
- Diabetes/Erkrankungen der Bauchspeicheldrüse
- Erkrankungen der Nebenniere

Rheumatologen

sind Internisten, die sich auf rheumatische Erkrankungen spezialisiert haben. Sie sind die richtige Anlaufstelle, um folgende mögliche Ursachen für Demenz-Symptome abzuklären:

- chronische Gefäßentzündung (systemische Vaskulitis)
- Entzündung der Hauptschlagader (Riesenzellarteriitis, früher: Arteriitis temporalis)
- systemischer Lupus Erythematodes

Geriater

sind Fachärzte für Altersmedizin, eine Disziplin, die in der Öffentlichkeit noch wenig bekannt ist, die aber aufgrund der sich wandelnden Altersstruktur der Gesellschaft eine wachsende Bedeutung gewinnt. Denn bei Senioren zeigen sich viele Krankheiten mit einem veränderten Erscheinungsbild und sind daher häufig schwer zu diagnostizieren. So fehlen zum Beispiel oft typische Symptome wie Fieber bei Infektionskrankheiten, Brustschmerz bei Herzinfarkt oder Schmerzen bei einem Blinddarmdurchbruch. Auch Schilddrüsenerkrankungen machen bei Senioren häufig nur wenige Symptome oder untypische Beschwerden. Gleichzeitig ändern sich viele Normwerte mit zunehmendem Lebensalter, zum Beispiel jene für die Bestimmung der Lungenfunktion, des Herz-Kreislaufsystems oder auch des Nervensystems. Umgekehrt äußern sich viele Erkrankungen bei älteren Menschen durch unspezifische Symptome und Funktionsverluste, die zunächst nicht an eine spezifische Krankheit denken lassen, zum Beispiel Verweigerung von Nahrung, Sturz, Harninkontinenz, Schwindel, akute Verwirrtheit, Gewichtsverlust, Antriebsschwäche und vieles mehr.

Zudem sind die Wirkungen und Nebenwirkungen von Medikamenten stark altersabhängig. Denn im Laufe des Lebens verändert sich der Stoffwechsel erheblich. Oft wirken Arzneimittel im Alter deutlich stärker. Einige werden für Senioren regelrecht problematisch oder gefährlich. Allgemeinmediziner, Internisten oder Kardiologen befassen sich in ihrer Ausbildung kaum oder gar nicht mit den Besonderheiten im Alter. Anders dagegen Geriater. Sie machen sich altersspezifische Phänomene besonders bewusst und sind darauf spezialisiert, diese bei Diagnostik und Therapie zu berücksichtigen. Ein maßgeblicher Punkt dabei ist, den Einsatz von Therapien bei älteren Menschen ganz anders abzuwägen als bei jungen. Im Alter kann es beispielsweise häufig sehr viel Sinn machen, auf bestimmte Arzneimittel oder Eingriffe zu verzichten – weil sie womöglich wenig bringen und dem Organismus insgesamt mehr schaden als nützen.

Giftinformationszentren

Bei Verdacht auf eine Vergiftung (zum Beispiel mit Lösungsmitteln, Schwermetallen oder Pflanzengiften) können sich Betroffene an eines der acht Giftinformationszentren in Deutschland wenden. Sie befinden sich in Berlin, Bonn, Göttingen, Homburg, Erfurt, Mainz, Freiburg und München. Ein Giftinformationszentrum bietet telefonische ärztliche Beratung sowohl für Laien als auch für Ärzte, Pflegekräfte und Krankenhäuser und steht rund um die Uhr bei allen Vergiftungsfragen beratend zur Verfügung. Eine bundesweit einzigartige Konstruktion weist dabei der Giftnotruf München (Tel.: 089/19240) auf. Er ist direkt an die Abteilung für klinische Toxikologie des Klinikums rechts der Isar der Technischen Universität München angegliedert. Dort sind Toxikologie, Intensivmedizin, toxikologisches Labor und Suchtmedizin (Stichwort: Alkoholentgiftung) unter einem Dach vereint. Die dortigen Experten befassen sich unter anderem mit

- akuten Vergiftungen (beispielsweise durch Schadstoffe)
- Beurteilung von toxischen Substanzen
- Alkoholentgiftung
- Medikamentenentwöhnung

Besser für Ihre Gesundheit: Mediziner ohne Pharma-Liaison

Etliche niedergelassene Ärzte sind in dem, was sie ihren Patienten raten oder verordnen, keineswegs so unabhängig, wie man es sich wünscht. Einige Mediziner kassieren zum Beispiel von Arzneimittelherstellern Geld, wenn sie deren Produkte und nicht etwa die eines anderen Pillenproduzenten verordnen, von dem es möglicherweise ein besseres, verträglicheres oder günstigeres Präparat gibt. Offiziell geben Pharmafirmen vor, dass es sich bei solchen Deals um wissenschaftliche Studien handelt, im Fachjargon »Anwendungsbeobachtung« genannt. Wenn der Arzt mitmacht, erhält er für jeden Patienten, dem er das jeweilige Präparat verschreibt, ein Honorar. In einigen Fällen sind das bis zu 5000 Euro pro Patient. Die Beeinflussung von Medizinern durch Geld aus der Industrie beschränkt sich keineswegs auf niedergelassene Ärzte. Pharmafirmen sponsern auch Kliniker, Professoren und Forscher an Universitäten und bestimmen so maßgeblich mit, welche Therapien offiziell von medizinischen Fachgesellschaften empfohlen werden oder was erforscht wird und was nicht.

Inzwischen haben zahlreiche Mediziner in Deutschland erkannt, wie wichtig die Unabhängigkeit von diesen Einflüssen für eine gute Behandlung von Patienten ist. Einige von ihnen haben aus diesem Grund 2007 den Verein MEZIS e. V. gegründet. Seine Mitglieder haben es sich zum Ziel gesetzt, sich bei der Wahl der bestmöglichen Behandlung ihrer Patienten nicht durch Geschenke oder pharmagesponserte Fortbildungen von Arzneimittelherstellern beeinflussen zu lassen. Unter dem Stichwort »MEZIS ÄrztInnen finden« können Interessierte auf der Website (www.mezis.de) nach Ärzten in ihrer Nähe suchen, die dem Verein angehören.

Ein ähnliches Ziel verfolgt die 2012 gegründete Initiative »NeurologyFirst« (www.neurologyfirst.de). Dabei handelt es sich um einen Zusammenschluss mehrerer Hundert Neurologen innerhalb der Deutschen Gesellschaft für Neurologie (DGN). Sie haben es nicht nur gewagt, öffentlich die engen Verflechtungen einflussreicher Professoren in der Führungsriege der DGN mit der Industrie zu kritisieren. Allein das gilt in der Medizin schon als Ketzerei. Die Initiative fordert von der DGN auch, ihre offiziellen Behandlungsempfehlungen (Leitlinien) vom Einfluss der Industrie zu befreien. Darunter fällt auch die aktuelle S3-Leitlinie Demenzen, deren Verfasser fast alle finanziell eng mit diversen Arzneimittelfirmen verbunden sind (siehe auch »Vergiss Alzheimer«, 2011).

Von welchen Ärzten Sie besser Abstand halten sollten

Psychiater

sind Fachärzte für Psychiatrie, jener Disziplin, die sich der Behandlung psychischer Störungen widmet. Führende Vertreter des Fachs beanspruchen seit einigen Jahren, die richtigen Ansprechpartner für Menschen mit Demenz zu sein. Das Problem dabei ist: Einflussreiche Psychiatrieprofessoren verbreiten in der Öffentlichkeit ein nachweislich falsches Bild von den Ursachen kognitiver Störungen. Sie behaupten zum Beispiel, hinter zwei Drittel aller Demenzerkrankungen stecke die Alzheimer-Krankheit, obwohl es dafür keinen Nachweis gibt. Tatsächlich geben Psychiater an anderer Stelle zu, dass ihre Diagnosen stets »Konstrukte« sind, weil es für das Vorhandensein eines psychiatrischen Leidens keine objektiven Kriterien gibt. So kommt es, dass Psychiater bis heute mitunter Gesunde für psychisch krank oder verrückt erklären.[12] Die Recherchen für dieses Buch haben gezeigt: Psychiater sind eine der schlechtesten Adressen für die Behebung der Ursachen kognitiver Störungen und die Abklärung des Verdachts »Demenz«.

Gedächtnissprechstunden: Professionelle Diagnostik – oder zweifelhaftes Lockangebot?

Zahlreiche Krankenhäuser, Kliniken sowie etliche Pflege- und Seniorenheime haben in den vergangenen Jahren ein neues Dienstleistungsangebot für die »genaue Diagnose von Hirnleistungsstörungen durch Spezialisten« geschaffen: sogenannte Gedächtnissprechstunden, Gedächtnisambulanzen oder Memory-Kliniken. Das klingt erst einmal gut. Denn wer möchte nicht von Experten untersucht werden, die sich scheinbar besser mit dem Thema Demenz auskennen als jeder andere Arzt? Was der Laie nicht erfährt: Gedächtnissprechstunden wurden nicht aus humanitären Motiven, zum Wohle der Patienten, erschaffen und sie dienen bis heute nur bedingt diesem Zweck.

Die bundesweit erste Einrichtung dieser Art hat der Psychiatrieprofessor Hans Lauter 1985 am Klinikum rechts der Isar der Technischen Universität München (TUM) gegründet – um menschliche Versuchskaninchen für die psychiatrische Forschung zu finden.

Das ist heute nicht viel anders. Nur das Ausmaß der »Rekrutierung« ist deutlich angewachsen. Inzwischen gibt es mehr als hundert Einrichtungen dieser Art in Deutschland. Die meisten von ihnen sind an die Abteilung für Psychiatrie der jeweiligen Klinik angeschlossen. Wichtig zu wissen ist: In Deutschland gibt es seit Jahren eine große Überkapazität an Krankenhäusern und Kliniken. Sie alle konkurrieren deshalb um Patienten – und tun viel dafür, so viele Kandidaten wie möglich zu akquirieren.

Eines der Mittel dafür ist die Einrichtung von Gedächtnissprechstunden. Sie verschaffen den Kliniken und Krankenhäusern neue Kunden (Patienten). Auch Betreiber von Pflege- und Altenheimen gewinnen über diesen Service neue treue Mieter für ihre Heime. Vor allem aber – und das ist der wichtigste Punkt – sorgen Universitäten und ihre Professoren damit für Zustrom an Probanden für ihre Forschung. Eine große Zahl von »freiwilligen« Teilnehmern für klinische Studien ist heute eine wichtige Voraussetzung für die Versorgung der Institute mit Fördermitteln aus der Arzneimittelindustrie. Testpersonen sind damit eine wichtige Grundlage für das Renommee einer Hochschule und für die Karriere aufstrebender Psychiater und Neurologen. Keine Frage: Auch in einer Gedächtnissprechstunde mag es etliche kompetente, gewissenhafte, altruistische Mediziner geben. Wer die dortigen Dienste als Patient oder Angehöriger in Anspruch nimmt, tut jedoch gut daran, die Hintergründe zu kennen.

Private Diagnostikzentren: Schäbige Geldmacherei mit »Alzheimer-Früherkennung«

Das Angebot des »Prof. Dr. Stehling Institut für Bildgebende Diagnostik« in Offenbach am Main klingt vielversprechend: Wer erfahren wolle, ob er an Alzheimer erkrankt, könne sich »bequem« einer nicht-invasiven Gehirnuntersuchung unterziehen. Die ermögliche nicht nur eine Früherkennung, sondern auch eine »Prävention des Morbus Alzheimer bzw. der Demenz«. Das Institut stellt dazu eine »umfassende Vorsorge« in Aussicht, inklusive »vorbeugenden Maßnahmen« wie Hirnleistungstraining und Medikamenten.

Seit einigen Jahren gibt es mehrere Privatpraxen, die auf diese Weise besorgte, aber oft beschwerdefreie Menschen testen. Der Haken daran ist: Mit der Wahrheit haben die schönen Versprechen wenig zu tun. Denn bis heute gibt es kein einziges Verfahren, mit dem sich die Alzheimer-Krankheit nachweisen lässt, geschweige denn eine Therapie, mit der man dem Leiden vorbeugen könnte. Dennoch kassieren die Praxen mehrere hundert, einige mehr als tausend Euro für den Test.

Hinter der Offenbacher Hirnuntersuchung steckt eine Hamburger Firma namens »jung diagnostics«, die das Verfahren entwickelt hat und seit mehreren Jahren über verschiedene Privatpraxen vermarktet. Dazu gehört auch das sogenannte Medizinische PräventionsCentrum Hamburg (MPCH). Die Firma rühmt sich, als eines der ersten Zentren in Deutschland die Hirnuntersuchung seit 2009 anzubieten und »höchstes universitätsmedizinisches und technologisches Niveau in gehobenem Ambiente« zu bieten. Inzwischen hat sogar die eng mit vielen Alzheimer-Forschern und der Pharmaindustrie verbandelte Medizinprofessorin Isabella Heuser vom Berliner Universitätsklinikum Charité das Verfahren als »schäbige Geldmacherei« tituliert.[13]

Deutliche Worte hatte mehr als zwei Jahre zuvor bereits Jürgen Windeler, Leiter des Instituts für Qualität und Wirtschaftlichkeit im Gesundheitswesen (IQWiG) in der *Wirtschaftswoche* gefunden.[14] Aussagen wie die der Hamburger Diagnostik-Firma seien »eindeutig Fehlinformationen, mit denen falsche Erwartungen geweckt werden«. Aus ärztlicher Sicht, so der Professor für Medizinische Biometrie und klinische Epidemiologie, sei derlei Irreführung völlig unvertretbar. »Hier werden mit menschenverachtender Dreistigkeit und wissenschaftlichem Unsinn Ängste geschürt und Geschäfte gemacht. Und das noch in unmittelbarer Anbindung an eine universitäre Einrichtung.« Das Angebot des MPCH, so Windeler, grenze an Scharlatanerie. Der Schwindel fängt schon beim Namen an. So nennt sich die Privatpraxis »MPCH am Universitätsklinikum Hamburg-Eppendorf«, obwohl zwischen Klinik und Firma keine Verbindung besteht. Das Erstaunliche an alldem ist: Irreführung von Patienten ist Ärzten hierzulande laut Berufsordnung explizit verboten. Aufgabe der Ärztekammern ist es, Verstöße gegen diese Vorschrift zu ahnden, zu unterbinden und abzustrafen. Doch wer hierzulande als Arzt »Vorsorgeuntersuchungen« anbietet, hat eine Art Narrenfreiheit. Denn diagnostische Verfahren und Tests werden nie von einer unabhängigen Instanz auf ihren Nutzen geprüft. Längst wurde beispielsweise die Ärztekammer Hamburg über die Machenschaften des MPCH genau informiert. Doch bis heute geht das Geschäft mit den falschen Versprechen ungestraft weiter.

Welche Untersuchungsverfahren es gibt und was sie nützen

Neuropsychologische Demenztests

Seit mehreren Jahren setzen Mediziner verschiedene neuropsychologische Tests ein, um zu prüfen, ob ein Mensch an Demenz erkrankt ist oder nicht. Ziel soll es sein, den Schweregrad der Vergesslichkeit und anderer Hirnfunktionsstörungen zu beurteilen. Die verschiedenen Verfahren heißen Syndrom-Kurz-Test (SKT), DemTect, Uhren-Test, Mini-Mental-Status-Test (MMST), Neuropsychiatrisches Inventar (NPI) oder Test zur Früherkennung von Demenzen und Depressionsabgrenzung (TFDD). Bei Ärzten besonders beliebt sind der DemTect und der MMST. Beide sind nach Ansicht der Befürworter besonders »ökonomisch« durchzuführen. Das heißt: Beide Verfahren beanspruchen vom Untersucher gerade einmal sieben bis zehn Minuten Zeit, um zu einem Ergebnis zu kommen. Derjenige, der getestet wird, bekommt beim DemTect zum Beispiel Worte wie »Teller« oder »Apfel« vorgelesen und muss sie anschließend auswendig wiederholen, Zahlen als Wort schreiben und umgekehrt Zahlwörter als Zahl schreiben. Er muss in einer Mi-

119

nute möglichst viele im Supermarkt erhältliche Dinge nennen und Zahlfolgen in umgekehrter Reihenfolge wiederholen. Für die Leistungen in den einzelnen Untertests werden gemäß einer Umrechnungstabelle Punkte vergeben. Doch welchen Nutzen bringt solch ein Test?

Herzlich wenig, auch wenn von Ärzten oder im Internet vielfach das Gegenteil behauptet wird. Denn allein die Prüfungssituation, in der man sich bei einem solchen Test befindet, setzt viele Menschen unter Stress. Und zwar umso mehr, wenn sie ohnehin verunsichert, ängstlich, betrübt, gebrechlich oder voller Sorgen und Selbstzweifel sind. Stress aber hemmt die Informationsverarbeitung im Gehirn und blockiert so das Denken und das Gedächtnis. Wer kennt das nicht aus eigener Erfahrung, sei es aus der Schulzeit oder anderen Prüfungssituationen im Leben? Hinzu kommt – so banal es klingt –, dass gerade ältere Menschen häufig so schlecht sehen oder hören, dass sie mitunter nur einen Teil der Fragen oder der zu erinnernden Worte verstehen.

Ein weiteres Problem ist, dass ein Gedächtnistest wenig Aufschluss über irgendeine Ursache gibt. Auch unter dem Einfluss bestimmter Medikamente, bei Entzugserscheinungen, Unterzuckerung, Altershirndruck, Austrocknung oder Alkohol werden die meisten von uns darin kläglich versagen. Ebenso kann ein Mensch zum Beispiel nach einem Schlaganfall noch intellektuell voll auf der Höhe sein, obwohl er die Uhrzeit nicht mehr zu lesen vermag, weil die für die räumliche Wahrnehmung zuständigen Bereiche im Gehirn durch den Hirnschlag (möglicherweise nur vorübergehend) lahmgelegt sind. Fatal daran ist: Für Ärzte und Angehörige ist mit einem schlechten Testergebnis scheinbar der »Beweis« für eine Hirnstörung erbracht. Dass ein schlechtes Ergebnis im Test den Betroffenen auch weiter verunsichern, einschüchtern, demütigen und völlig zu Unrecht als geistig krank abstempeln kann, wird möglicherweise gar nicht bedacht.

Den Herstellern der heute auf dem Markt befindlichen Arzneimittel gegen »Alzheimer« kommen möglichst viele entsprechende Diagnosen natürlich zupass. Kein Wunder also, dass Vordrucke für die gängigsten Demenztests über Pharmafirmen wie

Janssen-Cilag, Pfizer, Novartis und Eisai für Mediziner gratis erhältlich sind.

Bilder vom Gehirn

Es gibt heute mehrere Untersuchungsmethoden, mit denen man Bilder vom Inneren des Kopfes anfertigen kann. Immer wieder wird behauptet, dass per Computertomografie (CT) oder Kernspintomografie (Magnetresonanztomografie MRT) eine Diagnose der Alzheimer-Krankheit möglich sei. So heißt es zum Beispiel, typisch für Alzheimer sei ein Abbau von Zellen im Hippocampus, einem Hirnbereich, der für die Gedächtnisbildung besonders wichtig ist. Per CT oder MRT sei dieser Zellabbau an einer Schrumpfung des Hippocampus erkennbar und je ausgeprägter die Schrumpfung, desto stärker fortgeschritten sei die Demenz. Doch das ist falsch: Zum einen lässt sich Alzheimer bis heute mit keinem einzigen Verfahren direkt nachweisen. Zum anderen nimmt das Hirnvolumen ohnehin bei *jedem* Menschen mit zunehmendem Alter ab. Darüber hinaus gibt es zahlreiche Faktoren, die dem Hippocampus schaden und ihn schrumpfen lassen. Dazu zählen Stress, jahrelanger Alkoholkonsum, wiederholte Kopfverletzungen, aber auch Medikamente wie Kortison oder Östrogen.

In jüngerer Zeit preisen Forscher vor allem den Nutzen neuerer Verfahren an wie Positronen-Emissions-Tomographie (PET), Single-Photon-Emissions-Computertomographie (SPECT) oder die Kombination von PET und CT, die Aufschluss geben über die Funktion des Gehirns. Der deutsche Technologiekonzern Siemens zum Beispiel, der solche medizinischen Großgeräte herstellt, kooperiert eng mit Alzheimer-Forschern in den USA, die vollmundig behaupten, damit angeblich sogenannte Beta-Amyloid-Plaques in den Gehirnen von Menschen mit Alzheimer nachweisen und so die Krankheit schon Jahre vor Ausbruch der Symptome diagnostizieren zu können – ein Versprechen, zu dem selbst Siemens nicht öffentlich stehen will. Das zeigt eine offizielle Hintergrundinformation zur molekularen Bildgebung von Siemens im Netz.[15] Darin sichert sich das Unternehmen im Kleingedruckten explizit gegen mögliche Klagen in puncto irreführende Werbung ab und deklariert: Ein positiver Amyloid-Imaging-Scan zeige »mäßige bis häufige Ablagerungen dieses Proteins« im Gehirn. Diese Menge an Amyloid-Ablagerungen finde man bei Menschen, »die an Alzheimer erkrankt sind, sie treten jedoch auch bei Patienten mit anderen neurologischen Störungen und bei älteren Menschen mit normaler Gedächtnisleistung auf«. Der Laie ist verblüfft. Welche Erkenntnis, so muss man sich fragen, bringt dann ein aufwändiger und teurer Amyloid-Imaging-Scan?

Auch hier gilt: Natürlich kann eine Untersuchung des Gehirns mit bildgebenden Verfahren zur Abklärung von Demenzsymptomen sinnvoll und wichtig sein. Per Computertomografie oder Kernspintomografie können Ärzte nämlich ermitteln, ob bei einem Patienten abwendbare, behandelbare und möglicherweise sogar lebensgefährliche Ursachen für Verwirrtheit, Sprachstörungen oder Gedächtnisverlust vorliegt, wie etwa eine Hirnblutung, ein Hirntumor, ein chronisch subdurales Hämatom oder ein Normaldruck-Hydrozephalus.

Untersuchung des Nervenwassers (Liquordiagnostik)

Viele krankhafte Veränderungen im Gehirn und Rückenmark lassen sich nicht anhand einer Blutuntersuchung erkennen. Aufschlussreicher ist häufig eine Analyse des Nervenwassers, welches das gesamte Hirn und Rückenmark umgibt. Um eine Probe zu gewinnen, punktieren Ärzte den Rückenmarkskanal mit einer feinen Nadel auf Höhe der Lendenwirbelsäule und entnehmen so einige Milliliter Nervenwasser (Liquor), die dann im Labor untersucht werden.

Die Untersuchung des Nervenwassers macht es möglich, Krankheiten zu finden, die Demenz-Symptome hervorrufen, aber bei alleiniger Untersuchung des Blutes unentdeckt bleiben würden. Dazu gehören

- entzündliche Erkrankungen des Zentralnervensystem wie etwa Gehirnhautentzündung (Meningitis), Gehirnentzündung (Enzephalitis) und Multiple Sklerose
- eine akute Blutung aus den gehirnversorgenden Schlagadern an der Schädelbasis (Subarachnoidalblutung)
- Hirntumore und Rückenmarkstumore
- Krebsbefall der Hirnhäute in fortgeschrittenen Stadien bestimmter Krebsformen, vor allem Leukämien und Lymphome

Experten empfehlen eine Liquorpunktion vor allem dann, wenn die Demenzsymptome innerhalb sehr kurzer Zeit entstanden sind, schnell stärker werden und in Kombination mit ungewöhnlichen anderen Krankheitszeichen auftreten. Die Entnahme von Nervenwasser sollte nur dort vorgenommen werden, wo es Fachspezialisten gibt. Denn bei der oft als harmlos dargestellten Punktion kann es durchaus zu Komplikationen kommen. Sie kann auch noch Tage oder Wochen danach Kopfschmerzen, Erbrechen und Rückenschmerzen hervorrufen. Manchmal können vorübergehend einzelne Hirnnerven ausfallen und zu Seh- und Hörstörungen und Entzündungen führen. Unter Umständen zieht die Punktion sogar dauerhafte Schädigungen nach sich wie zum Beispiel Lähmungen oder Taubheitsgefühle.

Falsche Versprechen: Was die Liquordiagnostik nicht kann

Schenkt man einigen namhaften Alzheimerforschern Glauben, so gibt es bereits heute einfache Tests, mit denen sich Alzheimer angeblich schon zu Lebzeiten mit nahezu hundertprozentiger Sicherheit feststellen lässt: Man entnimmt ein paar Milliliter Nervenwasser, prüft im Labor, ob darin größere Mengen bestimmter Proteine enthalten sind, und schon weiß man, ob der Patient von der Krankheit befallen ist oder nicht.

Die beiden Proteine, die dabei meist ins Feld geführt werden, heißen Tau-Protein und Amyloid-beta 42 und gelten als Indikator oder »Biomarker« für die Alzheimer-Demenz. Als verdächtig wird ein Anstieg der Konzentration von Tau-Protein im Nervenwasser gewertet. Bei Amyloid-beta 42 ist es umgekehrt. Je niedriger der Wert, desto stärker ist angeblich der Hinweis, dass Alzheimer vorliegt.

Doch auch wenn das Mantra der Biomarker seit Jahren in der Öffentlichkeit verbreitet wird – einen Nachweis für Alzheimer durch eine Analyse von Nervenwasser gibt es bis heute nicht. Nach wie vor versuchen Forscher, immer wieder neue, andere, bessere Biomarker zu finden, und verkünden regelmäßig, jetzt endlich den ultimativen Marker entdeckt zu haben. Doch immer wieder hat sich gezeigt: Die Versprechen sind nichts als heiße Luft. Das räumt sogar die einflussreiche US-amerikanische Alzheimer's Association ein, in der auch viele führende Alzheimerforscher des Landes vertreten sind. Auf ihrer Website heißt es klipp und klar: »There are currently no validated biomarkers for Alzheimer's disease« – Bis heute gibt es keinen einzigen Biomarker, für den belegt wäre, dass man die Alzheimer-Krankheit damit nachweisen kann.[16] Was viele Patienten und deren Angehörige nicht ahnen: Oft wird ihnen nur deshalb Nervenwasser entnommen, weil der behandelnde Mediziner mit den Proben forschen will. Mehr noch. Manch ein Experte hat durch den Verkauf solcher Proben auch schon Hunderttausende von Euro von Arzneimittelherstellern kassiert.[17]

4. KAPITEL

Die 17 häufigsten Ursachen von Gedächtnisstörungen und Demenz

Wer älter wird und erlebt, dass nicht nur nach und nach die körperlichen Kräfte schwinden, sondern plötzlich auch immer öfter der Kopf versagt, dem bleibt vor allem eine Hoffnung: die Hoffnung, bei seinem Arzt in den besten Händen zu sein. Und die Hoffnung, dass dieser alles tun wird, um die Ursachen des schleichenden Vergessens zu finden und so schnell wie möglich abzustellen. Die Realität sieht leider anders aus. Ob beim Hausarzt, im Krankenhaus oder durch den zuständigen Mediziner im Altenheim – »fast kein Patient wird anhand der strengen klinischen Kriterien untersucht«, stellt Hendrik van den Bussche, Professor für Allgemeinmedizin vom Hamburger Universitätsklinikum Eppendorf, fest. Unzählige ältere Menschen werden deshalb hierzulande vorschnell in die Schublade »Demenz« oder »Alzheimer« gesteckt. Und liegt der Befund »Demenz« oder »Alzheimer« erst einmal vor, wird er nur selten revidiert.

Wie oft es zu derlei Fehldiagnosen kommt, belegt unter anderem eine 2009 im Fachjournal *American Journal of Geriatric Psychiatry* veröffentlichte umfangreiche Untersuchung von deutschen und österreichischen Forschern, an der auch van den Bussche beteiligt war. Das Resultat der Studie ist kaum zu glauben: Nicht einmal jeder vierte Senior, dem der Hausarzt in dieser Zeit eine Demenz attestiert hatte, war bei genauerer Prüfung wirklich dement. Die meisten waren einfach nur gebrechlich oder schwerhörig, seelisch belastet oder hatten selbst gegenüber dem Arzt geklagt, ihr Gedächtnis werde immer schlechter und deutlich unzuverlässiger, als das der meisten anderen Menschen im selben Alter sei. Zu einem ähnlichen Ergebnis kam 2008 eine Studie in den USA. Auch dort zeigte sich durch eine nachträgliche Überprüfung ärztlicher Befunde: Nur ein Drittel der Bewohner von Pflegeheimen, welche die Diagnose Demenz erhalten hatten, litt tatsächlich daran.

Hinzu kommt: Demenzen oder demenzähnliche Symptome können durch zahlreiche Erkrankungen sowie toxische Schädigungen ausgelöst oder vorgetäuscht werden. Diese zu finden, setzt bei den Ärzten nicht nur breites Fachwissen voraus. Ebenso wichtig sind eine gründliche Befragung und Untersuchung des Patienten sowie eine sorgfältige Erhebung seiner Krankengeschichte und Lebensumstände. Das aber ist – zumal bei schwerhörigen, gebrechlichen, apathischen, störrischen, niedergeschlagenen, verwirrten oder gar aggressiven Patienten – sowohl mühsam als auch zeitaufwändig, nervenaufreibend und oftmals frustrierend.

Zudem sind Ärzte in diesen Fällen auch auf Informationen anderer angewiesen. Doch brauchbare Hinweise zu den Lebensumständen und zur Krankengeschichte sind selbst von Verwandten, Lebensgefährten oder Freunden der Betroffenen nicht immer leicht zu erhalten. Denn ein beträchtlicher Teil aller Senioren in Deutschland lebt allein oder im Altenheim. Viele Angehörige bekommen daher gar nicht mit, wie der betagte Vater, der bettlägerige Cousin oder die pflegebedürftige Ehefrau ihre Tage verbringen. Wie aber soll ein Mediziner ohne Mithilfe des Kranken herausfinden, wie sich dieser ernährt, welche Vorerkrankungen es gab, ob er (vielleicht zu viel) Alkohol trinkt oder seit wann er welche Medikamente nimmt?

Nicht zuletzt sind derart aufwändige Anamnesen denkbar unrentabel für den Arzt. Denn ausführliche Gespräche zwischen Arzt und Patient werden in unserem Gesundheitssystem miserabel entlohnt. Ganz im Gegensatz zu Labortests, Messungen mit technischen Geräten oder dem Ausstellen eines Rezepts. Auch deshalb halten viele Mediziner die Zeit und den Aufwand pro Patient so kurz, wie es geht, und schleusen pro Tag lieber mehr Kranke durch. So kommt es, dass heute laut Arztreport der Barmer GEK jeder deutsche Arzt im Laufe eines Jahres im Schnitt 10.735 Patientenkontakte hat. Pro Tag sieht er rund 45 verschiedene Patienten mit einer Vielzahl unterschiedlicher Probleme und Sorgen. Diese soll er alle richtig erkennen und möglichst auch lösen – in durchschnittlich acht Minuten pro Patient. Zu allem Überfluss kommt manch ein Kranker in dieser Zeit auch noch kaum zu Wort. Statt zuzuhören, spricht der Arzt. Und das meist in der medizinischen Fachsprache, was den Kranken zusätzlich verwirrt.

Dabei weiß man seit langem: Die wichtigsten Hinweise für eine korrekte Diagnose und die richtige Therapie kommen vom Patienten selbst. Allein durch eine gelungene Kommunikation zwischen Arzt und Patient, so haben Studien gezeigt, lassen sich bis zu 70 Prozent und durch die anschließende Untersuchung bis zu 90 Prozent der Diagnosen richtig stellen.

Wer sich oder seine Angehörigen vor Fehldiagnosen und falschen Therapien schützen will, kann also viel dazu beitragen, dass der Arzt die Weichen richtig stellt. Das heißt aber auch: Es gilt, die wenige Zeit, die der Doktor für Sie hat, so effektiv wie möglich zu nutzen. Die besten Karten dabei hat, wer sich gut vorbereitet und auch selbst über grundlegende Fakten zum Thema Demenz informiert. Nur dann nämlich können Sie als Angehöriger oder Patient dem Arzt die richtigen Fragen stellen und ihm den optimalen Input für seine Arbeit liefern.

Die folgenden Absätze beschreiben deshalb die häufigsten Ursachen, die eine Demenz oder demenzähnliche Symptome auslösen oder vortäuschen können. Die Erläuterungen sollen Ihnen und Ihrem Arzt helfen, so schnell und so zuverlässig wie möglich herauszufinden, welche davon bei Ihnen selbst oder Ihrem Angehörigen für die festgestellten Beschwerden verantwortlich ist. Dann nämlich stehen die Chancen gut, dass die Probleme mit der richtigen Therapie auch wieder verschwinden.

1. Vollnarkose mit Folgen: Das postoperative Delir

Eine künstliche Hüfte, ein Bypass, ein Herzschrittmacher – immer mehr Menschen unterziehen sich inzwischen einer Operation, und das auch noch in höherem Alter. Doch selbst wenn der Eingriff gelingt, kann es ein böses Erwachen geben. Mehr als ein Drittel aller Patienten entwickeln nach der Narkose ein sogenanntes postoperatives Delir. Sie sind verwirrt und verstört. Sie können sich nicht mehr konzentrieren, nicht mehr richtig erinnern und scheinen ihr intellektuelles Leistungsvermögen verloren zu haben. Doch obwohl jedes Jahr rund 15 Millionen Patienten in Deutschland stationär operiert werden und 3 bis 5 Millionen von ihnen danach ein Delir erleiden, kennen die meisten Menschen diese Form der kognitiven Störung nicht. Allzu oft bleibt sie – selbst von Ärzten und Pflegern – unentdeckt. Das liegt auch daran, dass die meisten Betroffenen besonders ruhig in ihren Betten liegen und deutlich verlangsamt reagieren. Nur rund 15 Prozent der Betroffenen leiden an einem sogenannten hyperaktiven Delir. Sie sind extrem unruhig und zappelig, sie halluzinieren oder bekommen ohne ersichtlichen Grund Angstzustände. Einige Patienten kennen nach einer Operation weder Zeit noch Ort noch Angehörige. Andere sind gereizt und verärgert, schlagen um sich und versuchen panisch, die Schläuche aus ihrem Körper zu reißen.

Je schwerer der Eingriff, desto mehr Menschen sind davon betroffen. Bei Operationen am offenen Herzen oder nach orthopädischen Eingriffen kommt es bei der Hälfte der Patienten zu einem Delir. Auf Intensivstationen sind es sogar 80 Prozent. Und je älter und kränker der Mensch, desto größer die Gefahr. Das Risiko erhöht sich zudem, wenn man mehrere Medikamente nimmt, vor allem blutdrucksenkende Mittel und Präparate, die auf das zentrale Nervensystem wirken, wie etwa Schmerzmittel und Antidepressiva. Anfangs sind die Folgen eines postoperativen Delirs zwar oft noch reversibel. Doch nur etwa zehn Prozent der Fälle werden erkannt, schätzt Claudia Spies, Direktorin der Klinik für Anästhesiologie und operative Intensivmedizin der Charité Berlin. Unbehandelt aber können kognitive Störungen nach einer Operation zum Dauerzustand werden und als Spätfolge eine Demenz auslösen.

Bei der Entlassung aus dem Krankenhaus leidet bereits in der Altersgruppe der 18- bis 59-Jährigen noch immer knapp ein Drittel der Patienten unter Einschränkungen der Hirnleistung. Sie finden ihr Auto nicht mehr, können sich nicht mehr richtig auf ein Buch konzentrieren oder haben Probleme mit der Orientierung. Bei den über 60-Jährigen sind es sogar 40 Prozent und auch nach drei Monaten haben sich 12 Prozent geistig noch nicht von der Operation erholt.

Obwohl das Phänomen seit langem bekannt ist, verstehen wir die Ursachen und die Entstehung des Delirs noch nicht ausreichend. Mediziner wie Spies haben in den vergangenen Jahren jedoch Hinweise darauf gefunden, dass neben dem Gesundheitszustand des Patienten auch die Vorbereitung auf den Eingriff und die Steuerung der Narkose eine maßgebliche Rolle spielen. So scheinen Patienten, die lange vor der Operation nichts mehr gegessen und getrunken haben, beispielsweise besonders gefährdet zu sein. Deshalb sollte die nüchterne Phase vor dem Eingriff möglichst kurz sein. Wichtig ist zudem, dass der Schmerz während der Operation von den Ärzten adäquat bekämpft wird. Denn selbst, wenn der Kranke nicht bei Bewusstsein ist, bedeutet Schmerz für den Körper Stress – und der wirkt sich negativ auf die Gehirnfunktion aus. Auch eine zu lange Narkose, ein ständig wechselnder Blutdruck sowie zu flache oder zu tiefe Narkosen können zu einem Delir führen.

Inzwischen wissen Mediziner wie Spies immerhin, wo sie ansetzen können. Zum Beispiel, indem sie die Hirnströme des Patienten während der Narkose mit Hilfe eines EEG-Monitors überwachen. Wie sich gezeigt hat, lässt sich die Arzneimitteldosis damit deutlich niedriger ansetzen und so viel wie nötig, aber so wenig wie möglich von dem Narkosemittel verabreichen. Eine effektive Möglichkeit, den Betroffenen nach der OP zu helfen, ist, dass Angehörige und Freunde gerade in der Aufwachphase da sind, um sie zu beruhigen. Wichtig ist zudem, den Patienten in den folgenden Tagen so schnell wie möglich zu mobilisieren. Dazu sollten Hörgeräte wieder rasch angelegt, Brillen aufgesetzt und die Patienten zu Aktivitäten angeregt werden.

Entscheidend ist in jedem Fall, die Symptome früh zu erkennen. »Zeit ist der wesentliche Faktor«, betont Spies. »Je länger ein solcher Zustand anhält, desto wahrscheinlicher ist es, dass der Patient schweren und lang anhaltenden Schaden nimmt.« Angehörige und Freunde des Kranken sollten sich dabei nicht allein auf das Klinikpersonal verlassen. Denn »noch immer wird die frühe Behandlung zu sehr unterschätzt«, so Spies. Und nicht nur das. Allzu oft wird ein Delir mit einer Demenz verwechselt. Gerade ältere Patienten werden dann schnell in ein Pflegeheim eingewiesen. Sind sie dort erst einmal eingeliefert, ist es für eine Erholung meist zu spät.

Spies appelliert deshalb nicht nur an Klinikmitarbeiter, sondern auch an Angehörige, den Patienten nach der Operation genau auf Auffälligkeiten wie mangelnde Aufmerksamkeit und Orientierung, Desinteresse, Verwirrtheit oder Erinnerungslücken hin zu beobachten und diese umgehend zu melden. Gut zu wissen ist: Ein postoperatives Delir kann nicht nur innerhalb weniger Stunden, also direkt nach dem Erwachen aus der Narkose, sondern auch noch Tage danach beginnen. Um überhaupt festzustellen, dass der Betroffene geistig beeinträchtigt ist, ist es häufig nötig, ihm gezielt Fragen zu stellen. Vor allem dann, wenn er eher passiv, teilnahmslos und in seinen Reaktionen deutlich verlangsamt ist. Der Aufwand lohnt sich. Wird frühzeitig eingegriffen, lässt sich eine dauerhafte Schädigung des Gehirns meist verhindern.

2. Hirnverletzungen durch Unfälle, Kopfstöße und Stürze

Für gesunde Erwachsene, die mitten im Leben stehen, klingt es wie ein Ereignis, das sie seit Kindertagen nicht mehr betrifft: ohne großen Anlass beim Aufstehen oder Laufen stürzen, hinfallen und sich den Kopf anschlagen. Genau das aber passiert zahlreichen älteren Menschen – oft ohne, dass es irgendein Arzt oder Angehöriger erfährt. Dabei rufen selbst vermeintlich harmlose Stürze bei Senioren mitunter schwere Hirnschäden hervor. Werden sie nicht behandelt und die Ursachen für die Unfälle nicht geklärt und behoben, münden solche Verletzungen später allzu leicht in einen Zustand von Demenz.

Tatsächlich wird die Verletzung des Gehirns durch Stürze und Unfälle in der Bevölkerung kaum als ernsthaftes Gesundheitsproblem registriert. Dabei sind Stürze und Unfälle, die zu Kopfverletzungen führen, keineswegs selten. Rund ein Drittel aller Menschen über 65 Jahre stürzt mindestens einmal im Jahr. Unter den über 80-Jährigen kommt das sogar bei jedem Zweiten vor. Und es trifft nicht nur Senioren. Insgesamt ziehen sich in Deutschland jährlich rund 273.000 Personen ein Schädel-Hirn-Trauma zu – sei es in den eigenen vier Wänden, bei einem Verkehrsunfall mit dem Fahrrad oder Motorrad, im Alkoholrausch oder beim Sport. Damit erleiden mehr Menschen pro Jahr eine Hirnverletzung als einen Schlaganfall. Dennoch werden diese Vorfälle häufig nicht ernst genommen und selbst schwere Verletzungen des Gehirns unterschätzt, ignoriert oder schlicht nicht erkannt.

Viele der Betroffenen tragen bleibende Schäden davon. Sie reichen von Denk- und Gedächtnisstörungen über Probleme beim Planen einfachster Alltagstätigkeiten bis hin zu Persönlichkeitsveränderungen, Verhaltensauffälligkeiten, parkinsonähnlichen Bewegungsstörungen, Sprechstörungen (Aphasie), Schwierigkeiten beim Benutzen einfachster Werkzeuge wie Gabel oder Messer (Apraxie) und Störungen der räumlichen Wahrnehmung, die sich zum Beispiel in Problemen beim Ablesen der Uhrzeit äußern. Einige der Symptome treten schon früh in Erscheinung, andere erst viele Jahre danach. Häufige Spätfolgen sind Verwirrtheit, Depressionen – und Demenz. Das hat vor einigen Jahren unter anderem eine Studie von US-Forschern mit mehr als 1770 Veteranen des Zweiten Weltkriegs gezeigt. Fast 550 von ihnen hatten als Soldaten Kopfverletzungen erlitten. In dieser Gruppe zeigten doppelt so viele Menschen Anzeichen von Demenz wie in der Vergleichsgruppe.

Um Genaueres über den Zusammenhang zwischen Kopfverletzungen und der späteren Erkrankung an Demenz zu erfahren, teilten die Wissenschaftler die ehemaligen Soldaten in drei Gruppen ein: leichte Verletzungen, die Bewusstlosigkeit oder Gedächtnisverlust bis zu 30 Minuten einschließen, mittelschwere Verletzungen, bei denen sich die Beschwerden bis zu 24 Stunden hinzogen, und schwere Kopfverletzungen mit einem Koma oder einer Amnesie, die länger als einen Tag andauerte. Während das Demenzrisiko bei den als leicht eingestuften Schädigungen nicht erkennbar erhöht war, waren die Soldaten mit mittelschweren Verletzungen doppelt so oft von einer Demenz betroffen wie Testpersonen in einer Vergleichsgruppe. Bei den Veteranen, die schwere Hirnschädigungen erlitten hatten, war das Risiko vervierfacht.

Irreparable Gehirnschäden und die Spätfolge Demenz sind auch in einigen Sportarten als »heimliche Epidemie« bekannt. Wie schwerwiegend zum Beispiel die Auswirkungen häufiger Kollisionen im American Football auf das Denkorgan sind, zeigt ein jüngerer Gerichtsfall aus den USA. Dort erklärten sich die Versicherungen der Profiliga im American Football NFL 2013 in einem Vergleich bereit, rund 4500 ehemaligen Spielern, die aufgrund zu vieler Kopfstöße irreparable Gehirnschäden erlitten hatten, insgesamt 675 Millionen US-Dollar zu zahlen. Die NFL hatte zuvor die Gesundheitsrisiken des Sports verharmlost. Untersuchungen der Gehirne verstorbener Spieler lieferten den Beweis, dass die meisten Exprofis an Chronisch Traumatischer Enzephalopathie (CTE) litten, auch »Dementia pugilistica« genannt.

Sehr häufig kommt das Phänomen bei langjährig aktiven Boxern und American-Football-Spielern vor. Es ist aber auch bei Fußballern, Eishockey- und Rugby-Spielern bekannt – sowie bei langjährig alkoholkranken Menschen, die oft Stürze erleiden und sich aufgrund der verminderten Reaktionsfähigkeit nicht gut auffangen können. Beides – sowohl wiederholte Alkoholexzesse als auch mehrfache Hirnverletzungen durch Kopfbälle oder Zusammenstöße mit anderen Spielern – könnte erklären, weshalb zum

Beispiel Exfußballer wie Rudi Assauer und Gerd Müller heute demenzkrank sind.

Doch obwohl die Folgen von Gehirnerschütterungen und Schädel-Hirn-Verletzungen seit Langem in Fachkreisen bekannt sind, werden selbst schwere Verletzungen des Gehirns bis heute oft unterschätzt, ignoriert oder schlicht nicht erkannt. Ein großes Versäumnis, denn schädelhirnverletzte Patienten benötigen eine gründliche Diagnostik und häufig auch gezielte Maßnahmen zur neurologischen Rehabilitation. Andernfalls können dadurch verursachte Kopfschmerzen, Vergesslichkeit oder depressive Verstimmungen noch Jahre danach anhalten. Wichtig ist vor allem, dass geklärt wird, um welche Art der Verletzung es sich handelt: eine Gehirnprellung, eine Gehirnquetschung, eine Hirnblutung. Davon hängt ab, welche Behandlung für den Patient die richtige ist. Bei einer leichten Gehirnerschütterung genügt Bettruhe. Liegt eine Hirnprellung oder eine andere schwere Hirnverletzung vor, muss der Betroffene sofort ins Krankenhaus und möglicherweise mehrere Tage dort überwacht und behandelt werden. Je nach Schwere der Verletzung benötigen die Patienten anschließend zudem eine gezielte Rehabilitation, um verloren gegangene körperliche, geistige und sprachliche Fähigkeiten wiederzuerlangen.

Ergöhte Gefahr durch blutgerinnungshemmende Medikamente

Hochgefährlich sind zudem Blutungen innerhalb des Schädels. Sie entstehen durch Zerreißen eines oder mehrerer Blutgefäße im Gehirn selbst oder im Raum zwischen dem Gehirn, den Hirnhäuten und dem Schädelknochen. Das Problem dabei: Ein Großteil aller Senioren in Deutschland nimmt über Wochen, Monate oder gar Jahre blutgerinnungshemmende Medikamente wie Marcumar, Aspirin oder Pradaxa zur Vorbeugung gegen Thrombosen ein. Sei es, weil die Betroffenen eine Hüftoperation hinter sich haben, oder aber nach einer Behandlung des Herzens, wie etwa der Implantation eines sogenannten Stents. Häufig kommen aufgrund dieser Medikamente selbst solche Blutungen nicht von allein zum Stillstand, die durch eine kleine, kaum bemerkte Verletzung entstanden sind. Vergrößert sich eine solche Blutung, kann sie das Gehirn des Patienten so stark gefährden, dass das Leben bedroht ist. Solche Blutungen müssen fast immer sofort durch eine Operation behandelt werden.

Heimtückisch ist das sogenannte subdurale Hämatom in seiner chronischen Form. Dabei kommt es zu Blutungen in den Zwischenraum zwischen Gehirn und Schädelknochen. Kurz nach der meist nicht sehr heftigen Gewalteinwirkung kann es zu Bewusstseinsstörungen kommen, die jedoch wieder verschwinden. Daran schließt sich dann meist eine beschwerdefreie Zeit an, bevor nach Tagen, Wochen oder Monaten demenzähnliche Symptome auftreten. Die Verbindung zu dem Unfallereignis wird nach so langer Zeit nicht mehr unbedingt hergestellt.

Fest steht: Die Art und das Ausmaß der neurologischen Symptome und Beeinträchtigungen hängen davon ab, wann welche Hirnschädigung aufgetreten ist sowie wo und in welchem Umfang das Gehirn geschädigt wurde. Wird zum Beispiel ein bestimmter Teil der Großhirnrinde, der präfrontale Kortex, beschädigt, ändert sich häufig die Persönlichkeit der Betroffenen: Sie verlieren ihr Kurzzeitgedächtnis und können sich Sachverhalte mitunter nicht einmal für Sekunden einprägen. Sie haben auf einmal Probleme mit der Langzeitplanung. Sie neigen dazu, krankhaft auf eigenen Vorstellungen zu beharren, werden in ihrem Verhalten unflexibel und ihr Gefühlsleben verflacht.

Die Störung kann so ausgeprägt sein, dass sich die Betroffenen Sachverhalte nicht einmal für Sekunden einprägen können. Dabei verdecken die Patienten oft unbewusst ihre Erinnerungslücken an jetzige Ereignisse mit alten Erinnerungen. Sie füllen Gedächtnislücken mit selbst erfundenen Details auf (Konfabulationen). Sicher ist auch: Je häufiger ein Mensch solche Verletzungen erleidet und je älter er ist, desto größer sind die neurologischen Schäden. Selbst ein leichtes SHT kann die Lebenssituation eines Menschen allerdings nachhaltig verändern. Auch Monate und Jahre nach einer Hirnverletzung sind Störungen des Denk-vermögens und des Bewusstseins möglich. Zudem werden viele Patienten von Depressionen und Angst geplagt. Deshalb sollten ältere Menschen und ihre Angehörigen oder das Pflegepersonal alles tun, um Stürze bei Senioren zu verhindern.

Entscheidend ist es, die Ursachen zu klären. Das allerdings ist nicht immer ganz leicht. Denn selbst bei leichten Schä-del-Hirn-Verletzungen können sich Betroffene oft anschließend nicht daran erinnern, was geschehen ist. Wenn während des Un-falls niemand zugegen ist, verraten später höchstens Platzwun-den am Kopf, blaue Flecken oder kaputte Brillen davon, dass in den Stunden oder Tagen zuvor irgendetwas geschehen sein muss. Da hilft es, die häufigsten Ursachen zu kennen (siehe auch Kapi-tel 5). Diese sind

- Krankheiten, die zu Beschwerden beim Gehen führen, zum Beispiel Nervenstörungen (Polyneuropathie) aufgrund von Diabetes oder langjähriger Alkoholkrankheit
- Schwächeanfälle aufgrund von Herz-Kreislauf-Beschwerden
- Nebenwirkungen von Medikamenten, zum Beispiel Schmerzmitteln oder Schlaf- und Beruhigungsmitteln
- Flüssigkeitsmangel (Dehydrierung)
- geschwächter Allgemeinzustand
- Unterzuckerung aufgrund einer Überdosierung von Insulin oder blutzuckersenkenden Medikamenten bei Diabetes
- Durchblutungsstörungen aufgrund von Arteriosklerose,
- Schwindel
- Alkoholkonsum

Ob und in welchem Maß sich die Beeinträchtigungen wieder verbessern lassen, hängt unter anderem vom Alter des Betroffe-nen, seiner Eigeninitiative und der Unterstützung durch Familie und Angehörige ab. So viel jedoch steht fest: Je früher eine neuropsychologische Behandlung nach einer Hirnschädigung beginnt, umso größer sind die Chancen, dass sich Funktionsbeeinträchtigungen verbessern lassen.

Symptome bei einem Schädel-Hirn-Trauma

- Kopfschmerzen
- Schwindel
- Übelkeit
- Erbrechen
- Bewusstlosigkeit
- Sehstörungen
- Desorientiertheit
- Erinnerungslücken (Amnesie), vor allem bezogen auf die Zeit um den Unfall
- Koma

3. Überdruck im Gehirn: Normaldruckhydrozephalus

Unsicherer Gang mit Trippelschritten, Blasenschwäche, Gedächtnisstörungen: Treten solche Symptome im Alter auf, lassen sie Laien und auch Ärzte schnell an Alzheimer denken. Viele Betroffene versuchen sogar aus Angst vor dieser Diagnose, ihre Beschwerden so lange wie möglich zu verbergen. Sie denken, bei Alzheimer kann man sowieso nicht mehr helfen und gehen lange nicht zum Arzt. Dabei kann sich hinter den Beschwerden eine gut behandelbare Erkrankung verbergen: ein Normaldruckhydrozephalus, auch Altershirndruck genannt. Anders als bei Kindern mit einem angeborenen Wasserkopf (Hydrozephalus) sieht man älteren Menschen die Erkrankung nicht an.

Offiziell rechnet man hierzulande mit rund 60.000 Altershirn-
druckpatienten. Experten gehen jedoch davon aus, dass es in
Wirklichkeit deutlich mehr sind. Bei vielen der Patienten werde die Krankheit nie oder aber erst nach Jahren richtig diagnostiziert, so Uwe Kehler, Professor für Neurochirurgie an der
Asklepios-Klinik Hamburg-Altona. »Sie laufen unter einer Fehldiagnose, wie zum Beispiel Alzheimer, Parkinson oder Multiinfarktdemenz.« Das bestätigt unter anderem eine 2007 veröffentlichte Analyse aus den USA. Etwa jeder zehnte Bewohner eines
Senioren- oder Altenheims wies demnach einen Normaldruckhydrozephalus auf. In Deutschland dürfte die Verbreitung ähnlich hoch sein, schätzt die Göttinger Neurologin Svenja Happe.
Auch sie vermutet, dass jeder zehnte Patient mit einer Demenz in
Wirklichkeit einen Normaldruckhydrozephalus hat. Männer sei-
en etwa doppelt so häufig betroffen wie Frauen.

Dabei ließe sich diese Form Demenz in den meisten Fällen erfolgreich verhindern. Wie bei vielen Krankheiten gilt allerdings
auch hier: Je früher die Patienten behandelt werden, desto größer sind die Chancen für eine erfolgreiche Therapie. Zwar ist ein
Normaldruckhydrozephalus nicht heilbar. Wird er jedoch rechtzeitig erkannt und richtig behandelt, bildet sich ein Großteil der
Beschwerden komplett oder zumindest teilweise zurück.

Ursache der Symptome ist ein Stau des Hirnwassers (Liquor cerebrospinalis). Bei einem erwachsenen Menschen zirkulieren täglich ungefähr 350 bis 750 ml dieser Flüssigkeit durch die Hohl-
räume (Ventrikel) im Gehirn, die miteinander verbunden sind.
Bei einer Verstopfung der Verbindungen staut sich das Hirnwasser. Zum Teil wird es auch nicht mehr in ausreichender Menge
vom umliegenden Gewebe resorbiert. Dadurch kommt es zu einem Überdruck im Gehirn, der die Hirnventrikel dehnt und auf
das umliegende Hirngewebe drückt. In diesem Hirngewebe aber
liegen zahlreiche wichtige Nervenbahnen, die unter anderem die
Bewegung der Beine, aber auch den Schließmuskel der Blase und
viele andere Funktionen des Körpers steuern. Weil viele dieser
Funktionen durch den Überdruck beeinträchtigt werden, kommt
es zu einer Vielzahl von neurologischen Symptomen.

Es gibt unterschiedliche Auslöser für einen Normaldruckhydrozephalus. Häufig ist er die Folge einer anderen Erkrankung oder Schädigung des Gehirns, wie etwa einer Hirnblutung (Subarachnoidalblutungen), eines Unfalls, einer Operation, einer Hirnhautentzündung (Meningitis) oder eines Tumors. Allerdings entwickeln auch viele Menschen einen NPH, obwohl keine dieser Störungen oder Krankheiten vorliegt. So kommt es, dass bei der Hälfte aller Fälle die Ursache für den Stau von Nervenwasser im Gehirn unklar ist. Bei ihnen macht sich die Erkrankung in der Regel auch vergleichsweise langsam bemerkbar. Häufig führt erst ein merkbarer Verlust von Alltagsfähigkeiten einen an einem Normaldruckhydrozephalus erkrankten Menschen zum Arzt. Grund dafür sind oft Gedächtnisstörungen, zum Teil aber auch Wesensveränderungen und in seltenen Fällen schwere Bewusstseinsstörungen.

Diesen Symptomen gehen aber meist schon andere Krankheitsanzeichen voraus. Die Patienten sind müde, leiden unter Leistungsabfall und merken, dass sie schlecht auf den Beinen sind. Probleme beim Gehen sind häufig das erste auffällige Symptom: Aus leichten Unsicherheiten entwickeln sich Gleichgewichtstörungen, ein breiter, unregelmäßiger Gang bis hin zur Gehunfähigkeit. Grund dafür ist eine Art Bewegungshemmung. Die Betroffenen möchten losgehen, sind aber blockiert, bis sie dann doch in Gang kommen. Die motorischen Reaktionen verlangsamen sich und können sich auch auf Arme und Hände ausbreiten. Manche Patienten können nur noch schlurfen, neigen zum Stolpern oder werden nahezu bewegungsunfähig. Zusätzlich klagen die meisten von ihnen über Schwindel.

Auch die anderen Krankheitsanzeichen verstärken sich mit Voranschreiten der Erkrankung. Mit der Zeit verlieren viele der an NPH erkrankten Menschen auch die Kontrolle über ihre Blase. Sie leiden unter plötzlich auftretendem Harndrang, der so stark ist, dass sie von einer Minute auf die andere unwillkürlich Urin verlieren. In schweren Fällen kommt es auch zu Stuhlinkontinenz. Durch die Gangstörungen ist es ihnen dabei oft auch noch erschwert, rechtzeitig zur Toilette zu kommen.

Bei fast allen Patienten lassen zudem das Gedächtnis und das Denkvermögen nach. Die Probleme äußern sich meist zunächst mit Aufmerksamkeitsstörungen, verlangsamtem Denken, Gleichgültigkeit, zunehmender Antriebslosigkeit und verlangsamten emotionalen Reaktionen. Auch die Persönlichkeit kann sich verändern. Die kognitiven Störungen können dabei in einigen Fällen das Ausmaß einen schweren Demenz erreichen. Häufig werden die Krankheitszeichen eines Hydrozephalus mit dem Alterungsprozess erklärt, da etwa zwei Drittel der Betroffenen über 60 Jahre alt sind. Zudem ähneln die Symptome der Beschreibung der »Alzheimer-Krankheit« und des Parkinson-Syndroms.

Was die Diagnose zusätzlich erschwert: Zwar leiden Patienten mit Normaldruckhydrozephalus typischerweise unter allen drei Phänomenen: Gangschwierigkeiten, Inkontinenz und Gedächtnisstörungen bis hin zur Demenz. Dennoch finden Ärzte gelegentlich nur eine Gangstörung zusammen mit einer Inkontinenz. Die Symptome können in seltenen Fällen auch ganz separat auftreten. Auch der Verlauf der Erkrankung ist nicht immer einheitlich. Zwar nehmen die Symptome mit der Zeit in der Regel zu. »Es können aber auch vorübergehende Verbesserungen auftreten«, betont Uwe Kehler. Zudem kann sich die Krankheit schleichend über Jahre entwickeln. Mitunter gibt es aber auch dramatische Verschlechterungen innerhalb weniger Monate.

Liegen Hinweise auf einen Normaldruckhydrozephalus vor, gehen Mediziner bei der Diagnostik in mehreren Schritten vor. Mit einer Computer- oder Kernspintomographie des Gehirns können sie prüfen, wie groß die Hirnventrikel sind und ob womöglich der Abfluss von Liquor behindert ist. Ein eindeutiger Nachweis dafür, dass die Beschwerden durch einen Überdruck im Gehirn hervorgerufen werden und ein NPH vorliegt, ist das allerdings noch nicht. Häufig zeigen sich durch eine solche Aufnahme vom Kopf auch Hinweise auf andere mögliche Ursachen für die neurologischen Störungen wie etwa eine Erkrankung der kleinen Blutgefäße durch Arteriosklerose im Gehirn namens Mikroangiopathie.

Um mehr Klarheit zu gewinnen, ist daher eine weitere Untersuchung nötig, eine sogenannte Lumbalpunktion. Dabei wird eine Hohlnadel in den Rückenmarkskanal eingeführt. Während der Patient liegt, wird zunächst der Druck gemessen und dann eine größere Menge (40 bis 40 Milliliter) Liquor aus dem Spinalkanal abgelassen. Das hört sich schlimmer an, als es ist. Der Einstichort liegt auf Höhe des zweiten bis fünften Lendenwirbels – und damit deutlich tiefer als das untere Ende des Rückenmarks. Oft kommt es nach der Lumbalpunktion binnen weniger Stunden zu einer deutlichen Besserung der Symptome. Der Verdacht, dass es ein Normaldruckhydrozephalus ist, erhärtet sich weiter, wenn der Arzt die Punktion wiederholt und die Beschwerden weiter nachlassen. In Zweifelsfällen können Neurochirurgen den Liquordruck auch mit Hilfe einer vorübergehenden Lumbaldrainage direkt im Gehirn über mehrere Tage messen.

Um zu verhindern, dass sich künftig wieder Flüssigkeit im Gehirn aufstaut, setzen Chirurgen häufig sogenannte Shunt-Ventil-Systeme ein. Dazu bekommen die Patienten in einer Operation unter Vollnarkose ein spezielles Ventil in den Kopf eingesetzt. Der Shunt leitet den Liquor zur Absorption in der Bauchhöhle mithilfe eines Katheters ab, der von der Gehirnkammer unter der Haut verläuft. Das Shunt-Ventil reguliert den Druck des Liquors in den Ventrikeln und hilft dadurch, die Blutversorgung und den Stoffwechsel des Hirngewebes zu normalisieren, um nachhaltige Schädigungen des Hirngewebes zu vermeiden.

Bis zu 80 Prozent der Patienten erleben durch eine Ableitung des Liquors mithilfe eines Shunt-Ventil-Systems einen deutlichen Rückgang der Symptome. Am besten bildet sich in der Regel die Gangstörung zurück, danach verschwindet auch die Inkontinenz. Am längsten braucht das Gehirn, um sich zu erholen. Doch auch bei den Demenzsymptomen, so Kehler, könnten »erstaunliche Verbesserungen auftreten«. Die Chance für eine vollständige Erholung ist besonders hoch, wenn die Erkrankung früh erkannt wird, die Demenz nicht zu stark ausgeprägt ist und keine zusätzliche Durchblutungsstörung im Gehirn vorliegt. Gute Aussichten hat, wer binnen zwei Jahren nach Auftreten der ersten

Symptome behandelt wird. Doch auch bei Patienten, die schon länger Beschwerden aufweisen, kann eine Therapie eine Besserung bewirken, betont die Neurologin Svenja Happe.

Wichtig ist allerdings eine regelmäßige Kontrolle des Shunts. Denn nicht nur während oder kurz nach der OP kann es zu Komplikationen wie etwa Entzündungen kommen. Wochen oder Jahre nach der Implantation können in seltenen Fällen auch Ventilverstopfungen oder ein Bluterguss im Kopf (subdurales Hämatom) entstehen. Patienten mit einem Shunt sollten daher sofort einen Arzt aufsuchen, wenn die früheren Symptome wiederkehren oder starke Kopfschmerzen und Lähmungserscheinungen auftreten. Zudem kann es medizinische Gründe dafür geben, dass ein Shunt für bestimmte Patienten mit einem NPH nicht in Frage kommt. In diesem Fall nehmen Ärzte regelmäßige Lumbalpunktionen vor, um eine Zunahme der Symptome zu verhindern oder zu verzögern.

4. Flüssigkeitsmangel und Dehydrierung

Ob zuhause, im Pflegeheim oder im Krankenhaus: Immer wieder erleben Angehörige und Pflegekräfte, dass sich der gesundheitliche Zustand eines älteren Menschen aus unerklärlichen Gründen plötzlich stark verschlechtert. Eine bisher mobile, geistig gesunde betagte Dame ist auf einmal konfus und so schwach, dass sie sich kaum auf den eigenen Füßen halten kann. Ein stets höflicher und zuvorkommender Herr ist scheinbar nicht mehr er selbst: er ist aufgebracht, schimpft die Pflegerin an und weigert sich, von ihr angezogen zu werden oder auch nur Nahrung anzunehmen. Oft werden desorientierte hochbetagte Menschen wegen akuter Verwirrtheit ins Krankenhaus eingewiesen und für unheilbar dement erklärt, denen nur eines fehlt: Flüssigkeit und Elektrolyte. Was kaum vorstellbar klingt, ist für ältere Menschen eine durchaus reale Gefahr und kann sich sehr schnell entwickeln. Etliche Senioren trinken nämlich viel zu wenig. Oft liegt es allein daran, dass sie kaum noch ein Durstgefühl haben und deshalb schlicht vergessen, Flüssigkeit zu sich zu nehmen. Andere haben zum Beispiel aufgrund eines Schlaganfalls Probleme mit dem Schlucken oder sind aufgrund einer andere Erkrankung vorübergehend so geschwächt, dass sie nicht in der Lage sind zu trinken. Auf Dauer trocknet der Organismus dadurch regelrecht aus. Manche ältere Menschen versuchen auch, durch wenig Trinken nachts nicht zur Toilette gehen zu müssen. Oder aber sie leiden unter Blasenschwäche und Inkontinenz und wollen verhindern, dass ihnen ein peinliches Malheur passiert, weil sie unkontrolliert Urin verlieren.

Meist tragen mehrere Faktoren dazu bei, wenn ältere Menschen in kurzer Zeit vermehrt Flüssigkeit verlieren. Sei es, dass sie aufgrund von Diabetes erhöhte Mengen von Urin ausscheiden. Sei es, dass sie akut Fieber bekommen haben, aufgrund großer Hitze vermehrt Schwitzen mussten oder einen schweren Durchfall und starkes Erbrechen hinter sich haben. Häufig nehmen sie zudem Medikamente, die eine erhöhte Ausscheidung von Wasser aus dem Körper bewirken. Dazu zählen zum Beispiel sogenannte Diuretika wie der Wirkstoff Furosemid, die gegen Bluthochdruck oder Wassereinlagerungen im Gewebe (Ödeme) eingesetzt werden und bei älteren Patienten zudem häufig überdosiert sind. Aber auch etliche andere Arzneimittel, darunter Schlaf- und Beruhigungsmittel oder Antidepressiva, können eine Austrocknung des Körpers (Dehydrierung) verstärken. Ist jemand stark dehydriert, spricht man auch von Exsikkose.

Tatsächlich ist Flüssigkeitsmangel unter Senioren weit verbreitet – und einer der häufigsten Gründe für eine Einweisung älterer Menschen ins Krankenhaus. In rund 25 Prozent der Fälle ist eine Exsikkose Hauptursache für die Einlieferung oder zumindest maßgeblich daran beteiligt. Zwar ist das Phänomen – theoretisch – seit Langem bekannt. Doch die behandelnden Ärzte stehen bei der Aufnahme der Patienten vor einem Problem: Auf den ersten Blick lässt sich eine akute Verwirrtheit durch Flüssigkeitsmangel nicht von einer Demenz unterscheiden. Zwar kann der sogenannte Hautfalten-Test bei jüngeren Menschen Hinweise auf eine Austrocknung geben. Dabei bildet man mit zwei Fingern eine Hautfalte (zum Beispiel am Handrücken) und lässt sie kurz darauf wieder los. Bei gesunden Personen glättet sich die Falte sofort. Bei einem starken Flüssigkeitsmangel bleibt sie dagegen einige Sekunden stehen. Im Alter aber funktioniert der Test nicht, weil die Haut sehr viel weniger elastisch ist.

Ausreichend trinken!
So schützen Sie sich vor Flüssigkeitsmangel

- Der tägliche Mindestbedarf eines Menschen beträgt im Schnitt 30 Milliliter Wasser pro Kilogramm Körpergewicht. Das heißt: Eine Person mit 65 Kilogramm Körpergewicht benötigt pro Tag etwa zwei Liter Flüssigkeit.
- Bei heißen Außentemperaturen im Sommer, bei Fieber oder vermehrter körperlicher Anstrengung mit Schwitzen oder Durchfall kann es auch deutlich mehr sein.
- Für Menschen ab 65 Jahren empfiehlt die Deutsche Gesellschaft für Ernährung, mindestens zwei Liter Flüssigkeit pro Tag aufzunehmen, davon 1,5 Liter als Getränk.
- Bei rund einem Drittel aller Pflegebedürftigen, die noch zu Hause leben, besteht Experten zufolge ein Flüssigkeitsmangel.
- Unter den selbstständig lebenden Senioren trinken rund 15 Prozent der über 65-Jährigen zu wenig. Bei den über 85-Jährigen ist es schon jeder Vierte.
- Bereits ein Flüssigkeitsmangel von ein bis zwei Prozent kann bei älteren Menschen zu Einschränkungen der kognitiven Leistung führen. Ab fünf Prozent

Flüssigkeitsmangel können schwerwiegende Symptome wie ein Delir auftreten, ab zehn Prozent entwickeln sich lebensbedrohliche Krankheitsbilder.

- Eine Dehydrierung erhöht zudem das Risiko für Harnwegsinfekte und Blutgefäßverschlüsse (Thromboembolien). Sie beeinträchtigt die Kreislauffunktion, sodass es vermehrt zu Stürzen und Knochenbrüchen kommt, und mindert die Sicherheit von Medikamenten: Manche Mittel verträgt der Körper dann nicht mehr.

Nur der abrupte Beginn der Symptome, die bei einer Exsikkose innerhalb von Stunden bis wenigen Tage entstehen, weist den Medizinern den Weg. Doch wie sollen sie davon erfahren, wenn der Patient nicht in der Lage ist, es ihnen zu sagen? Und wenn weder Angehörige noch Freunde da sind, die wissen, dass der Betroffene noch vor wenigen Tagen geistig wohlgeordnet war? Die bittere Wahrheit ist: Viele Ärzte haben allzu schnell das falsche Urteil parat. Und ist die Diagnose Demenz erst einmal gestellt, wird sie nur selten korrigiert. Schlimmer noch: Statt einfach nur den Flüssigkeitsmangel zu beheben, verabreichen Mediziner oder Pflegekräfte im Krankenhaus oder im Pflegeheim den fehldiagnostizierten Patienten ein Medikament gegen Wahnvorstellungen und Aggression. Meist handelt es sich dabei um ein Antipsychotikum wie Haloperidol oder ein Beruhigungsmittel aus der Gruppe der Benzodiazepine, mit denen man Menschen wirkungsvoll ruhigstellen kann. Wehren sich die Kranken dann immer noch, werden sie zum Teil mit Gurten fixiert und weitere Medikamente verabreicht.

Dabei lässt sich vergleichsweise einfach testen, ob eine Exsikkose vorliegt oder nicht – und zwar durch eine gezielte Zufuhr von Flüssigkeit. Spricht der Patient rasch darauf an, ist dies das sicherste Zeichen dafür, dass die Diagnose Austrocknung richtig ist. Akut verwirrte Patienten mit Exsikkose klaren dadurch oft erstaunlich schnell auf und reagieren mit einer eindrucksvollen Besserung ihres Allgemeinzustandes. Selbst bei hochbetagten Menschen bilden sich die Symptome meist innerhalb von Stunden oder Tagen zurück. Allerdings ist es wichtig, dass die behandelnden Ärzte oder Pfleger dabei einige Kniffe kennen. Viele Hochbetagte, die stark dehydriert sind, sind nämlich nicht mehr zurechnungsfähig und wehren sich mitunter mit Händen und Füßen gegen jedes Getränk. Versucht man dann, ihnen die Flüssigkeit intravenös zu verabreichen, reißen sie in ihrem verwirrten Zustand häufig die Kanülen aus dem Leib. Oder aber der Zustand ihrer Blutgefäße ist so schlecht, dass eine Zufuhr über die Venen nicht funktioniert. Viel einfacher, stressfreier und zudem praktisch schmerzlos ist es, wenn man die Flüssigkeit langsam über eine Kanüle in der Unterhaut zuführt.

Entscheidend ist zudem, dass die Zusammensetzung der Flüssigkeit stimmt. Denn bei der Behandlung einer Exsikkose kommt es auch auf den Salzhaushalt, genauer gesagt auf die Zufuhr von Natrium an. Benutzt man zum Beispiel Tees oder Mineralwässer mit zu niedrigem Salzgehalt (wie es häufig in Pflegeheimen der Fall ist), kann es zu einem Anschwellen des Gehirns oder einer Schädigung der Lunge und des Herzens kommen, was die Funktion dieser Organe und damit auch die kognitiven Fähigkeiten des Patienten dauerhaft beeinträchtigen kann.

Ist die akute Krise überwunden, sollten Ärzte, Angehörige und Pfleger daher auch die tieferen Ursachen der Austrocknung klären und die auslösenden Faktoren beseitigen. Neben zu geringen Trinkmengen und den bereits genannten Faktoren können hinter einer Dehydrierung auch gefährliche Erkrankungen oder Komplikationen stecken, wie etwa ein hoher Blutverlust (durch innere Blutungen), akutes Nierenversagen, Infektionen, Erkrankungen wie eine schwere Unterfunktion der Nebennierenrinde (Morbus Addison) oder extrem hohe Blutzuckerwerte (diabetisches Koma). Dann gilt es, nach Möglichkeit auch die Grunderkrankung zu behandeln. Nur so lässt sich verhindern, dass es schon bald zu einem Rückfall kommt. In der Regel besteht nach einer Exsikkose nämlich ein hohes Risiko für ein solches Rezidiv.

Und je öfter das Gehirn in Not gerät, desto höher ist die Gefahr für bleibende Schäden – und für die Entstehung einer echten, irreversiblen Demenz.

Häufige Ursachen für eine Dehydrierung sind:

- fehlendes Durstempfinden,
- Probleme, selbstständig Getränkepackungen zu öffnen oder zu halten,
- Schluckstörungen,
- Durchfall,
- vermehrtes Schwitzen,
- Schilddrüsenunterfunktion,
- Inkontinenz – viele Betroffene trinken bewusst wenig, um keinen Harn zu verlieren,
- erhöhte Urinausscheidung bei Diabetes mellitus oder künstlichem Darmausgang,
- eingeschränkte Nierenfunktion (chronische Niereninsuffizienz),
- Medikamente (Diuretika) gegen Bluthochdruck, Herzschwäche, Ödeme,
- Schlaf- und Beruhigungsmittel (Benzodiazepine),
- Antidepressiva (zum Beispiel Saroten).

Falsche Mengen von Natrium, Kalium, Kalzium: Gestörter Elektrolythaushalt

Die Regulation des Wasserhaushalts ist eng mit dem sogenannten Elektrolythaushalt verknüpft. Elektrolyte sind elektrisch geladene Teilchen. Auf sie sind alle menschlichen Zellen angewiesen, um richtig funktionieren zu können. Die wichtigsten Elektrolyte für den Menschen sind Natrium, Kalium, Calcium, Magnesium, Chlorid, Phosphat und Hydrogenkarbonat. Die fein austarierte Verteilung dieser Stoffe im Körper nennt man Elektrolythaushalt. Sein Gleichgewicht kann durch verschiedene Ursachen teils lebensgefährlich gestört werden.

- Natriummangel: Die häufigste Elektrolytstörung bei älteren Menschen ist ein Mangel an Natrium (Hyponatriämie). Er kann zu Aufmerksamkeitsstörungen und Vergesslichkeit führen. Ein Natriummangel entsteht im Alter besonders leicht, weil die Fähigkeit der Niere abnimmt, Natrium aus dem Harn zurückzugewinnen. Verstärkt wird dieser Effekt durch entwässernde Medikamente, sogenannte Thiazid-Diuretika.

- Kalziumüberschuss (Hyperkalzämie): Ein erhöhter Kalziumspiegel im Blut kann neben anderen Symptomen auch schwere Störungen des Zentralnervensystems hervorrufen, beispielweise Psychosen, Schläfrigkeit und Koma. Zahlreiche Ursachen können eine Hyperkalzämie auslösen: sowohl Krankheiten wie Krebs oder eine Überfunktion der Schilddrüse als auch Arzneimittel (zum Beispiel Diuretika, Tamoxifen, Lithium) oder eine Überdosierung durch eine falsch zusammengestellte künstliche Ernährung.

- Kaliummangel (Hypokaliämie): Veränderungen des Kaliumhaushalts gehören zu den häufigsten Elektrolytstörungen, die als Nebenwirkung einer Arzneitherapie, aber auch durch andere Ursachen entstehen können. Zu den wichtigsten Wirkstoffen, die zu Kaliummangel führen können, gehören Diuretika und Glucocorticoide wie Prednisolon. Auslöser können aber auch unsachgemäße künstliche Ernährung, die zu wenig Kalium enthält, oder Mangelernährung bei Essstörungen oder chronischem Alkoholmissbrauch sowie Durchfall, Erbrechen und Abführmittel sein. Sowohl zu hohe als auch zu niedrige Kaliumwerte können im Extremfall einen Herzstillstand auslösen.

5. Schlaganfall und kleine gehäufte Hirninfarkte

Eine der häufigsten Ursachen für eine spätere Demenz sind Störungen der Gehirndurchblutung, die zu einer Schädigung kleinerer oder größerer Bereiche des Gehirns führen. Die schwerste Form einer solchen Durchblutungsstörung ist der Schlaganfall. Jedes Jahr erleiden rund 270.000 Menschen in Deutschland zum ersten oder wiederholten Mal einen solchen »schlagartigen« Ausfall bestimmter Fähigkeiten des Gehirns. Rund 80 Prozent aller Schlaganfälle entstehen dadurch, dass ein Blutgefäß (Arterie) im Gehirn durch einen Blutgerinnsel verstopft ist. Mediziner sprechen dann von einem Hirninfarkt. In 10 bis 15 Prozent der Fälle wird ein Schlaganfall durch eine Blutung in das Gehirn verursacht.

Dank moderner Therapien gelingt es Ärzten heute zwar, viele der Betroffenen zu retten und erfolgreich zu behandeln: Rund 40 Prozent der überlebenden Schlaganfall-Patienten erholen sich so gut, dass sie ein Jahr nach der Erkrankung keine Einschränkungen des täglichen Lebens mehr aufweisen. Doch nicht immer bilden sich die Beschwerden wieder komplett zurück. Rund die Hälfte der Überlebenden bleibt dauerhaft behindert und ist auf fremde Hilfe angewiesen. Insgesamt leiden heute fast eine Million Bundesbürger an den Folgen eines Schlaganfalls. Neben einseitigen Lähmungserscheinungen und Gefühlsstörungen in Armen und Beinen weisen sie häufig auch Sprachstörungen, Schluckstörungen, Probleme mit dem Gleichgewicht sowie Bewusstseins- und Wahrnehmungsstörungen auf.

Etlichen dieser Patienten geht es danach auch seelisch nicht gut – sei es, weil sie unter den Beeinträchtigungen und Einschränkungen durch den Schlaganfall leiden, oder aber aufgrund der Schädigung des Gehirns selbst. Viele von ihnen sind antriebslos, niedergeschlagen, traurig. Und nicht nur das. Statistisch gesehen entwickelt fast jeder dritte überlebende Schlaganfallpatient im Laufe der folgenden Monate oder Jahre einen demenzähnlichen Zustand oder eine Demenz.

Schlaganfall: Auslöser

Die häufigste Ursache für einen Schlaganfall ist eine akute Minder- oder Mangeldurchblutung (Ischämie) in bestimmten Hirnregionen. Sehr viel seltener beruht ein Hirnschlag auf einer Blutung (hämorrhagischer Schlaganfall). In ganz wenigen Fällen kann ein Schlaganfall noch andere Ursachen haben (zum Beispiel eine Autoimmunerkrankung).

1. Minderdurchblutung

Die wichtigsten Auslöser sind:

- Ein Blutgerinnsel hat ein Blutgefäß verstopft. Dadurch ist die Blutzufuhr in das betroffene Gehirngebiet unterbrochen und es gelangt zu wenig Sauerstoff in die dortigen Hirnzellen. Die Folge sind die beobachteten Funktionsstörungen. Häufig hat sich der Blutpfropf in einer Halsschlagader oder im Herzen (zum Beispiel im Rahmen einer Herzrhythmusstörung) gebildet und wurde dann vom Blutstrom ins Gehirn geschwemmt.

- Gefäßverschluss durch »Verkalkung« (Arteriosklerose): Hirngefäße selbst oder hirnversorgende Blutgefäße im Hals können, vor allem wenn sie längere Zeit durch Bluthochdruck, Diabetes oder Rauchen geschädigt werden, »verkalken«. An ihren Innenwänden lagern sich dann etliche Stoffe ab, so dass sich das Gefäß zunehmend verengt oder sogar ganz verschließt. Meist betrifft der Verschluss eine große Hals- und Hirnarterie, wodurch ein größeres Hirnareal von der Versorgung abgeschnitten wird (Makroangiopathie). Es kommt aber auch vor, dass sich nur ganz kleine Hirnarterien verschließen und kleine Hirnbereiche betroffen sind (Mikroangiopathie).

2. Gehirnblutung

Sie kann an verschiedenen Stellen auftreten:

- Ein Blutgefäß platzt direkt im Gehirn. Dadurch fließt Blut ins umliegende Hirngewebe. Der Auslöser ist meist Bluthochdruck. Es gibt aber noch andere Ursachen, zum Beispiel eine krankhafte Aussackung eines Blutgefäßes (Aneurysma) im Gehirn, die plötzlich reißt.
- Blutung zwischen den Hirnhäuten: Zwei bis fünf Prozent aller Schlaganfälle entstehen dadurch, dass Blut in den mit Hirnwasser gefüllten, spaltförmigen Raum zwischen den zwei Hüllen des Gehirns fließt. Ursache einer solchen Subarachnoidalblutung ist in den meisten Fällen ein spontan geplatztes Aneurysma.

Schlaganfall – Tiefere Ursachen

Er scheint eine Attacke aus heiterem Himmel zu sein, doch ein Schlaganfall entsteht in der Regel nicht aus dem Nichts heraus. Verschiedenste Faktoren tragen zu seiner Entstehung bei. Die meisten davon lassen sich durch eigenes Dazutun beeinflussen. Jeder Einzelne kann daher viel dafür tun, nicht bereits im Alter von 50, 60 oder 70 Jahren einen Hirnschlag zu erleiden. Zu den wichtigsten Ursachen gehören:

- Rauchen
- Bewegungsmangel
- Diabetes
- Bluthochdruck
- Alkohol
- Übergewicht
- erhöhte Blutfettwerte
- Vorhofflimmern
- Herz-Kreislauf-Erkrankungen
- diverse Medikamente

Schlaganfall: Schnell erkennen – richtig reagieren

Entscheidend ist, bei Verdacht auf einen Schlaganfall sofort zu handeln. Und zwar auch dann, wenn die Beschwerden nach mehreren Minuten oder wenigen Stunden wieder vergehen (siehe auch weiter unten TIA). Das heißt: Den Notarzt rufen (Telefonnummer 112) und schnellstmöglich ins Krankenhaus, am besten in eines mit einer sogenannten »Stroke Unit«. Das sind Spezialabteilungen, die für die Erstversorgung von Schlaganfallopfern optimal ausgestattet sind. Je früher die Behandlung beginnt, desto größer sind die Chancen, dass keine bleibenden Schäden entstehen. Ganz wichtig ist, dass der Patient nach Auftreten der ersten Symptome für Schlaganfall nichts mehr isst oder trinkt. Denn häufig geht mit einem Hirnschlag eine Schluckstörung einher, die dann zum Verschlucken und im schlimmsten Fall sogar zum Ersticken führen kann.

Woran zeigt sich ein Hirninfarkt?

Ein Schlaganfall kann sich auf unterschiedliche Weise äußern. Die Art und das Ausmaß der Beschwerden oder Störungen hängen davon ab, welche Gegend des Gehirns betroffen ist. In der Regel, wenn auch nicht immer, verursacht ein Schlaganfall einseitige Veränderungen. Die Beschwerden treten meist plötzlich (schlagartig) und häufig nach dem Aufwachen auf. Je nachdem, welcher Bereich des Gehirns von der Versorgung mit Sauerstoff und Nährstoffen abgeschnitten ist, bemerkt man

- eine einseitige Lähmung von Arm oder Hand: Arm oder Hand hängen schlaff herab. Die Gabel fällt aus der Hand. Der Händedruck wirkt kraftlos. Zusätzlich haben manche Betroffene das Gefühl, dass sich Hand oder Arm wie eingeschlafen, taub oder pelzig anfühlen.

- eine einseitige Lähmung von Bein oder Fuß: Die Betroffenen stürzen oder können das Bein nicht mehr anheben. Sie stolpern, entwickeln einen einseitig schlurfenden Gang und sind plötzlich unsicher beim Gehen.

- eine einseitige Lähmung des Gesichts: Eine Gesichtshälfte bleibt unbeweglich. Möglicherweise fallen nur ein »hängender Mundwinkel« oder ungleichmäßige Gesichtszüge beim Sprechen auf. Manchmal kann das Auge auf der betroffenen Seite nicht zugekniffen werden.

- eine Lähmung der Blase: Der Betroffene hat keine richtige Kontrolle mehr über seine Urinausscheidung. Im Krankenhaus wird daher nach einem Schlaganfall häufig ein Blasenkatheter gelegt.

In manchen Fällen zeigt sich ein Schlaganfall aber auch nur durch

- Schwierigkeiten beim Sprechen: Die Sprache klingt verwaschen, nuschelnd, unverständlich. Oder die Betroffenen suchen angestrengt nach den richtigen Worten und/oder verwenden ersatzweise falsche Begriffe. Auch Schwierigkeiten beim Schlucken können auftreten.

- Schwierigkeiten beim Sehen: Plötzliches, oft nur kurzzeitiges, einseitiges Erblinden, Doppelt- oder Verschwommen-Sehen.

- dadurch, dass der Betroffene verwirrt oder bewusstlos ist.

- Manche Betroffene können sich von einem Moment zum anderen nicht mehr orientieren.

- Auch ganz plötzlich einsetzende Gleichgewichtsstörungen können auf einen Schlaganfall hindeuten.

- In seltenen Fällen kann der Kopf plötzlich und schlagartig schmerzen. Betroffene beschreiben diese Kopfschmerzen als »so stark, wie sie es noch nie erlebt haben«.

Schlaganfall Schnelltest

»Time is brain« – Zeit ist Gehirn, lautet die Devise beim Auftreten eines Schlaganfalls. Je früher also ein Hirnschlag erkannt und richtig behandelt wird, desto geringer die Schäden und desto größer die Chance für eine vollständige Genesung. Jede Minute zählt. Viel hängt deshalb davon ab, dass der Betroffene selbst oder sein Umfeld, also Angehörige, Freunde oder Pfleger, schnell reagieren.

Damit auch Laien die ersten Symptome eines Schlaganfalls leicht und sicher erkennen können, haben Forscher in den USA einen einfachen Schnelltest entwickelt (Cincinnati Prehospital Stroke Scale, kurz CPSS). Er dauert nur etwa eine Minute und in weit über 90 Prozent der Fälle gelingt es damit, einen Schlaganfall richtig zu diagnostizieren. Ziel des Tests ist es zu überprüfen, ob wichtige Gehirnregionen wie etwa das Sprachzentrum funktionieren. Darum wird die betroffene Person gebeten, drei für gesunde Menschen sehr leichte Übungen auszuführen. Fordern Sie die Person nacheinander auf, folgende Aufgaben auszuführen:

1. **Normal lächeln:** Ist das Lächeln schief, ist das ein Hinweis auf eine einseitige Gesichtslähmung und damit auf einen Schlaganfall.

2. **Beide Arme gleichzeitig mit den Handflächen nach oben heben und mehrere Sekunden lang halten:** Gelingt das nicht, deutet das ebenfalls auf eine Lähmung hin.

3. **Einen Satz mit einfachen Worten flüssig nachsprechen**, den Sie der Person direkt davor vorsprechen: Für einen Schlaganfall spricht, wenn der Betroffene den Satz fehlerhaft, stockend, unvollständig oder unverständlich wiedergibt.

Die ersten beiden Aufgaben decken eventuell vorhandene Lähmungserscheinungen auf. Mit dem Nachsprechen des Satzes wird das Sprachzentrum auf Störungen überprüft. Kann die betreffende Person keine der drei Aufgaben lösen, ist ein Schlaganfall sehr wahrscheinlich. Kann sie nur eine oder zwei dieser Aufgaben erfüllen, ist das kein sicherer, aber ein möglicher Hinweis auf einen Schlaganfall.

Wie sich gezeigt hat, ist die Trefferquote des Schnelltests hoch. Ist die betreffende Person nicht mehr in der Lage, die Arme zu heben und die Handflächen zu verdrehen, wird ein vorhandener Schlaganfall in über 95 Prozent der Fälle auch von Laien richtig diagnostiziert. Ebenso zuverlässig erkennen Normalbürger das falsche Nachsprechen eines Satzes. Etwas schwieriger zu deuten ist offenbar das »schiefe« Lächeln. Immerhin wird eine solche Gesichtslähmung als Folge eines Schlaganfalls aber in rund drei Viertel der Fälle richtig erkannt.

Lähmungserscheinungen und massive Sprachprobleme zählen zu den häufigsten Symptomen eines Schlaganfalls und treten nicht selten auch zusammen auf. Liegen sie vor, sollte umgehend ein Notruf abgesetzt oder wahlweise der Patient auf schnellstem Wege ins Krankenhaus gebracht werden, am besten eines mit angeschlossener Stroke Unit.

Eine Liste der Stroke Units in Deutschland findet sich im Internet, zum Beispiel unter www.schlaganfall-erkennen.de/stroke-units-in-deutschland. Dort kann sich jeder für den Fall der Fälle über den Standort einer solchen Einrichtung in der Nähe seines Wohnorts informieren. Umfangreiche Informationen zur Akutbehandlung, Reha und Tipps zum Umgang mit den Folgen eines Schlaganfalls erhalten Betroffene

und Angehörige bei etlichen Beratungsstellen, zum
Beispiel bei der Stiftung Deutsche Schlaganfall-Hilfe (Carl-Miele-Straße 210; 33311 Gütersloh; Telefon:
05241/97700)

Was hilft? Intensive Reha – und die Familie

Zur optimalen Behandlung eines Schlaganfalls sollte
der Betroffene so schnell wie möglich in eine Schlag-
anfall-Spezialstation (Stroke Unit) gebracht werden.
Davon gibt es in Deutschland mittlerweile mehr als
100. Dort bestimmen die Ärzte, welche Therapie notwendig ist – je nachdem, ob die Ursache ein verstopf-
tes Blutgefäß oder eine Hirnblutung ist.
Sobald die kritische Phase der ersten Tage vorüber ist,
beginnt die Rehabilitation. Sie kann erstaunlich viel
bewirken – vorausgesetzt, der Patient wird dabei intensiv unterstützt. Und zwar nicht nur durch die Ärzte und das Pflegepersonal im Krankenhaus, sondern
auch später von Therapeuten und – vor allem – von
Familie und Freunden.
In der Frührehabilitation lernen die Patienten mit Hilfe von Krankengymnasten, Sprachtherapeuten, Er-
gotherapeuten sowie unter Anleitung von Pflegern
und Schwestern, die verlorengegangenen Funktionen
wiederzufinden.
Je früher die Rehabilitation beginnt und je intensiver
sie ist, desto besser. Einige Patienten erholen sich rasch
wieder vollständig, andere benötigen zum Teil Monate
und Jahre, bis sie ihre Alltagsaktivitäten wieder selbst
in den Griff bekommen. Die Familie sollte frühzeitig in
die therapeutische Arbeit einbezogen werden.

Wichtig ist: Nicht aufgeben! Auch wenn es die Betroffenen noch viel Zeit und Mühe kostet, frühere Alltagsaktivitäten wiederaufzunehmen oder für vieles noch die Hilfe anderer nötig ist, heißt es: Immer wieder üben.

Hilfreich ist, sich immer auf eine Aufgabe zu konzentrieren. Betroffene sollten Ablenkung durch Fernsehen oder Radio vermeiden.

Experten raten zudem: Bemühen Sie sich bewusst auch um Ihre schwächere Seite. Wenn Sie auf einem Auge Probleme mit dem Sehen haben oder einen Arm oder ein Bein kaum oder gar nicht spüren, versuchen Sie trotzdem, diese bewusst zu bewegen und auf beiden Seiten eine natürliche Körperhaltung einzunehmen. Sehen Sie bewusst öfter in die Richtung Ihres schwächeren Auges.

Probleme mit der Blasenkontrolle sind zu Beginn nach einem Schlaganfall sehr häufig, bessern sich aber meist, wenn Sie wieder aktiver werden.

Auch noch Wochen und Monate nach einem Schlaganfall können die Patienten noch Fortschritte machen.

6. Vorübergehende Gehirndurchblutungsstörung (TIA)

Es ist wie Spuk. Auf einmal können Sie keine ganzen Sätze mehr sprechen, finden nicht die richtigen Worte. Oder Sie wissen plötzlich nicht mehr, wo Sie sind oder was die Menschen um Sie herum eigentlich tun. Einige Sekunden bis Minuten später ist Ihr Kopf wieder klar. Der Spuk ist wieder verschwunden, als wäre nichts geschehen. Solch ein kurz anhaltender Ausfall von Hirnfunktionen ist häufig Anzeichen einer vorübergehenden Durchblutungsstörung im Gehirn. Mediziner nennen dies transitorische (auch transiente) ischämische Attacke, kurz TIA.

Sie kann sich auch durch andere Symptome äußern: Ein Arm, eine Hand, teilweise auch ein Bein oder eine Gesichtshälfte fühlt sich zum Beispiel pelzig an, hängt herab, ist gelähmt. Andere Menschen sehen auf einem Auge verschwommen, wie durch eine Milchglasscheibe, dann herrscht Dunkelheit – bis kurz darauf alles wieder in Ordnung ist. Manche sehen Doppelbilder oder nehmen nur noch die Hälfte ihres Umfelds wahr. Wieder andere sind vor allem verwirrt und fragen ständig die gleichen Dinge. Mitunter fallen während einer TIA auch vorübergehend Hirnnerven aus, so dass der Betroffene keine Mimik mehr hat und sein Blick gelähmt ist. Solche Beschwerden verunsichern. Meist sind sie jedoch nur von kurzer Dauer. In mehr als 80 Prozent der Fälle sind sie nach weniger als einer halbe Stunde verschwunden. Manchmal dauern sie sogar nur Sekunden oder Minuten an. Deshalb führen sie nicht jeden sofort zum Arzt.

Ein Fehler, wie Fachleute betonen. Denn eine vorübergehende Durchblutungsstörung des Gehirns führt nicht nur zu den gleichen Symptomen wie ein Schlaganfall, sie gilt zudem als Vorbote eines Schlaganfalls. In der Tat lässt sich anfangs manchmal nur schwer sagen, ob die Symptome von einer TIA oder einem Hirnschlag ausgelöst werden. Beide Formen lassen sich auf dieselben Ursachen zurückführen (siehe Infos zu Schlaganfall). Der Unterschied ist, dass eine TIA nach kurzer Zeit wieder von alleine verschwindet.

Eine transitorische ischämische Attacke ist aber ein ernstes Warnzeichen: Der Betroffene ist in Gefahr, in den folgenden Wochen oder Monaten einen »echten« Hirnschlag zu erleiden, bei dem sich die Beschwerden nicht mehr ohne Behandlung zurückbilden. Dies gilt besonders in den ersten drei Tagen nach einer TIA sowie wenn die Symptome mehr als zehn Minuten andauern und bei Menschen, die älter als 60 Jahre sind. Personen, bei denen vorübergehend Lähmungen oder Sprachstörungen auftreten, sind zudem gefährdeter als solche mit Sehstörungen. Studien zufolge erleiden 25 bis 29 Prozent aller Patienten in den ersten fünf Jahren nach einer TIA einen Schlaganfall. Das lässt sich auch andersherum darstellen: Rund 40 Prozent aller Schlaganfallpatienten haben zuvor eine TIA erlitten.

Auch bei Verdacht auf TIA: Notarzt rufen

Wie man heute weiß, werden viele transitorische ischämische Attacken in Wirklichkeit durch kleine Schlaganfälle verursacht. Das gilt insbesondere für TIA, die länger als 30 Minuten andauern.[18] Zwar ist die vorübergehende Durchblutungsstörung des Gehirns nicht mit einem großen Schlaganfall gleichzusetzen. Trotzdem gilt auch sie unter Neurologen als medizinischer Notfall. Wenn Sie Beschwerden wahrnehmen, die für eine TIA oder einen Schlaganfall sprechen, sollten Sie sich daher nicht scheuen, einen Notarzt zu rufen und sich in eine Spezialabteilung im Krankenhaus bringen zu lassen. Auch wenn die Beschwerden bereits wieder nachgelassen haben.

Dort können spezialisierte Mediziner mit geeigneten Diagnoseverfahren die Ursache suchen und, falls nötig, sofort mit einer Therapie beginnen. Die Ärzte können auch feststellen, ob die Krankheitszeichen auf ein anderes Leiden hinweisen, etwa eine Epilepsie oder Migräne. Je schneller die Ursache geklärt und behandelt wird, desto besser sind die Aussichten, bleibende Schäden zu verhindern. Für Allgemeinärzte, die nicht über entsprechende Diagnoseverfahren und Spezialausbildung verfügen, ist es dagegen häufig schwierig, eine TIA zu erkennen. Wird dann womöglich »Grippe mit Kopfschmerzen« diagnostiziert, kann wertvolle Zeit verloren gehen.

Was löst eine TIA aus?

Ursache für eine vorübergehende Durchblutungsstörung des Gehirns ist wie bei den meisten Schlaganfällen ein Blutgerinnsel, durch das ein Blutgefäß im Gehirn (Gehirnarterie) kurzzeitig verstopft wird. Das Gerinnsel kann sich dort gebildet haben oder aus einer ferneren Arterie (meist der Halsschlagader) eingeschwemmt worden sein. Durch die Unterbrechung der Blutzufuhr gelangt vor allem zu wenig Sauerstoff in das betroffene Gehirngebiet. Die Folge sind die beobachteten Funktionsstörungen. Bei einer vorübergehenden Durchblutungsstörung löst sich das Gerinnsel innerhalb weniger Minuten wieder auf. Das Gehirngewebe wird wieder durchblutet, und die Funktionsstörungen bilden sich zurück.

Was tun gegen Durchblutungsstörungen?

Sobald die Ärzte die Ursachen einer TIA abgeklärt haben, sollte diese gezielt behandelt werden. In einigen Fällen können blutdrucksenkende Medikamente sinnvoll sein, in anderen blutgerinnungshemmende Arzneimittel oder solche, welche die Verklumpung der Blutplättchen (Thrombozyten) im Körper blockieren. Ist die Halsschlagader bereits stark verengt, kommt unter Umständen auch eine Operation in Frage. Ebenso wichtig ist aber, die eigenen Lebensgewohnheiten zu überdenken. Alles, was den Blutgefäßen guttut, beugt auch einer Gehirndurchblutungsstörung vor. Das Wichtigste ist, nicht zu rauchen. Nichtrauchen verringert das Risiko, eine TIA oder einen Schlaganfall zu erleiden, ganz erheblich. Mit dem Rauchen aufzuhören, ist in jedem Lebensalter sinnvoll. Mehr Bewegung, eventuell vorhandenes Übergewicht abbauen und gesunde Ernährung tragen einen weiteren Teil dazu bei, die Gefahr zu verringern.

Unbemerkte Hirnschläge verursachen schleichend eine Demenz

Die Beschwerden, die ein Patient bei einem »großen« Schlaganfall selbst bemerkt, sind nur die Spitze eines Eisbergs. Fünfmal häufiger sind unbemerkte Schädigungen des Gehirngewebes durch den Verschluss oder die Verengung eines Blutgefäßes im Gehirn, die meist nur zufällig und lange im Nachhinein zum Beispiel durch eine kernspintomographische Untersuchung entdeckt werden.

Solche kleinen Hirnschädigungen, die klinisch nicht akut aufgefallen sind, werden in der Medizin häufig als stumme Gehirninfarkte bezeichnet. Der Begriff »stumm« sei aber irreführend, kritisiert Stefan Knecht, Professor für Neurologie und Chefarzt der Klinik für Neurologie der St. Mauritius Therapieklinik in Meerbusch. Denn solche Hirninfarkte werden zwar oft nicht bemerkt, Studien zufolge tragen sie aber maßgeblich zur Entstehung einer Demenz bei. Durch unbemerkte Hirninfarkte verdoppelt sich das Risiko, geistig umnachtet zu werden. Das liegt unter anderem daran, dass sich mit der Zeit oftmals mehrere kleine Schädigungen addieren.

7. Unterzuckerung bei Diabetes

Für die meisten Deutschen ist sie eine Erkrankung ohne große Dramatik. Diabetes tut nicht weh. Menschen, die daran leiden, sieht man die Krankheit nicht an. Sie wirkt nicht bedrohlich, denn schließlich, so scheint es, ist Diabetes ja behandelbar: Die Auswahl an blutzuckersenkenden Tabletten ist groß. Und wenn diese nicht helfen, gibt es ja immer noch Insulin. Keine Frage: Mit einem gut eingestellten Blutzucker kann man alt werden. Doch der richtige Umgang mit Insulin und blutzuckersenkenden Medikamenten ist gar nicht so leicht. Denn Diabetes zu haben, bedeutet in vielen Fällen nicht nur, sechs Mal am Tag den Blutzucker zu messen und die Menge an blutzuckersenkenden Tabletten oder gespritztem Insulin immer wieder genau an die Art und Menge der jeweiligen Ernährung und körperlichen Aktivität anzupassen. Oft ist es auch schwierig, die richtige Dosis zu finden. Zum Beispiel, wenn man noch weitere Medikamente wie Schmerzmittel oder Antidepressiva nimmt oder eine schwache Niere und ein Herzleiden hat.

Immer wieder geraten Menschen mit Diabetes deshalb in einen Zustand, der für Außenstehende oftmals komplett unverständlich ist. Die Symptome reichen von Unruhe und Heißhungerattacken über Schwindel, Torkeln, Sprech- und Sehstörungen bis hin zu Verwirrtheit, Psychosen, epileptischen Krampfanfällen und Bewusstlosigkeit. Der Grund: Unterzuckerung (Hypoglykämie). Sie entsteht, wenn der Blutzuckerwert unter 70 Milligramm pro Deziliter sinkt. Dazu kommt es, wenn durch gespritztes Insulin oder blutzuckersenkende Tabletten zu viel Insulin im Blut ist und so die Zuckerkonzentration im Blut drastisch abfällt.

Und das passiert ziemlich oft: Unterzuckerung ist die häufigste akute Komplikation bei Menschen mit Diabetes. Trotzdem werden diese Reaktionen im Alltag oft fehlinterpretiert. Bei jüngeren Diabetikern tippen viele Menschen auf Alkoholisierung, Drogeneinfluss oder Epilepsie. Bei Senioren heißt es schnell: »Oh je – jetzt kriegt er auch noch Demenz.« Die Gefahr solcher Missverständnisse besteht vor allem, wenn Freunde, Kollegen oder Verwandte nichts von der Erkrankung des Betroffenen wissen. Oder aber, wenn sie die Anzeichen einer Unterzuckerung nicht kennen und nicht ahnen, wie schnell ein Mensch mit Diabetes in eine solche Stoffwechselkrise geraten kann.

Ohne Grund aggressiv und »wie ferngesteuert«

Was die Sache zusätzlich erschwert: Während einer Unterzuckerung verändert sich auch das Wesen. Manche Betroffene werden aggressiv und wehren sich sogar wütend dagegen, dass man ihnen Zucker gibt – obwohl sie diesen dringend benötigen. Andere sind »agitiert«, also krankhaft unruhig, verbunden mit hektischen, hastigen Bewegungen. Thomas Fuchsberger, der vor wenigen Jahren verstorbene Sohn von Blacky Fuchsberger, der schon in jungen Jahren an Diabetes erkrankte, hat einmal beschrieben, wie es sich anfühlt, Unterzucker zu haben: Das Gehirn sei im schlimmsten Fall »total blockiert«. Man reagiere wie ferngesteuert, wie ein Betrunkener. Werden die Symptome miss-verstanden, bleiben mitunter lebensnotwendige Hilfsmaßnahmen aus. Zwar können sich Diabetiker bei einer leichten Unterzuckerung in der Regel selbst helfen. Sie sollten rechtzeitig Kohlenhydrate zu sich nehmen, die den Blutzucker schnell wieder ansteigen lassen. Gut geeignet sind beispielsweise 10 bis 20 Gramm Traubenzucker oder 200 Milliliter gesüßter Fruchtsaft. Für solche Fälle sollten Diabetiker immer Traubenzucker griffbereit haben.

Wird aber nicht sofort gegengesteuert, kommt es schnell zu einer schweren Unterzuckerung. Dann müssen Angehörige oder sogar der Notarzt eingreifen. Denn Diabetiker können in eine Bewusstlosigkeit fallen (Koma oder hypoglykämischer Schock) oder Krämpfe bekommen, die das Gehirn dauerhaft schädigen. Zudem steigt dadurch die Gefahr für Stürze und damit auch für Hirnverletzungen. Denn wer schwach auf den Beinen und nicht mehr richtig Herr seiner Bewegungen ist, fällt leichter hin, kann schlechter reagieren und sich nicht mehr ohne Weiteres schnell irgendwo abstützen oder festhalten. Tatsächlich haben ältere Menschen mit Diabetes statistisch ein doppelt so hohes Risiko für Stürze wie Senioren, die nicht an einer Zuckerkrankheit leiden.[19]

Oft fehlen erste körperliche Symptome – und es geht gleich mit Verwirrtheit los

Besonders gefährdet für eine schwere Unterzuckerung und daraus folgende dauerhafte Schäden im Gehirn sind Menschen, die nicht mehr merken, wenn ihr Blutzuckerspiegel stark sinkt. Mit zunehmendem Alter, aber auch mit zunehmender Dauer eines Diabetes schwindet nämlich oft die Fähigkeit, die ersten Anzeichen wahrzunehmen – vor allem, wenn es im Schlaf während der Nacht zu einer Unterzuckerung kommt.

Jüngere Diabetiker erkennen die frühen Symptome einer Unterzuckerung in der Regel gut, denn diese läuft normalerweise in zwei Stufen ab. Fällt der Zuckerspiegel im Blut, treten zunächst nur körperliche Beschwerden wie Schwitzen, Zittern und schneller Herzschlag auf. Erst später, wenn die Blutzuckerkonzentration bereits unter 50 Milligramm pro Deziliter Blut gesunken ist, wirkt sich der Zuckermangel auch stark auf das Gehirn und das gesamte Nervensystem aus. Dadurch treten Symptome wie Benommenheit, Schwindel, Konzentrations- und Denkstörungen, Verwirrtheit, Sprechstörungen, Wesensveränderungen, Empfindungsstörungen entlang einzelner Nervenbahnen und manchmal sogar vorübergehende halbseitige Lähmungen auf.

Wer gut vorbereitet ist, kann schwere Unterzuckerungen verhindern

Bei Menschen mit einer sogenannten Hypoglykämie-Wahrnehmungsstörung fällt die erste Stufe quasi aus. Das heißt, die körperlichen Symptome fehlen. Stattdessen geht es zum Beispiel gleich mit Verwirrtheit los. Menschen mit Diabetes müssen sich das nicht nur bewusst machen, raten Experten.[20] Als Betroffener muss man auch wissen, dass man im Ernstfall schnell handeln muss, weil man bei einer Unterzuckerung viel weniger Zeit hat. (Wie Sie sich gegen eine Unterzuckerung wappnen können, siehe Kapitel 5.)

Auch zu viel Zucker schadet dem Gehirn

Wer über lange Zeit nichts von seinem Diabetes ahnt oder nach der Diagnose nicht sorgfältig mit seinem Körper umgeht, kann später schwere Folgeerkrankungen entwickeln. Das sind zum einen Schäden an den Nerven (Neuropathien), die zu Schmerzen und Wadenkrämpfen und später zu einer gefährlichen Gefühllosigkeit führen können. Zum anderen aber setzen dauerhaft zu hohe Blutzuckerwerte den Blutgefäßen (und damit auch dem Gehirn) zu. Denn durch die Schäden an den Blutgefäßen kommt es zu Durchblutungsstörungen. Viele Organe werden dadurch nicht mehr ausreichend mit Energie und Sauerstoff versorgt. Am deutlichsten wirkt sich das bei Nieren, Augen und den Nerven in Füßen und Beinen aus. Bei zahlreichen Diabetikern kommt es dadurch zu einem Nierenschaden. Die Nieren können dann Abfallprodukte aus dem Stoffwechsel nicht mehr ausscheiden. Um zu verhindern, dass diese Substanzen den Körper vergiften, müssen die Betroffenen regelmäßig eine Blutwäsche (Dialyse) durchführen lassen. Eine Prozedur, die den Organismus zusätzlich belastet.

Auch das Herz und das Gehirn sind von den Durchblutungsstörungen betroffen. Eine der möglichen Folgen ist ein Schlaganfall. Studien haben gezeigt, dass ältere Diabetiker ein drei bis fünf Mal so hohes Schlaganfallrisiko haben wie gleichaltrige Menschen, die nicht an einer Zuckerkrankheit leiden. Und nicht nur das. Menschen mit Diabetes haben auch ein drei Mal so hohes Risiko, infolge eines Schlaganfall eine Demenz zu entwickeln.

8. Verwirrt und vergesslich durch Medikamente

Arzneimittel können hilfreich und manchmal lebensrettend sein. Doch immer mehr älteren Menschen werden sie heute auch zum Verhängnis. Denn viele Senioren nehmen inzwischen täglich hochwirksame Medikamente – oft mehrere parallel und über Jahre hinweg. Was weder sie selbst noch ihre Angehörigen häufig ahnen: Vor allem im Alter rufen zahlreiche Schmerzmittel, Schlafmittel, Blutdrucksenker, Präparate gegen Blasenschwäche und Antidepressiva fatale Nebenwirkungen wie Gedächtnisstörungen, Verwirrtheit, Unruhe, Erregtheit, Probleme beim Sprechen oder Wahnvorstellungen hervor.

Vor wenigen Jahren hat die US-Verbraucherschutzorganisation Public Citizen eine Liste von Mitteln erstellt, die vor allem bei älteren Menschen eine Demenz oder ein Delir hervorrufen können, also eine plötzliche Störung im Sehen, Hören und Denken. Die Liste umfasst mehr als 130 verschiedene Präparate. Die meisten davon sind keineswegs »Exoten«, sondern gängige und oft verschriebene Medikamente wie Schmerzmittel, Antidepressiva, Beruhigungs- und Schlafmittel (Benzodiazepine), Antibiotika, Medikamente gegen Allergien (Antihistamine), Mittel gegen Osteoporose (sogenannte Bisphosphonate) oder Präparate gegen Inkontinenz.

Das Tückische daran: Häufig treten die Probleme nicht direkt, also wenige Tage nach Beginn der Einnahme auf. Oft machen sie sich schleichend und erst nach Monaten oder Jahren richtig bemerkbar. Doch selbst wenn die Hirnleistung eines älteren Menschen innerhalb kurzer Zeit stark nachlässt, erkennen häufig weder Ärzte noch Pflegepersonal im Krankenhaus oder Pflegeheim, dass hinter den Symptomen die Nebenwirkungen ungeeigneter oder falsch dosierter Tabletten, Tropfen oder Wirkstoffpflaster stecken. Da kann es lebensrettend sein, als Betroffener oder Angehöriger selbst über diese Gefahr informiert zu sein – und im Zweifelsfall resolut einzugreifen und auf ein Absetzen bestimmter Medikamente zu dringen. Im Folgenden sind einige im Zusammenhang mit Demenzsymptomen maßgebliche Arzneimittelgruppen exemplarisch beschrieben. Ähnlich problematische Nebenwirkungen haben auch etliche andere Medikamente (siehe Kasten S. 174)

Schlaf- und Beruhigungsmittel

Schlafstörungen, Depressionen, Panikattacken oder Muskelkrämpfe: Beruhigungsmittel wie Valium, Tavor oder Lorazepam versprechen Hilfe bei solchen Beschwerden. In der Tat sind die Mittel hochwirksam. Sie lösen Ängste, dämpfen Aggressionen und versetzen Menschen bei ausreichend hoher Dosis in stundenlangen Schlaf. Ärzte verschreiben sie besonders häufig älteren Menschen. Schätzungen zufolge erhalten mehr als 1,5 Millionen Deutsche über Monate oder gar Jahre Benzodiazepine. Rund zwei Drittel von ihnen sind über 65 Jahre alt.

Doch gerade für Senioren sind diese Medikamente hoch problematisch. Zum einen treten bei über 60-Jährigen viel häufiger Nebenwirkungen auf als bei jungen Menschen – im Schnitt viermal so oft. Die Betroffenen sind auch tagsüber schläfrig, können sich immer schlechter konzentrieren, leiden unter Gedächtnisverlust, wirken abgestumpft, antriebslos, machen häufig Fehler, werden unzuverlässig, fühlen sich schnell überfordert, meiden Situationen, die für sie schwierig werden können. Mitunter verursachen die Mittel auch Kopfschmerzen, Artikulationsstörungen, Stimmungsschwankungen, Missempfindungen und unkoordinierte Bewegungen.

Zum anderen haben Männer und Frauen, die Benzodiazepine nehmen, oft Probleme mit dem Gleichgewicht und gehen unsicher. Denn viele Medikamente bleiben im Alter deutlich länger wirksam als in jungen Jahren. Schlafmittel betäuben die Sinne daher nicht nur in der Nacht, sondern trüben den Geist oft auch noch lange nach dem Aufstehen. Präparate wie Valium oder Diazepam wirken zum Beispiel noch bis zu 200 Stunden nach der Einnahme. Ähnlich wie Menschen im alkoholisierten Zustand verlieren die Betroffenen deshalb die Kontrolle über ihre Bewegungen. Das führt häufig dazu, dass sie stürzen, was mitunter schwere Verletzungen, Hirnblutungen und Krankenhausaufenthalte nach sich zieht. Ein Drittel bis die Hälfte aller Oberschenkelhalsbrüche passiert aufgrund einer solchen Medikamenten-Abhängigkeit.

Benzodiazepine rufen im fortgeschrittenen Alter häufig auch das Gegenteil der beabsichtigten Wirkung hervor. Was als Beruhigungsmittel verabreicht wird, kann nun Erregung, Unruhe, Verwirrung, Angst und Depressionen auslösen. Allesamt Symptome, die Angehörige und Ärzte (wenn sie die wahren Ursachen nicht kennen) daran zweifeln lassen können, ob das Gehirn des Betroffenen noch intakt ist – oder bereits unheilbar defekt. Der Schritt zur Fehldiagnose Demenz ist dann nicht weit.

Viele Menschen unterschätzen zudem, wie schnell Benzodiazepine abhängig machen. Das liegt auch daran, dass sie nicht wissen, dass diese Art von Abhängigkeit in der Regel nicht dem klassischen Bild einer Sucht entspricht. Zwar lässt auch hier die Wirkung der Mittel mit der Zeit nach, so dass einige der Betroffenen die Dosis nach und nach steigern. Die meisten behalten jedoch die gleiche Menge über lange Zeit bei. Sie brauchen oft nur eine halbe Tablette am Tag. Viele von ihnen halten sich deshalb selbst gar nicht für abhängig. Doch schon nach der Einnahme über einige Wochen können Absetzsymptome auftreten. Zum Beispiel dann, wenn man vergisst, die Tabletten zu nehmen; wenn man aufhören will, die Pillen zu schlucken; oder aber, wenn man wegen eines Unfalls oder einer Operation ins Krankenhaus kommt. Häufig bestehen Absetzsymptome in genau den Beschwerden, gegen die die Medikamente ursprünglich verschrieben wurden: Angstzustände mit Panikattacken, Schweißausbrüche, Schlafstörungen. Selbst für Ärzte ist es dann schwer zu unterscheiden, ob es sich um Nebenwirkungen oder Entzugserscheinungen handelt.

Einige Mittel, darunter das am häufigsten gegen Ängste verordnete Mittel Lorazepam, stehen im Verdacht, besonders heftige Entzugserscheinungen hervorzurufen, wie Entfremdungserlebnisse, Selbstmordgedanken und Wahrnehmungsstörungen beim Sehen und Hören, bis hin zu einem akuten Verwirrtheitszustand (Entzugsdelir) und einer Entzugspsychose mit Krampfanfällen. Kein Wunder also, dass es etlichen Menschen schon nach wenigen Wochen schwerfällt, die Mittel nicht mehr zu nehmen. Experten zufolge bekommen viele Frauen und Männer hierzulande die Mittel gar nicht mehr wegen akuter Probleme verschrieben, sondern nur noch, um die Entzugserscheinungen zu unterdrücken, die durch eine andauernde Einnahme entstanden sind.

Schätzungen gehen davon aus, dass es bis zu 1,2 Millionen Menschen in Deutschland so geht.

Würden sich alle Ärzte an die Regeln der Kunst halten, dürfte es in den meisten Fällen gar nicht so weit kommen. Denn eigentlich sollen Beruhigungsmittel wie Tavor, Valium oder Diazepam nur in seltenen Fällen wie etwa akuten Krisensituationen gegen sehr starke Angst- und Erregungszustände verabreicht werden, bis andere Maßnahmen wie etwa psychosoziale Hilfen greifen. Und das auch nur in geringster Dosierung sowie maximal zwei bis vier Wochen lang. Verbraucherschützer wie die renommierte US-Organisation Public Citizen raten seit Jahren sogar ganz von einer Benzodiazepin-Einnahme ab. Neuerdings schlagen sie noch aus einem anderen Grund Alarm: Menschen über 65 Jahre, die längere Zeit Benzodiazepine schlucken, haben einer 2013 veröffentlichten Studie zufolge ein um 60 Prozent höheres Risiko, an Demenz zu erkranken als Senioren, die keines dieser Beruhigungsmittel einnehmen.

Was tun bei Schlafmittelabhängigkeit?

Jeder, der bereits seit längerer Zeit ein Schlaf- oder Beruhigungsmittel aus der Gruppe der Benzodiazepine wie Lorazepam oder Diazepam nimmt, sollte versuchen, sich aus der Abhängigkeit zu befreien. Das allerdings sollte unter fachkundiger Anleitung und möglichst auch mit Unterstützung durch Menschen aus dem privaten Umfeld wie dem Partner, Familienangehörigen oder Freunden geschehen. Zudem dürfen die Medikamente nicht plötzlich abgesetzt werden. Vielmehr sollte die Dosis nach und nach reduziert werden. Andernfalls ist mit unangenehmen und zum Teil auch gefährlichen Absetzsymptomen zu rechnen. Apotheker oder Mediziner können Ihnen Hinweise geben, wie man in der Zeit der Entwöhnung für guten Schlaf sorgen kann.

Die gute Nachricht ist: Eine Entwöhnung ist auch in hohem Alter möglich und sinnvoll. Experten zufolge können davon auch

Menschen, die weit über 80 Jahre alt sind, sehr profitieren. In vielen Fällen ist ein Entzug von Benzodiazepinen sogar ambulant möglich. Das hat kürzlich ein vom Bundesgesundheitsministerium gefördertes Modellprojekt gezeigt, in dem speziell dafür geschulte Apotheker in Zusammenarbeit mit Hausärzten die Patienten über mehrere Wochen bei der Entwöhnung fachlich begleitet hatten. 80 Prozent der Patienten, die ihr Benzodiazepin im Rahmen des Behandlung vollständig absetzen konnten, gaben bei einer Befragung drei Monate nach Abschluss der Therapie an, seitdem keine dieser Tabletten mehr eingenommen zu haben. Von denjenigen, welche die Dosis reduziert hatten, gaben fast drei Viertel an, bei der niedrigen Dosis geblieben zu sein. Ein Fünftel von ihnen hatte sie sogar weiter reduziert. Dies deutet darauf hin, dass das Konzept auch nachhaltig erfolgreich ist.

Alle Patienten, welche die Tabletten abgesetzt oder die tägliche Dosis reduziert hatten, berichteten, dass es ihnen deutlich besser geht als vor Beginn der Behandlung. Zudem erwies sich das im Modellprojekt praktizierte Vorgehen als sehr sicher: Fast 83 Prozent der Ärzte stellten bei ihren Patienten im Verlauf der Intervention keine oder allenfalls leichte Entzugssymptome fest. Keiner beschrieb sehr schwere Entzugssymptome. Zwei Drittel schätzten das psychische Empfinden der Patienten nach Abschluss als gut oder sehr gut ein.

Unterstützung bei der Suche nach nahegelegenen Hilfs- und Beratungsstellen bietet unter anderem die Bundeszentrale für gesundheitliche Aufklärung (BzgA) unter der Telefonnummer: 0221/892031 (Mo–Do 10 bis 22 Uhr; Fr–So 10 bis 18 Uhr). Weitere Infos finden Sie im Internet unter www.bzga.de.

Mittel gegen Depression (Antidepressiva): Problematischer als lange gedacht

Mit Sorge beobachten unabhängige Mediziner und Arzneimittelexperten in den vergangenen Jahren einen auffälligen Trend: Der Konsum von Medikamenten, die das Gehirn beeinflussen und dadurch eine Änderung der psychischen Verfassung bewirken, nimmt hierzulande massiv zu. Allein die Verordnungen für Antidepressiva haben sich in den letzten zehn Jahren verdoppelt. Insgesamt wurden 2014 allein in Deutschland mehr als 1,4 Milliarden (!) Tagesdosen von Psychopharmaka verkauft. 2005 waren es noch 717 Millionen Tagesdosen gewesen. Das heutige Verordnungsvolumen von Antidepressiva sei »irritierend hoch«, heißt es denn auch im Arzneiverordnungsreport 2015. Doch noch immer fordern einige namhafte Psychiater einen verstärkten Einsatz dieser Medikamente – auch und gerade bei älteren Menschen. Dabei hat sich längst erwiesen, dass Antidepressiva – entgegen anders lautender Behauptungen – wenig mehr oder überhaupt nicht besser nützen als ein Scheinmedikament (Placebo). Doch nicht nur das. Sie sind auch deutlich problematischer, als es lange schien. Zum einen können viele dieser Mittel Demenzsymptome und scheinbar typische Begleiterscheinungen einer geistigen Umnachtung wie Aggressionen, Selbstmordgedanken und feindseliges Verhalten hervorrufen. Zum anderen machen vieler dieser Mittel abhängig – und rufen beim Absetzen mitunter massive Entzugssymptome hervor.

Die sogenannten trizyklischen Antidepressiva, die schon seit den 1950er-Jahren gegen Depressionen eingesetzt werden, sind seit Längerem dafür bekannt, dass sie geistige Störungen verursachen. Die Mittel verkaufen sich trotzdem gut. Allein von den Klassikern Amitriptylin, Doxepin und Trimipramin wurden 2014 in Deutschland fast 170 Millionen Tagesdosen verordnet. Das liegt auch daran, dass die Hersteller für Trizyklika eine Vielzahl neuer Anwendungsgebiete gefunden haben: Mediziner setzen die Mittel heute nicht nur bei seelischen Nöten, sondern auch zur Behandlung von Schmerzen durch chronische Nervenschädigungen ein. Solche Neuropathien entstehen zum Beispiel als Folge einer Zuckerkrankheit (Diabetes) oder durch Alkoholmissbrauch.

Längst haben jedoch neuere Antidepressiva den Trizyklika den Rang abgelaufen, sogenannte SSRI oder SNRI wie Citalopram, Fluoxetin oder Venlafaxin. SSRI sind seit einigen Jahren Kassenschlager der Pharmaindustrie. Die Verordnungszahlen für Produkte aus dieser Medikamentengruppe haben sich in den vergangenen zehn Jahren mehr als verdreifacht. 2014 wurden allein in Deutschland mehr als 630 Millionen Tagesdosen von unterschiedlichen SSRI verordnet. Was viele Ärzte bis heute nicht wissen oder nicht glauben wollen: Sowohl die älteren trizyklischen Antidepressiva als auch die neueren SSRI werden nicht nur in ihrer Wirksamkeit überschätzt. Gleichzeitig werden auch die Nebenwirkungen dieser Mittel unterschätzt (siehe auch Kapitel 2). So sind zum Beispiel Entzugserscheinungen viel schwerer und weiter verbreitet, als viele Hersteller das zugeben: Bei bis zu einem Drittel der Patienten, die mit einem Antidepressivum aus der Gruppe der SSRI oder SNRI behandelt werden, kommt es nach dem Absetzen des jeweiligen Mittels zu Entzugssymptomen, berichtete kürzlich die Fachzeitschrift *Arzneimittelbrief.* Diese könnten »sehr beängstigend sein« – und sie würden leider oft mit einem Rückfall der ursprünglichen Krankheit verwechselt. Das führe nicht selten dazu, dass diese Arzneimittel unnötig weiter verordnet werden. Ein sicheres Absetzen könne Monate dauern.

Generell, raten die Autoren des Beitrags im *Arzneimittelbrief,* sollten SSRI oder SNRI daher »sehr zurückhaltend verordnet werden«. Manche Experten raten Patienten, die an Depressionen leiden, sogar ganz von Antidepressiva ab. Ein Nutzen von Antidepressiva sei auch bei sehr schwer Erkrankten bisher nicht hinreichend belegt, urteilt etwa das *arznei-telegramm.* Die Autoren stützen sich dabei unter anderem auf Untersuchungen des Psychologen Irving Kirsch. In einer 2008 veröffentlichten Übersichtsarbeit kam der Forscher zu dem Schluss, der Nutzen dieser Medikamente werde regelmäßig überschätzt. Antidepressiva, so das Fazit seiner Studie, seien mehr oder weniger wirkungslos und nützten kaum mehr als ein Placebo.

Fragwürdige Allzweckwaffe gegen Psychosen, Schmerzen, Schlafstörungen: Antipsychotika

Antipsychotika (Neuroleptika) sind Arzneimittel, die viele Funktionen des Nervensystems dämpfen. Sie wurden ursprünglich zur

Abmilderung von Wahnvorstellungen und Halluzinationen (Psychosen) bei Schizophrenie und Manie auf den Markt gebracht. Heute verschreiben Ärzte diese Mittel jedoch zunehmend auch für andere Zwecke, wie chronische Schmerzen und Schlafstörungen. Die Verordnung von Antipsychotika hat in den vergangenen Jahren massiv zugenommen. Besonders häufig eingesetzt werden sie in Alters- und Pflegeheimen. Rund zwei Drittel der Bewohner erhalten dort ein solches Medikament. Oft geht es darum, ältere Menschen mit »Verhaltensstörungen« wie Unruhe oder Aggressivität ruhigzustellen und zu verhindern, dass sie »die Abläufe im Heim stören«.

Antipsychotika haben zum Teil gravierende Nebenwirkungen. Viele Menschen bekommen zum Beispiel Probleme mit dem Sprechen. Sie sind dadurch oft nicht mehr in der Lage, Ärzten und Pflegern gesundheitliche Probleme wie starke Schmerzen oder Komplikationen wie etwa einen gefährlichen Verschluss der Blase (Harnverhalt) mitzuteilen. Das führt bei den Betroffenen nicht nur zu Angst und Leidensdruck, sondern mitunter auch zu Wut und Verzweiflung angesichts der eigenen Ohnmacht. Forscher haben zudem Hinweise darauf gefunden, dass die Mittel bei längerem Einsatz den geistigen Abbau beschleunigen.

Bei rund einem Drittel der Menschen, die Antipsychotika einnehmen, rufen die Mittel Bewegungsstörungen und krampfartige Anspannungen von Muskeln und Muskelgruppen hervor. Viele von ihnen leiden aufgrund der Medikamente unter einer quälenden Unruhe, die sie zwingt, ständig Füße und Oberschenkel zu bewegen. Sie machen sinnlose Kaubewegungen, die an ein mümmelndes Kaninchen erinnern, oder bekommen Zungen- und Schlundkrämpfe, die sie am Sprechen hindern. Das Widersinnige daran: Etliche Patienten werden von Antipsychotika so unruhig, dass sie ständig herumzappeln, ziellos umherlaufen wollen, auf der Stelle treten oder mit den Knien wippen. Mitunter treten auch Gleichgewichtsstörungen, Bettnässen, parkinsonähnliche Symptome (Zittern) und schwere Verhaltensstörungen auf.

Etliche Menschen, denen Antipsychotika verabreicht werden, nehmen durch die Einnahme dieser Mittel nicht nur stark zu. Einige von ihnen bekommen davon auch gefährlich erhöhte Blutzuckerwerte (Überzuckerung), die zu Diabetes führen und in schweren Fällen tödlich verlaufen können. Darüber hinaus verursachen Antipsychotika häufig Fettstoffwechselstörungen, die krankhaft erhöhte Cholesterin- und Triglyzeridwerte nach sich ziehen.

Medikamente, die häufig zu Gedächtnisverlust und Verwirrtheit führen, sind:

- Schlaf- und Beruhigungsmittel
- Antidepressiva
- Schmerzmittel
- Alzheimer-Medikamente
- Antipsychotika
- Cholesterinsenker
- Antibiotika
- Parkinson-Medikamente
- Allergiemittel (Antihistaminika)
- Blutdrucksenker (Betablocker, Calcium-Antagonisten, Diuretika)
- Entwässernde Mittel zur Behandlung von Ödemen/Herzinsuffizienz (Diuretika)
- Medikamente gegen häufigen Harndrang/Bettnässen
- Medikamente gegen Sodbrennen und Magengeschwüre (Ulkustherapeutika)
- Medikamente gegen Übelkeit
- Mittel gegen Muskelbeschwerden und Spannungskopfschmerz
- Medikamente gegen Asthma oder »Raucherlunge« (COPD)
- Kortikoide
- Mittel gegen Herzrhythmusstörungen

Beispiele für problematische Präparate

Schlaf- und Beruhigungsmittel (Benzodiazepine):
- Lorazepam (Tavor)
- Diazepam (Valium)
- Bromazepam (Lexotanil)
- Oxazepam (Adumbran)
- Alprazolam (Tafil)
- Clorazepat (Tranxilium)
- Temazepam (Remestan, Planum)

Mittel gegen Depression (Antidepressiva):
- Saroten/Amitriptylin
- Aponal/Doxepin
- Herphonal, Stangyl/Trimipramin
- Insidon, Opipram/Opipramol
- Tofranil/Imipramin
- Nortrilen/Nortriptylin
- Seroxat/Paroxetin
- Lithium

Schmerzmittel:
- Fentanyl
- Pethidin
- Methadon
- Morphin
- Tramadol

Mittel gegen Erregung, Unruhe, aggressives Verhalten (Antipsychotika/Neuroleptika)
- Halodol/Haloperidol
- Dipiperon/Pipamperon
- Risperdal/Risperidon

- Zyprexa/Olanzapin
- Seroquel/Quetiapin
- Abilify/Aripiprazol

9. Fragwürdiger Tröster: Alkohol im Alter

Er gehört zu unserer Gesellschaft wie das tägliche Brot. Ob Hochzeit, Geburtstag, Silvester oder romantisches Dinner zu zweit – fast immer ist Alkohol in Form von Wein, Bier oder Schnaps mit im Spiel, um beschwingter zu feiern, die Stimmung zu heben oder die Nähe zu anderen Menschen zu fördern. Und keine Frage: In Maßen genossen, trägt Alkohol oft zu Geselligkeit und kulinarischen Genüssen bei. Den meisten Erwachsenen über 60 Jahren hierzulande ist der Umgang damit vertraut. Sie haben ihn, so würde man denken, gut im Griff. Für etliche Senioren wird Alkohol dennoch zum ernsten Problem. Denn mit zunehmendem Alter verträgt der Körper Alkohol immer schlechter. Mengen, die früher problemlos toleriert wurden, können viel schneller zu Trunkenheit und so zu Stürzen und Unfällen führen. Auch die Nervenzellen im Gehirn werden feinfühliger gegenüber dem in Bier, Wein und Schnaps enthaltenen Ethanol und leiden länger als in jungen Jahren. So kommt es, dass das Nervensystem älterer Menschen selbst bei sinkenden Trinkmengen Schaden erleidet.

Zudem sind auch Senioren nicht vor problematischem Trinken gefeit: Zahlreiche Männer und Frauen über 60 Jahren trinken Alkohol, um körperliche Beschwerden zu lindern oder negative Gefühle wie Trauer, Einsamkeit, Langeweile und Angst besser ertragen zu können. Und nicht nur das. Viele ältere Menschen nehmen regelmäßig Medikamente, zum Teil mehrere parallel. Häufig ist den Betroffenen dabei nicht bewusst, dass etliche Arzneimittel die Wirkung von Alkohol auf das Gehirn verstärken. Zwischen

Medikamenten und Alkohol kann es außerdem zu zahlreichen anderen gesundheitsschädigenden und sogar gefährlichen Wechselwirkungen kommen.

Nicht immer handelt es sich bei den problematischen Getränken um Bier, Wein oder Schnaps. Häufig wird auch ein vermeintlich harmloses Hausmittel als Tröster genutzt. Ob »Doppelherz« oder »Buerlecithin« – so manches, was als Stärkungsmittel für ältere Menschen angeboten wird, enthält beträchtliche Mengen an Ethanol. Spitzenreiter unter den Hochprozentigen in der Hausapotheke, der vor allem von Frauen getrunken wird, ist »Klosterfrau Melissengeist«. Das vermeintliche »Aufbaumittel aus der Natur« ist 80-prozentiger Alkohol – und damit genauso stark wie der stärkste erhältliche Rum. »Das ist der Einstieg in den Alkoholismus«, konstatiert die Psychologin Professor Irmgard Vogt von der Fachhochschule Frankfurt am Main.

Bis zu 25 Prozent aller Demenzen entstehen durch Alkohol

Die Zahlen sprechen eine klare Sprache: Mehr als zehn Millionen Menschen hierzulande trinken in gesundheitlich riskanten Mengen Alkohol. Etwa zwei Millionen gelten als abhängig. Und der Anteil der Senioren unter ihnen nimmt seit Jahren zu. Heute schätzt man, dass bei zwei bis drei Prozent der Männer und 0,5 bis ein Prozent der Frauen über 65 Jahre eine Alkoholabhängigkeit oder ein Alkoholmissbrauch vorliegt.[21] Mehr als 15 Prozent der Menschen ab 60 Jahre konsumieren Alkohol in riskanter Weise – das ist fast jeder Sechste.

Damit schaden sie nicht nur ihrer Leber. Da Alkohol durch das Blut über den ganzen Körper verteilt wird, kommt es bei regelmäßig erhöhtem Konsum in praktisch allen Geweben zu Zellschädigungen: in der Bauchspeicheldrüse, im Herzen, in peripheren Nerven, den Muskeln – und eben auch im Gehirn. Viele Folgen von langjährig erhöhtem Alkoholkonsum werden aber erst in der zweiten Lebenshälfte sichtbar. Mit zunehmendem Alter äußern sie sich auch und gerade in kognitiven Störungen. Mehreren Studien zufolge ist Alkohol wohl die alleinige oder zumindest eine maßgebliche Ursache von 10 bis 25 Prozent aller Demenzerkrankungen. Bezogen auf Deutschland bedeutet das: 150.000 der schätzungsweise 1,5 Millionen Demenzkranken hierzulande sind allein deshalb unheilbar geistig umnachtet, weil sie regelmäßig größere Mengen Alkohol getrunken haben. Bei weiteren 315.000 bis 375.000 der dementiell Erkrankten hat ein jahrelanger Konsum von zu viel Bier, Schnaps, Wodka oder Sekt die Entwicklung des Leidens zumindest stark gefördert.

Warum gezielte Therapie hilft – und falsch verstandene Loyalität schadet

Experten gehen davon aus, dass hierzulande rund 400.000 Menschen über 60 Jahren alkoholabhängig sind oder Alkohol missbrauchen. Auffällig hoch ist auch der Anteil alkoholkranker Senioren in Alten- und Pflegeheimen. Bis zu einem Viertel der Bewohner sind als alkoholsüchtig diagnostiziert. Die Dunkelziffer liegt vermutlich deutlich höher. Denn in der Regel werden von den Medizinern nur schwere Fälle erkannt. Allerdings wird Sucht im Alter kaum wahrgenommen, so die Deutsche Hauptstelle für Suchtfragen (DHS). Denn zum einen bleiben die durch Alkohol bedingten körperlichen und geistigen Störungen oft über lange Zeit im Verborgenen. Unter anderem deshalb, weil es bei älteren Patienten häufig schwieriger ist, eine Suchtproblematik zu erkennen. Besonders auffällige Verhaltensweisen wie Trinkexzesse oder impulsive aggressive Äußerungen werden bei ihnen seltener. Gleichzeitig ist es häufig nicht leicht, altersbedingte Veränderungen von Folgeschäden des Alkohols zu unterscheiden. Denn bei Senioren zeigt sich ein Alkoholmissbrauch überwiegend in vermeintlich geriatrischen Symptomen wie Durchfall, Blaseninkontinenz, Fehlernährung und der Neigung zu Stürzen mit Prellungen oder Knochenbrüchen.

Zum anderen spielen viele der Betroffenen die Krankheitsanzeichen gegenüber Ärzten und anderen Menschen herunter. Denn das Eingeständnis, ein Alkoholproblem zu haben, wird als zu beschämend erlebt. Auch das Umfeld, so die DHS, nehme die Symptome häufig schweigend hin. Selbst wenn sich Mediziner oder Pfleger die Mühe machen, Angehörige zu befragen, hilft das nicht immer weiter, weil Verwandte und Freunde die Probleme mitunter leugnen oder bestreiten. Entweder aus Scham oder aus falsch verstandener Loyalität. Das aber ist aus Sicht von Experten ein schwerwiegender Fehler. Längst sei erwiesen, betont die DHS, dass ältere Menschen mit Alkoholabhängigkeit keineswegs »therapieunfähig« sind. Eine psychotherapeutische Behandlung sei bei Senioren genauso sinnvoll und erfolgreich wie bei jüngeren Patienten.

Denkstörungen, verändertes Wesen, Stürze und epileptische Anfälle

Alkoholbedingte Schäden im Gehirn zeigen sich in den typischen Symptomen einer Demenz: Die Betroffenen haben Probleme mit dem Gedächtnis, sie können sich schlecht konzentrieren. Zudem lassen die Aufmerksamkeit, die Zeitwahrnehmung, das räumliche Vorstellungsvermögen, die Urteilsfähigkeit, der eigene Antrieb und die Fähigkeit, Probleme zu lösen, nach. Darüber hinaus verändert sich die Persönlichkeit. Etliche der Patienten werden aggressiver und gewaltbereiter, als sie es früher waren. Viele neigen zu Stimmungsschwankungen, zu Angstzuständen und zu einem gesteigerten Misstrauen. Sie leiden unter Depressivität und haben zum Teil sogar Selbstmordgedanken. Manch einer von ihnen entwickelt auch psychotische Störungen oder bekommt epileptische Anfälle.

Alkohol schadet dem Gehirn aber nicht nur direkt, sondern auch indirekt – und zwar aus mehreren Gründen. Chronisch alkoholkranke Menschen erleiden häufiger Stürze und Unfälle, bei denen es zu einer Gehirnerschütterung, einem Schädel-Hirn-Trauma oder einer Hirnblutung kommt, was gerade im Alter schwere Hirnschäden nach sich ziehen kann. Zudem treten bei Alkoholabhängigen häufig lebensbedrohliche Störungen wie eine Unterzuckerung oder eine verminderte Herzfunktion auf, die oft nicht erkannt werden. Auch sie schaden dem Gehirn zusätzlich, weil es auf eine ständige Zufuhr von Energie und Sauerstoff angewiesen ist.

Die leise Epidemie: Warum es so wichtig ist, von einer Alkoholkrankheit zu wissen

Das Ausmaß des Problems verblüfft, wenn man in die Krankenhauszahlen blickt. Psychische und Verhaltensstörungen durch Alkohol sind in Deutschland die *zweithäufigste* Krankheitsdiagnose von Patienten im Krankenhaus. Bei den männlichen Patienten liegt sie 2014 mit 248.000 Fällen sogar an erster Stelle. Das liegt unter anderem daran, dass Alkoholmissbrauch eine Reihe von schwerwiegenden Folgekrankheiten nach sich zieht – wie Bewusstseinsstörungen, Bauchspeicheldrüsenentzündung, Magenblutung bei Leberzirrhose oder Lungenentzündung. Zudem erleiden die Betroffenen häufiger Schädel-Hirn-Verletzungen, weil sie stürzen oder einen Unfall erleiden. Alkoholkranke Patienten stellen auch für Notfallmediziner eine besondere Herausforderung dar. Sie müssen sich überdurchschnittlich oft um Alkoholabhängige kümmern. Durch den akuten oder chronischen Alkoholmissbrauch aber werden deren Beschwerden oft fehlinterpretiert oder gar nicht erkannt.

Doch nicht nur Rettungsmediziner, auch Chirurgen, Hausärzte und Pflegeheime sollten bei geistig beeinträchtigten Senioren mit einer möglicherweise vorhandenen Alkoholabhängigkeit rechnen. Das zeigt unter anderem eine Untersuchung, die das Berliner Uniklinikum Charité vor einiger Zeit vornahm. Jeder sechste Patient, der sich dort einer Operation unterzieht, ist demnach alkoholkrank. Alkoholabhängige aber haben nach einer Verletzung oder Operation nicht nur ein erhöhtes Risiko für Blutungen, Infektionen, Herzrhythmusstörungen und leiden nach einer Operation unter deutlich mehr Stress, der ein zusätzliches Delir fördern kann. Ihnen droht auch eine potenziell lebensgefährliche Komplikation: ein Delirium tremens.

Vorsicht bei plötzlicher Einweisung ins Krankenhaus oder Pflegeheim!

Dabei handelt es sich um eine Störung der Hirnfunktionen, die in der Regel durch ein abruptes Absetzen des Alkohols bei länger bestehender Alkoholkrankheit ausgelöst wird. Das Absetzen passiert mitunter völlig unbeabsichtigt. Zum Beispiel bei einer Einweisung ins Krankenhaus oder bei der Verlegung in ein Pflegeheim, wo der Patient plötzlich keinen Alkohol mehr bekommt. Ein Delirium tremens kann aber auch durch einen Rausch selbst ausgelöst werden. Die Betroffenen sind desorientiert, unruhig, sehen weiße Mäuse oder andere Wahnbilder, haben Angstzustände, denken unzusammenhängend, sind gleichzeitig reizbar und albern. Sie bekommen teilweise Krämpfe, Zitteranfälle und schwere Kreislaufprobleme. Der Schweregrad reicht von leicht bis tödlich. Unbehandelt sterben im Schnitt 15 bis 30 Prozent der Betroffenen daran. Besonders hoch ist das Risiko bei älteren Patienten sowie bei Menschen, die bereits wiederholt ein Delirium tremens erlitten haben.

Wer ein solches Alkoholdelir überlebt, erholt sich zwar meist nach vier bis zehn Tagen. Angst, Schlafstörungen und leichte vegetative Beschwerden können aber noch bis zu einem halben Jahr danach bestehen. Rund die Hälfte aller Alkoholdelirien beginnt mit epileptischen Anfällen. Sie werden jedoch häufig nicht bemerkt oder erkannt. Sei es, weil der Betroffene allein ist und niemand davon erfährt, sei es, weil der Anfall als alkoholisch bedingter Dämmerzustand gedeutet wird.

10. Das Korsakow-Syndrom

Der russische Neurologe Sergej Korsakow hat die rätselhafte Störung zum ersten Mal im Detail beschrieben: Einige Menschen erleiden im Laufe ihres Lebens einen Gedächtnisverlust, der sie unfähig macht, sich neu Erlebtes zu merken. Sie können Informationen im Kurzzeitgedächtnis nicht mehr so verarbeiten, dass diese dauerhaft im Langzeitgedächtnis gespeichert werden. Diese Unfähigkeit kann so ausgeprägt sein, dass sie sich Sachverhalte nicht einmal mehr für Sekunden einprägen können. »Die Erinnerung an kurz zurückliegende Ereignisse ist fast gänzlich zerstört«, schrieb Korsakow 1887. »Eindrücke aus der unmittelbaren Vergangenheit werden offenbar als erste getilgt, während solche, die aus früherer Zeit stammen, genau erinnerlich sind.« Oft werden durch den Gedächtnisverlust Jahre des eigenen Lebens unwiederbringlich ausgelöscht.

Gerade Gesagtes oder miteinander Besprochenes kann einen Moment später wieder vergessen sein. Häufig wissen Korsakow-Patienten beispielsweise im Pflegeheim nicht, wo sie sind, was dieser Mensch (der Pfleger) in ihrem Zimmer von ihnen will oder wie dieser heißt – auch, wenn sie schon mehrere Tage oder Wochen in dem Heim sind und der Pfleger sie mehrmals täglich versorgt. Zudem kann es vorkommen, dass sie sich nicht mehr daran erinnern können, was vor dem Auftreten der Gedächtnisstörungen passiert ist und warum sie beispielsweise in das Pflegeheim oder das Krankenhaus gebracht wurden. Charakteristisch für das nach dem russischen Mediziner benannte Korsakow-Syndrom sind aber nicht nur auffällige Gedächtnislücken. Dadurch, dass den Betroffenen ein Abschnitt der eigenen Lebensgeschichte »abhanden« gekommen ist, sind sie zeitlich und räumlich desorientiert und ohne Kontinuität. Wahrnehmungen folgen einander in unbegreiflicher Schnelligkeit, ohne verarbeitet werden zu können. Sie können Ereignisse nicht mehr in Relation setzen und verlieren die Fähigkeit, zwischen wahr und unwahr, wichtig und unwichtig, wirklich und unwirklich zu unterscheiden.

Um die eigene Identität zu wahren, braucht der Mensch aber eine fortlaufende innere Geschichte. Und da häufig die Auffassungsgabe der Patienten, ihr Scharfsinn und ihre geistige Beweglichkeit kaum beeinträchtigt sind, kommt es zu einem Phänomen, das Außenstehende befremdet und – falls sie die Hintergründe nicht kennen – auch verärgern kann: In Gesprächen mit anderen Menschen füllen Korsakow-Patienten ihre Gedächtnislücken immer wieder mit verschiedenen alten Erinnerungen oder selbst erfundenen Details auf. Sie knüpfen Erfahrungen in der Gegenwart immer wieder neu an einen fixierten, längst vergangenen Zeitpunkt ihres früheren Lebens an.

Im Fachjargon werden solche phantasiereichen selbstgebastelten Geschichten Konfabulationen genannt. Hinter den falschen Geschichten steckt nicht die Absicht zu lügen. Vielmehr sind die Patienten einfach nicht mehr in der Lage, Ereignisse sinnvoll und wahrheitsgemäß wiederzugeben – und halten ihre Geschichten in dem Moment, in dem sie diese erzählen, selbst für real. Manche erfinden ihre Geschichten in einer hektischen verzweifelten Suche nach einem Sinn immer wieder neu. Sobald sie mit anderen Menschen zusammen sind, versuchen sie, diese in ihr Leben einzuordnen und in ihnen Personen wiederzuerkennen, mit denen sie früher zu tun hatten. Viele der Betroffenen sind sich ihrer Gedächtnisstörung gleichzeitig bewusst und auch nicht bewusst. Sie merken, dass etwas fehlt und dass sie ständig auf Widersprüche zwischen ihrer »inneren Geschichte« und der Realität stoßen. Allerdings vergessen sie diese Widersprüche nach kurzer Zeit. Sie knüpfen Erfahrungen in der Gegenwart immer wieder neu an einen fixierten, längst vergangenen Zeitpunkt ihres früheren Lebens an.

Sergej Korsakow hat die Störung zuerst anhand einer Untersuchung bei 18 Alkoholikern charakterisiert. Tatsächlich erkranken auch hierzulande und heute vor allem jene Menschen daran, die schon lange chronisch alkoholkrank sind. Später zeigte sich jedoch, dass das Syndrom auch nach anderen Formen von schweren Kopfverletzungen, Schlaganfällen, operativen Eingriffen am Kopf und Hirnblutungen sowie nach Vergiftungen (zum

Beispiel durch Psycho-Drogen oder Medikamente) und Infektionen wie Hirnentzündung, Fleckfieber oder Typhus sowie bei bösartigen Gehirntumoren auftreten kann. Eine der häufigsten und zudem vermeidbaren Ursache ist jedoch langjähriger Alkoholmissbrauch. In dessen Folge kann sich ein Korsakow-Syndrom sowohl allmählich als auch akut entwickeln. Auslöser für die akute Form ist oft ein Delir oder aber eine bestimmte Form der Gehirnentzündung namens Wernicke-Enzephalopathie. Mediziner sprechen deshalb auch häufig von einem Wernicke-Korsakow-Syndrom.

11. Vitamin-Mangel

- **Vitamin B1-Mangel:** Eigentlich ist Vitamin B1 (Thiamin) in ausreichender Menge in unserer Nahrung enthalten. Doch selbst in Industrienationen wie Deutschland sind etliche Menschen von Vitamin-B1-Mangel betroffen, der schwerwiegende Folgen haben kann. Denn eine anhaltende, ausgeprägte Unterversorgung mit Vitamin B1 schädigt die Nervenzellen des Gehirns, wodurch diese zunehmend beeinträchtigt werden und schließlich absterben. Dies kann dazu führen, dass das Gehirn bestimmte Aufgaben nicht mehr wie gewohnt erfüllen kann. Häufige Symptome eines Vitamin-B1-Mangels sind Schlafstörungen, Muskelschmerzen und Herz-Kreislauf-Störungen sowie psychische Veränderungen wie Ängste, Depressionen und Reizbarkeit.

  Eine mögliche gefährliche Folge ist eine Erkrankung des Gehirns, der Wernicke-Enzephalopathie. Zu den Symptomen gehören unter anderem Unruhe, Desorientiertheit sowie Koordinations-, Gedächtnis- und Sehstörungen. Eine akute Wernicke-Enzephalopathie kündigt sich meist über Tage durch unklare Beschwerden wie Übelkeit, Schwindel, Erbrechen, Kopfschmerzen, leichtes Fieber und Herzklopfen an. Innerhalb von Stunden kann sich daraus jedoch eine dramatische Situation entwickeln. Die Betroffenen sind desorientiert, können auf einmal ihre Augen nicht mehr richtig bewegen und ihre Blickrichtung nicht mehr willkürlich wählen. Sie sehen zum Teil Doppelbilder, haben Sprechstörungen, können nur noch unsicher gehen und stehen. Sie sind konfus und erzählen wirre Geschichten. Einige der Betroffenen bekommen eine Psychose. Für eine Unterversorgung kann es zahlreiche Gründe geben. Häufig führt eine Mangel- oder Unterernährung, wie sie bei alkoholkranken Menschen oder bei Menschen mit Essstörungen wie Magersucht oder Bulimie auftritt, zu einem Vitamin-B1-Defizit. Stark alkoholabhängige Menschen decken teilweise ihren kompletten Energiebedarf über alkoholische Getränke, wodurch es zwangsläufig zu Mangelerscheinungen – nicht nur von Vitamin B1 – kommt. Es gibt aber auch andere Ursachen für eine Wernicke-Enzephalopathie. So kann ein gefährlicher Vitamin-B1-Mangel bei Menschen auftreten, die lange Zeit über Infusionen ernährt werden oder sich selbst sehr einseitig ernähren, indem sie beispielsweise fast nur Weißmehlprodukte essen. Auch Erkrankungen der Niere, der Leber, des Magens (zum Beispiel Magenschleimhautentzündung) oder des Darms (Morbus Crohn, Zöliakie) können dazu führen, dass der Körper nicht mehr ausreichend Thiamin aufnehmen kann. In der Folge kann es dann ebenfalls zu einer Wernicke-Enzephalopathie kommen. Beim Auftreten von Symptomen einer Wernicke-Enzephalopathie sollte umgehend ein Arzt verständigt werden, der die Situation erkennen und dem Patienten sofort Vitamin B1 verabreichen kann. Anschließend muss der Patient in einem Krankenhaus weiter behandelt und überwacht werden. Bei rechtzeitiger Behandlung gehen viele Symptome wie Sehstörungen und Bewusstseinstrübungen meist innerhalb kurzer Zeit wieder zurück. Bewegungsstörungen brauchen in der Regel mehrere Wochen, bis sie wieder verschwinden. In rund vier von zehn Fällen bleiben dauerhaft

Bewegungseinschränkungen bestehen. Drei Viertel der Patienten behalten psychische Beeinträchtigungen zurück. Manche Betroffene haben Glück und es bleiben nur leichte Gedächtnisstörungen bestehen, die sie kaum bemerken. Bei anderen ist innerhalb von Stunden das Gedächtnis dauerhaft zerstört. Die Merkfähigkeit, das Kurzzeitgedächtnis und die Orientierung können völlig verloren gehen. Dadurch werden die Betroffenen unfähig, sich neue Gedächtnisinhalte einzuprägen. Sie können sich nicht mehr konzentrieren und nur noch schlecht orientieren. Sich etwas vorzustellen und in Worten auszudrücken, fällt schwer. Sie zeigen das Vollbild eines Korsakow-Syndroms.

- **Vitamin-B12-Mangel** kann zu neurologischen Störungen, zu einem fortschreitenden Verlust von Nervenzellen, epileptischen Anfällen, Bewegungsstörungen sowie zu einer Schrumpfung des Gehirns und zu Demenz führen. Um dies zu verhindern, ist es wichtig, einen Vitamin-B12-Mangel frühzeitig zu erkennen und zu behandeln. Beides ist heute technisch kein Problem. Dennoch bleibt Vitamin-B12-Mangel häufig unentdeckt. Und nur selten wird an diese Störung als Ursache von Demenz-Symptomen gedacht. Dabei ist Vitamin-B12-Mangel weit verbreitet. Studien zufolge weisen 10 bis 30 Prozent aller Menschen über 65 Jahren eine solche Unterversorgung auf.[22] Die ersten Anzeichen eines Vitamin-B12-Mangels können unter anderem Denk- und Konzentrationsstörungen, Depression und sogar Psychosen sein. Oft, aber nicht immer, kommt es auch zu einer bestimmten Art von Blutarmut (perniziöse Anämie).

  Betroffen sind unter anderem ältere Menschen und Personen, bei denen aufgrund einer Nierenerkrankung oder einer Magen-Darm-Erkrankung wie zum Beispiel Morbus Crohn die Aufnahme von Vitamin B12 aus der Nahrung im Darm gestört ist. Auch die Einnahme bestimmter Medikamente kann zu einem Vitamin-B12-Mangel führen.

Doch bei bestimmten Nieren- oder Magen-Darm-Erkrankungen sowie bei vegetarischer Ernährung oder bei Einnahme bestimmter Medikamente sind die Speicher irgendwann leer.

Säureblocker als Vitaminräuber

Eine maßgebliche Rolle scheinen dabei Mittel gegen Magenprobleme und Sodbrennen zu spielen.[23] Wie eine 2013 veröffentlichte Studie gezeigt hat, erhöhen diese Mittel das Risiko für einen Vitamin-B12-Mangel. Säureblocker (Protonenpumpenhemmer) wie die Wirkstoffe Omeprazol und Pantoprazol zählen in Deutschland zu den meistverkauften Arzneimitteln. Unter anderem deshalb, weil die Mittel häufig allzu sorglos verschrieben und eingenommen werden. Nicht nur Tausende von Menschen, die über längere Zeit Schmerzmittel nehmen, bekommen diese Präparate zum Schutz der Magenschleimhaut verordnet. Auch viele andere greifen regelmäßig zu den Medikamenten, weil sie zum Beispiel aufgrund von Stress einen empfindlichen Magen haben oder zu häufigem Sodbrennen neigen.

Auch Vegetarier sind gefährdet

Es gibt jedoch auch andere Ursachen für einen Vitamin-B12-Mangel. Eine der häufigsten ist langjähriger hoher Alkoholkonsum. Mitunter sind aber auch Vegetarier betroffen. Das Problem dabei: Oft nehmen Vegetarier mit ihrer Nahrung hohe Mengen an Folsäure auf. Zu viel Folsäure kann aber (vor allem bei älteren Menschen) einen Vitamin-B-Mangel überdecken. Eine Studie der Tufts University in Boston hat vor wenigen Jahren gezeigt: Menschen mit hohen Folsäure- und niedrigen Vitamin-B12-Blutwerten haben fünfmal so häufig Anämien und kognitive Defizite wie Personen mit normalen Blutwerten.

Immer wieder ist zu lesen, dass auch ein Folsäure-*Mangel* zur Entstehung kognitiver Störungen führen könne – vor allem in Kombination mit einem Mangel an Vitamin B12 oder B6. Die Folge von Folsäure- und Vitamin-B12-Mangel, so die Verfechter dieser Theorie, seien erhöhte Homocystein-Werte. Homocystein ist ein Eiweiß-Baustein (Aminosäure) und kommt natürlicherweise im menschlichen Körper vor. Ein Zuviel davon sei ein Risikofaktor für eine Reihe von Erkrankungen, darunter Gefäß- und Herz-Kreislauf-Erkrankungen, Schlaganfall und eben Demenz. Manch ein Mediziner bezeichnet Homocystein daher schon als »das neue Cholesterin«, das dringend behandelt werden müsse. Vor allem ältere Menschen, heißt es, sollten daher beim Hausarzt ihren Homocystein-Spiegel überprüfen lassen und bei hohen Werten Präparate nehmen, die den Wert senken. Die Folge: Viele Menschen greifen zu solchen Präparaten, die frei verkäuflich sind und angeblich die geistigen Kräfte stärken. Der Haken daran ist nur: Die Mittel senken zwar mitunter den Homocystein-Wert. Doch verlässliche Belege dafür, dass sie dem Gehirn helfen, gibt es bis heute nicht. Denkbar ist dagegen eine andere Erklärung: Hohe Homocystein-Werte findet man vor allem bei Menschen, die regelmäßig Alkohol trinken, die rauchen, viel Kaffee trinken, sich wenig bewegen oder übergewichtig sind.[24] Nachdem all diese Faktoren das Risiko für Herz-Kreislauf-Leiden und Durchblutungsstörungen des Gehirns erhöhen, ist möglicherweise nicht das Homocystein selbst schuld – sondern es ist schlicht die Lebensweise, die zu erhöhten Werten dieser Aminosäure führt.

Liegt keine Erkrankung vor, lässt sich ein Vitamin-B12-Mangel vergleichsweise leicht verhindern. Vitamin B12 ist in fast allen tierischen Nahrungsmitteln enthalten, vor allem in Fleisch und Fisch, in geringeren Mengen aber auch in Milch und Eiern. Gesunde Erwachsene, die sich vielseitig ernähren, speichern in ihrer Leber einen Vorrat an Vitamin B12, der ausreicht, um eine Unterversorgung über Jahre auszugleichen. Ob ein Vitamin-B12-Mangel besteht, lässt sich durch einen Bluttest herausfinden. Dabei können verschiedene Werte erhoben werden. Der Wert, der bei einer dauerhaften Unterversorgung als Erstes auffällig wird, ist der sogenannte Holotranscobalamin-Wert (auch: Holo-TC). Bei Vitamin-B12-Mangel ist er erniedrigt. Bei einem fortschreitenden Mangel sind zwei weitere Werte erhöht, der Wert für Homocystein und der für Methylmalonsäure (MMA). Die Behandlung ist einfach: Das Vitamin wird in den Muskel oder unter die Haut gespritzt, und die Beschwerden verschwinden in der Regel nach einiger Zeit.

• **Vitamin-B6-Mangel** führt zu einem Krankheitsbild, das nach dem massenhaften Auftreten einer besonderen Form von Demenz im 17. und 18. Jahrhundert unter dem Namen Pellagra in die Geschichte der Medizin eingegangen ist: In armen Gegenden von Europa und Amerika, wo sich viele Menschen nach der Einführung und raschen Verbreitung von Mais fast ausschließlich von dem neuen billigen Nahrungsmittel ernährten, entwickelte auf einmal eine Vielzahl von Menschen neben Durchfall und Hautrötung diverse psychiatrische und kognitive Störungen wie ein Gefühl der Leere im Kopf, Unkonzentriertheit, Ängste, Depression, Wahnvorstellungen, Unruhe, Zittern, Krämpfe, Benommenheit, Reizbarkeit bis hin zu Verwirrtheit und Gedächtnisverlust. Erst Anfang des zwanzigsten Jahrhunderts fanden Mediziner heraus, warum: Den Patienten fehlte ein lebenswichtiges Vitamin: die sogenannte Nicotinsäure, auch Vitamin B3 genannt. Die Substanz ist zwar in zahlreichen Lebensmitteln enthalten, zum Beispiel in Geflügel, Fisch, Milch sowie in Erdnüssen, vielen Arten von Gemüsen und Vollkornprodukten. Doch unter bestimmten Umständen kann es zu einem Mangel kommen. Entweder bei zu einseitiger, unzureichender Ernährung. Die in Mais vorliegende Form von Nicotinsäure kann der menschliche Körper zum Beispiel nicht verwerten. Oder aber, und das kommt hierzulande gar nicht so selten vor, es liegt eine gestörte Aufnahme von Nicotinsäure im Darm vor. Mögliche Gründe dafür können Magen-Darm-Leiden sein, Magersucht, Medikamente wie das Antibiotikum Isoniazid oder – und das ist hierzulande eine der häufigsten Ursachen – eine Alkoholkrankheit.[25] Die Behandlung ist einfach. Sie besteht in der direkten Gabe von Nicotinsäure über mehrere Wochen. Die Therapie sollte zudem B-Vitamine, Zink, Magnesium enthalten. Auf Alkohol sollte der Patient verzichten.[26] Oft tritt schon nach wenigen Tagen eine deutliche Besserung ein. Untersuchungen von Forschern deuten allerdings darauf hin, dass Ärzte Pellagra häufig übersehen. Unter anderem deshalb, weil die meisten von ihnen dieses Krankheitsbild (wenn überhaupt) nur aus den Geschichtsbüchern der Medizin kennen. Studien haben jedoch gezeigt, dass Vitamin-B3-Mangel auch hierzulande weiter verbreitet ist als lange gedacht.

Eine maßgebliche Rolle spielt Pellagra zum Beispiel beim Alkoholentzug. Kommt es dabei zum Delir, liegt das häufig mehr an einem Vitamin-B3-Mangel als am fehlenden Alkohol selbst. Was die Diagnose zusätzlich erschwert: Oft macht sich die Krankheit nur durch typische Symptome einer Demenz oder eines Delirs bemerkbar. Die anderen beiden Anzeichen, die nach klassischer Definition dazugehören – Hautrötung und Durchfall – fehlen häufig komplett. Experten raten daher, bei schlecht ernährten Personen, die verwirrt und desorientiert sind, sofort mit der Zufuhr von Nicotinsäure zu beginnen und nicht erst auf die Laborergebnisse zu warten. Denn: Je länger der Mangel besteht, desto eher können bleibende Schäden entstehen.

12. Infektionen

- **Gehirnentzündung (Enzephalitis):** Sie wird meist von Viren verursacht. Aber auch Bakterien, Pilze oder Einzeller sind mögliche Auslöser. Je nachdem, welcher Teil des Gehirns betroffen ist, treten neben typischen Erkältungsbeschwerden wie Müdigkeit und Fieber weitere Symptome wie Verwirrtheit, ein unsicherer Gang, Reizbarkeit und Orientierungsstörungen hinzu. Im weiteren Verlauf treten auch Einschränkungen der Sprachfähigkeit auf.

- **Gehirnhautentzündung (Meningitis):** Sie kann durch Bakterien, Viren oder Pilze hervorgerufen werden, aber auch durch verschiedene nichtinfektiöse Mechanismen. Die häufigsten Symptome sind Kopfschmerzen und eine Steifigkeit des Nackens, verbunden mit Fieber und Verwirrtheit und weiteren Symptomen.

- **Hirnabszess:** Ein Abszess im Gehirn kommt nur selten vor, kann aber lebensgefährlich werden. Dabei handelt es sich um eine mit Eiter gefüllte Kapsel im Gehirn, die durch eine lokale Entzündung von Hirngewebe entstanden ist. Ursache sind meist Bakterien. In vielen Fällen wandern die Keime von einem anderen Infektionsherd ins Gehirn, zum Beispiel vom Ohr, von den Nasennebenhöhlen oder von einer Zahnwurzel. Sehr selten sind Kopfverletzungen oder Operationen die Ursache. Die Symptome eines Hirnabszesses können für längere Zeit unspezifisch sein. Zu ihnen gehören unter anderem Gedächtnis- und Konzentrationsstörungen.

- **AIDS-Demenz** (auch: HIV-Demenz, AIDS-Demenz-Komplex, HIV-Enzephalopathie): Diese Erkrankung kann bei einer fortgeschrittenen HIV-Infektion auftreten. Sie zeigt sich in verminderter Denkfähigkeit, Konzentrationsfähigkeit und Gedächtnisverlust. Oft kommen aber auch Bewegungsstörungen beim Gehen und in der Feinmotorik hinzu. Zudem geht eine AIDS-Demenz manchmal mit Wesensveränderungen, Depression und Enthemmung einher.

• **Neurosyphilis** ist eine mögliche Spätfolge einer unbehandelten oder nicht ausgeheilten Syphiliserkrankung. Im Spätstadium kommt es zu einer fortschreitenden Demenz. Typisch sind Persönlichkeitsstörungen, Wahnideen (Größenwahn), Halluzinationen und Probleme beim Gehen (Gangstörungen/Ataxie). Seit der Entwicklung von Penicillin waren Syphilisinfektionen zwar seit Ende der 1970er-Jahre deutlich seltener geworden. Unter homosexuellen Männern breitet sich die Erkrankung jedoch seit einigen Jahren wieder aus. Gerade durch die Kombination mit einer HIV-Infektion kommt es auch zunehmend wieder zu Fällen von Neurosyphilis.[27]

• **Creutzfeldt-Jacob-Erkrankung (Subakute Spongiforme Enzephalopathie):** Sehr selten auftretende Erkrankung, die zu einem Verfall des Gehirngewebes und damit unter anderem zum Verlust der geistigen Fähigkeiten führt. Häufige Symptome sind Gedächtnisstörungen, Bewegungsstörungen (Ataxie), Halluzinationen, Veränderungen der Persönlichkeit und Verwirrtheit bis zur Demenz.

• **Progressive multifokale Leukoenzephalopathie (PML):** Dabei handelt es sich um eine krankhafte Veränderung der weißen Hirnsubstanz, die durch den sogenannten JC-Virus ausgelöst wird. Die Erkrankung kommt fast ausschließlich bei schwer abwehrgeschwächten Personen vor, etwa bei AIDS-Kranken oder Patienten, deren Immunsystem entweder durch Medikamente oder nach einer Knochenmarktransplantation geschwächt ist. Je nachdem, welcher Teil des Gehirns betroffen ist, kann es zu Sprachstörungen (Aphasie), zu Gesichtsfeldausfällen, kognitiven Störungen, Konzentrationsproblemen, Verwirrtheit und Demenz kommen.

13. Vergiftung durch Schadstoffe

• **Quecksilber** kommt unter anderem in Energiesparlampen, Thermometern, Saatbeizmitteln, Antipilzmitteln und Desinfektionsmitteln vor. Es kann durch Einatmen (zum Beispiel bei unsachgemäßer Entsorgung von Energiesparlampen) oder über die Nahrung (zum Beispiel als Methylquecksilber durch den Verzehr von Fisch oder Meeresfrüchten aus verunreinigten Gewässern) in den Körper gelangen. Eine chronische Vergiftung kann zu Gedächtnisschwäche, Erregungs- und Angstzuständen, Persönlichkeitsänderungen sowie Gang- und Sprachstörungen führen.

• **Blei** kann bei jahrelanger Aufnahme zum Beispiel über die Nahrung zu einer chronischen Vergiftung führen. In schweren Fällen führt eine Bleivergiftung zu einer Erkrankung des Gehirns (Enzephalopathie) mit Symptomen wie Desorientierung, Überaktivität, Aggressivität und Delirium. Größere Mengen an Blei sind heute teilweise noch im Trinkwasser sowie in einigen Lebensmitteln enthalten. Pilze oder Muscheln etwa reichern viel Blei an. Wasserleitungen aus Blei werden in Deutschland zwar seit 1973 nicht mehr verbaut, sind aber noch in einigen Altbauten vorhanden. Giftige Schwermetalle wie Blei, Cadmium und Quecksilber sind auch im Tabakrauch enthalten. Ähnlich wie Blei und Quecksilber können auch Mangan oder Arsen zu geistigen Störungen führen. Derlei Vergiftungen sind zwar vergleichsweise selten. Dennoch kommt zum Beispiel Arsen keineswegs nur als Mordinstrument in Krimis wie jenen von Agatha Christie vor. Reis etwa ist nicht selten mit Arsen belastet. Schon kleine Mengen des

Gifts im Korn sind ein Problem für diejenigen, die viel davon essen – wie in Asien, wo Reis Grundnahrungsmittel ist.

- **Lösungsmittel** wie Perchlorethylen (auch: Tetrachlorethen) werden vielfach als Entfettungsmittel in Industrie und Gewerbe eingesetzt (in chemischen Reinigungen, bei der Fertigung von Linsen und Prismen in der optischen Industrie, Metallindustrie, Tierkörperverwertung). Problematisch ist vor allem der tägliche über Jahre andauernde Umgang mit dem Mittel, wie ihn einige Berufe mit sich bringen.

- **Imprägniermittel** wie Pentachlorphenol (PCP) werden sowohl als Holzschutzmittel als auch zur Lederimprägnierung, in der Textilindustrie sowie in der Zellstoff-, Papier- und Pappeproduktion eingesetzt. Zwar ist die Herstellung von PCP in Deutschland seit 1989 verboten. In manchen Ländern wird die Substanz aber auch heute noch in der Textil- und Lederindustrie verwendet. PCP ist flüchtig und gast aus Möbeln und Kleidungsstücken aus. Allerdings nur sehr langsam, so dass man die Substanz bei behandeltem Material in der Wohnung unter Umständen über Jahre hinweg aufnimmt.

- **Schädlingsbekämpfungsmittel** (Pestizide): Wer bei der Arbeit ständig Pestizide einatmet, hat ein deutlich erhöhtes Risiko, an Demenz zu erkranken. Das hat unter anderem eine 2010 veröffentlichte Studie französischer Forscher an mehr als 600 Arbeitern gezeigt, die zuvor 20 Jahre lang in den Weinbergen von Bordeaux Pestiziden ausgesetzt gewesen waren. Bei jenen Testpersonen, die mit besonders hohen Konzentrationen der Gifte Kontakt gehabt hatten, gingen die Gedächtnis- und Konzentrationsfähigkeit innerhalb von vier bis fünf Jahren stark zurück – und das, obwohl die Probanden gerade einmal zwischen 50 und 60 Jahre alt waren.

14. Autoimmunerkrankungen

• **Chronische Gefäßentzündung (systemische Vaskulitis)**, bei der die Blutgefäße des Gehirns und des Rückenmarks betroffen sind. Ursache können rheumatische Erkrankungen sein. Vaskulitiden können aber auch durch Infektionen, Medikamente oder andere Erkrankungen ausgelöst werden. Häufige Symptome sind Kopfschmerzen, Halbseitenlähmung, Verwirrtheitszustände und Veränderungen der psychischen Stimmungslage. Oft ähneln die Krankheitsanzeichen aber auch dem mehrerer kleiner Schlaganfälle, die sich zwischenzeitlich bessern, bis andere Symptome auftreten. Häufig kommt es zu einer langsamen Zunahme der Beschwerden.

• **Entzündung der Hauptschlagader** (Riesenzellarteriitis, früher: Arteriitis temporalis) und ihrer großen Äste. Sie befällt hauptsächlich die verschiedenen Äste der Halsschlagader, vor allem die Schläfenschlagader (Arteria temporalis). Die Ursachen sind noch nicht bekannt. Ein besonders hohes Risiko, eine Riesenzellarteriitis zu bekommen, haben einer Studie zufolge Raucher und Exraucher. Symptome sind unter anderem Depression sowie Sehstörungen mit verschwommenem Sehen, Doppeltsehen und Halluzinationen

• **Systemischer Lupus Erythematodes** mit Beteiligung des Zentralnervensystems: Autoimmunerkrankung, die zu Entzündungen der Gelenke, aber auch von Herz, Lungen, Nieren und Hirn führen kann. Charakteristisch ist das sogenannte Schmetterlingserythem, eine symmetrische Gesichtsrötung an Nase, Stirn und Wangen. Ist das Gehirn betroffen, können epileptische Anfälle, migräneähnliche Kopfschmerzen, Koordinationsstörungen, psychische Erkrankungen und unkontrolliertes Zittern auftreten.

- **Multiple Sklerose:** Chronisch-entzündliche Erkrankung
  des Gehirns und des Rückenmarks, bei der die Hüllen der
  Nervenzellen angegriffen und zerstört werden. Die Auslöser sind nicht bekannt. Die Krankheit tritt meist in
  Schüben auf und kann fast jede Art von neurologischen
  Symptomen hervorrufen – je nachdem, wo Entzündungs-
  herde aktiv sind. Häufig sind es zuerst Sehstörungen. Ent-
  zündungsherde im Hirnstamm und im Kleinhirn können später auch zu Störungen der Augenbewegungen,
  Schluckstörungen, Sprechstörungen und Bewegungsstörungen führen. Hinzu kommen oft kognitive und psychische Störungen, im späten Stadium eine Demenz (subkor-
  tikale Demenz).

15. Tumorerkrankungen und deren Begleiterscheinungen

- **Hirntumoren und Hirn-Metastasen von Tumoren anderer Organe:** Die Beschwerden, die durch einen Hirntumor ausgelöst werden, sind vielfältig und oft eher unspezifisch. Dazu gehören unter anderem epileptische Anfälle,
  psychische Veränderungen und neurologische Ausfaller-
  scheinungen wie etwa Sehstörungen. Welche Symptome
  auftreten, hängt davon ab, wo im Gehirn der Tumor sich
  befindet. Im Prinzip kann aber jeder Tumor zu einer Demenz führen. Denn wenn die Geschwulst wächst, steigt
  der Druck in der Schädelhöhle und beeinträchtigt so das
  gesunde Hirngewebe.

- **Begleiterkrankungen von Tumoren** (Paraneoplastische
  Syndrome): Krebsgeschwulste rufen mitunter nicht nur
  dort Beschwerden hervor, wo sie wachsen. Häufig gibt das
  kranke Gewebe auch unkontrolliert Signalstoffe oder Proteine ins Blut ab oder ruft Immunreaktionen hervor, die
  andere Organe und das Nervensystem beeinträchtigen.

Meist treten diese Ferneffekte auf, bevor der Tumor bekannt ist, oder sie führen zu dessen Entdeckung. Sie äußern sich in Stoffwechselstörungen, in Veränderungen des Blutbilds oder aber in Form von neurologischen Symptomen, wie Gedächtnisstörungen, Depression, Angst, Persönlichkeitsveränderungen, Halluzinationen oder Bewegungsstörungen (Ataxie).

- **Strahlendemenz** (Strahlen-Leukoenzephalopathie): Bei etlichen Patienten, die aufgrund von Hirnmetastasen eine Ganzhirnbestrahlung erhalten haben, tritt 10 bis 24 Monate später aufgrund der Behandlung eine Demenz auf. Sie äußert sich zunächst in einem deutlichen Abbau der Hirnleistung in Form von Gedächtnisverlust und Apathie. Hinzu kommen Probleme beim Gehen (Gangstörung) und Blasenschwäche (Harninkontinenz).

16. Hormonmangel

Schilddrüsenunterfunktion

Demenzsymptome wie Konzentrations- und Gedächtnisstörungen können auch durch Stoffwechselerkrankungen hervorgerufen werden. Dazu gehört um Beispiel eine Schilddrüsenunterfunktion (Hypothyreose). Gerade bei Senioren wird sie häufig nicht erkannt, falsch gedeutet und demzufolge auch nicht entsprechend behandelt. Denn die Symptome ähneln zum Teil verbreiteten Altersbeschwerden: Es kommt zu einer zunehmenden Verlangsamung in vielen geistigen Funktionen, wie Sprache, Gedächtnis und Aufmerksamkeit. Später können Persönlichkeitsveränderungen und akute Unruhezustände dazukommen. Mitunter werden dadurch auch Depressionen ausgelöst oder verschlimmert.

Die Schilddrüse bildet die lebenswichtigen Hormone Thyroxin und Trijodthyronin. Beide Hormone beeinflussen beim

Menschen fast alle Stoffwechselvorgänge und regulieren so viele Körperfunktionen. Bei einer krankhaften Unterfunktion der Schilddrüse sinkt der Hormonspiegel. Dadurch verlangsamt sie fast alle Stoffwechselvorgänge im Körper, was unterschiedlichste Beschwerden und Symptome verursachen kann. Im Säuglingsalter führt eine Unterfunktion zu schweren Entwicklungsstörungen. Bei Erwachsenen kommt es – oft erst allmählich – zu Konzentrations- und Gedächtnisstörungen, körperlicher Schwäche sowie Müdigkeit. Nicht alle Symptome treten bei jedem Patienten auf. Zudem können sie bei verschiedenen Menschen unterschiedlich stark ausgeprägt sein.

Eine Schilddrüsenunterfunktion betrifft vorwiegend Menschen über 50 Jahre. Dafür kann es verschiedene Ursachen geben. Eine davon ist Jodmangel. Die Schilddrüse braucht das Spurenelement zur Bildung der Schilddrüsenhormone. Jodmangel ist hierzulande allerdings selten geworden. Unter anderem dadurch, dass heute vielfach jodiertes Speisesalz verwendet wird. Bei jüngeren Menschen kann eine Schilddrüsenunterfunktion durch eine Autoimmunkrankheit (Morbus Hashimoto) ausgelöst werden. Dabei zerstören körpereigene Abwehrzellen allmählich das Schilddrüsengewebe.

Bei älteren Personen hat eine Unterfunktion eher andere Ursachen. Zum einen lässt die Schilddrüsenfunktion mit den Jahren oft nach. Zum anderen ist der Thyroxinbedarf bei einer Reihe von Krankheiten erhöht oder wenn ein Patient bestimmte Arzneimittel regelmäßig einnimmt. Das gilt zum Beispiel für Magen-Darm-Erkrankungen, für Medikamente aus der Gruppe der Antiepileptika und einige Herzmedikamente. In seltenen Fällen kommt es auch nach einer Bestrahlung oder einer Schädel-Hirn-Verletzung zu einer Schilddrüsenunterfunktion, wenn dabei die Hirnanhangsdrüse (Hypophyse) geschädigt wurde.

Schilddrüsenunterfunktion: Beispiele für typische Beschwerden

- Konzentrationsstörungen
- Gedächtnisprobleme
- Depressive Verstimmung
- Verstopfung
- Gewichtszunahme ohne Änderung der Ernährungsgewohnheiten
- Verlangsamung des Herzschlags, Vergrößerung des Herzens, niedriger Blutdruck
- Durchblutungsstörungen mit Missempfindungen (wie »Ameisenlaufen«)

Was tun bei einer Schilddrüsenstörung?

Wenn Sie Beschwerden haben, die auf eine mögliche Schilddrüsenunterfunktion hinweisen, sollten Sie zum Arzt gehen. Liegt tatsächlich ein Thyroxinmangel vor, lassen sich die Beschwerden in der Regel durch eine Behandlung mit Schilddrüsenhormonen (L-Thryroxin) rückgängig machen. Doch Vorsicht: Gerade bei Senioren darf das Medikament nicht zu hoch dosiert werden. Um das zu verhindern, sollten Betroffene wenigstens einmal einen Hormonexperten aufsuchen, also einen Facharzt für Endokrinologie. Danach kann der Hausarzt die Therapie begleiten.

Zur Abklärung bestimmt der Arzt zunächst die Konzentrationen der Schilddrüsenhormone im Blut. Sie sind bei einer Unterfunktion verringert. Maßgeblich ist vor allem die Bestimmung des sogenannten TSH-Werts. Dieser gibt indirekt über die Hormonproduktion der Schilddrüse Auskunft. Als normal gelten TSH-Werte zwischen etwa 1,5 bis 4 mU/l. Werte über 10 mU/l sprechen auch ohne Beschwerden für eine Verordnung von L-Thyroxin. Ist aber der Wert nur leicht erhöht und liegt zwischen 4 und 10 mU/l, müssen Arzt und Patient Nutzen – also Abhilfe bei entsprechenden Beschwerden – und gewisse Risiken der Thyroxin-Behandlung gegeneinander abwägen.

Wer Thyroxin verordnet bekommt, sollte regelmäßig seinen TSH-Wert kontrollieren lassen. Er sollte etwa vier bis sechs Wochen nach Beginn der Behandlung überprüft werden. Das Gleiche gilt nach einer Dosisanpassung. Später reichen in der Regel Abstände von sechs bis zwölf Monaten.

Wilson-Krankheit

Ein weiteres Bespiel für eine Stoffwechselkrankheit, die bestimmte Funktionen des Gehirns beeinträchtigen kann, ist die Wilson-Krankheit (auch: Morbus Wilson oder Kupferspeicherkrankheit). Bei diesem seltenen, erblich bedingten Leiden ist die Ausscheidung von Kupfer über den Urin gestört. Über die Jahre sammeln sich dadurch in zahlreichen Organen des Körpers immer mehr Kupferionen an, zum Beispiel in der Leber, im Auge und im Nervensystem. Dadurch kann es zu Leberversagen und Nierenversagen oder aber zu schweren neurologischen Schäden kommen. Diese äußern sich in Bewegungsstörungen, wie etwa unwillkürlichen ruckartigen Zuckungen oder Zittern der Gließmaßen, Sprachstörungen (verwaschene Sprache) und Schreibstörungen, epileptischen Anfällen, Schluckbeschwerden, Persönlichkeitsveränderungen, Depressionen und auch Beeinträchtigungen der geistigen Leistungsfähigkeit, wie sie bei dementiellen Erkrankungen auftreten.[28] In seltenen Fällen entwickeln die Betroffenen auch Psychosen oder Störungen im sozialen Umgang mit anderen Menschen.

Was tun bei einer Wilson-Krankheit?

Die Diagnose der Wilson-Krankheit ist nicht immer einfach. Auffälligstes Merkmal ist der sogenannte Kayser-Fleischer-Ring im Auge, ein grünlicher, manchmal auch bräunlicher Ring am Rand der Hornhaut des Auges. Er entsteht dort durch Ablagerung von Kupfer. Bei manchen Betroffenen ist er so deutlich, dass man ihn mit dem bloßen Auge sehen kann. Bei anderen dagegen ist er selbst mit einer sogenannten Spaltlampe, wie sie Augenärzte einsetzen, nicht nachweisbar. Es gibt jedoch auch verschiedene Laboruntersuchungen, die bei der Feststellung der Krankheit helfen können.

Eine Behandlung mit Medikamenten ist möglich. Als Mittel der ersten Wahl gilt der Wirkstoff Penicillamin. Neurologische Ausfälle können durch die Therapie geheilt werden, vorausgesetzt, sie bestehen nicht bereits mehrere Jahre. Ähnliches gilt für die Leber. Falls die Krankheit nicht bereits zu einer Leberzirrhose geführt hat, ist auch dieser Schaden durch die Therapie beeinflussbar. Unbehandelt führt das Leiden, vor allem wenn es bereits in der Kindheit auftritt und zu Schäden an inneren Organen führt, innerhalb weniger Jahre zum Tod. Häufig setzt die Krankheit aber erst später und schleichend über einen Zeitraum von zehn bis vierzig Jahren ein und ruft vor allem neurologische und psychiatrische Störungen hervor. Dann ist die Lebenserwartung höher. Wird die Wilson-Krankheit frühzeitig erkannt und lebenslang behandelt, unterscheidet sich die Lebenserwartung der Betroffenen nicht von anderen Menschen.

Ist bei einem Patienten die Wilson-Krankheit festgestellt worden, raten Experten, dass sich auch die Geschwister und die Kinder des Patienten auf dieses Erbleiden hin untersuchen lassen sollten, selbst wenn diese (noch) keine Symptome aufweisen.

Hormonersatztherapie als Schutz vor Demenz?
Gefährliche Irreführung

Bis vor wenigen Jahren waren viele Ärzte der Überzeugung, dass die Wechseljahre der Frau eigentlich eine Erkrankung sind – ein Hormonmangel, der dringend behandelt werden muss, vergleichbar mit einer Schilddrüsenunterfunktion. »Wechseljahre sind eine Krankheit und nicht natürlich«, verkündete etwa der Berufsverband der Frauenärzte Niedersachsen noch im September 2002 in einer Pressemitteilung. Sie seien »von Menschenhand gemacht«. Begründung: Vor mehr als hundert Jahren seien Frauen gerade einmal 38 Jahre alt geworden. Eine Hormonersatzbehandlung mit dem weiblichen Hormon Östrogen bedeute daher eine Zurückversetzung der Frau in ihren »Naturzustand«. Und nicht nur das. Namhafte Mediziner in Deutschland und den USA versprachen in den 1990er-Jahren auch, dass eine »Hormonersatztherapie« mit den weiblichen Hormonen Östrogen und Gestagen auch vor allen möglichen Alterskrankheiten schützt. Die Bandbreite reichte von Herzinfarkt und Schlaganfall über die Osteoporose bis hin zu Parkinson und Alzheimer. Millionen von Frauen glaubten die Theorie und setzten sich einer Dauerbehandlung mit den Mitteln aus.

Doch längst ist die Theorie von den »schützenden« Östrogenen widerlegt. 2003 kam die erste nach streng wissenschaftlichen Kriterien angelegte klinische Studie, die Women's Health Initiative (WHI), zu dem Schluss: Bei Frauen, die in und nach den Wechseljahren über längere Zeit eine Hormonersatztherapie erhalten, nahmen Herz-Kreislauf-Krankheiten durch die Hormone nicht ab, sondern zu: Herzinfarkte und Schlaganfälle relativ um 30 bis 40 Prozent. Komplikationen durch Beinvenenthrombosen und Lungenembolien um 100 Prozent. Die Gefährdung stieg unmittelbar mit dem Beginn der Behandlung. Auch das relative Brustkrebsrisiko nahm um 26 Prozent zu. Der Anstieg zeigte sich ab dem fünften Jahr der Einnahme. Bei etwa vier Millionen Anwenderinnen in Deutschland, rechnete das Fachblatt *arznei-telegramm* damals vor, sei dadurch jährlich mit jeweils etwa 3000 zusätzlichen Herzinfarkten und Schlaganfällen zu rechnen sowie mit mehr als 7000 zusätzlichen Thromboembolien. Heute weiß man: Die Mittel erhöhen auch das Risiko, an Demenz zu erkranken, statt es zu senken.

17. Nebenwirkungen einer Krebstherapie: Chemo-Brain

Das Problem wurde lange Zeit nicht ernst genommen, und selbst heute wird es noch von manchen Ärzten unterschätzt: Nach einer Chemotherapie erleben viele Krebspatienten, dass sie sich nicht mehr voll auf ihr Gedächtnis verlassen können. Sie wissen Dinge nicht mehr, die sie früher wussten. Sie können sich nur noch schlecht konzentrieren und nicht mehr – wie früher – mehrere Aufgaben parallel managen, wie etwa gleichzeitig telefonieren, zwischendurch dem Sohn kurz eine Anweisung geben und dabei noch im Topf das Essen umrühren. Oft können die Betroffenen hinterher nicht einmal mehr genau sagen, was sie vor wenigen Minuten oder Stunden gemacht haben. Längst haben neurologische Untersuchungen gezeigt, dass es den vernebelnden Effekt nach einer Chemotherapie tatsächlich gibt. Unter Eingeweihten ist das Phänomen als »Chemo-Brain« (Chemo-Hirn) oder »Chemo-Fog« (Chemo-Nebel) bekannt. Den Ausdruck haben Brustkrebspatientinnen in den USA selbst aufgebracht und geprägt, als sie bemerkten, dass sie unter Chemotherapie kognitive Störungen entwickelt hatten und sich wie benebelt fühlten.

Jeder zweite Patient, so weiß man heute, klagt noch lange nach einer Chemotherapie über Zerstreutheit sowie Gedächtnis- und Wortfindungsstörungen. Bei jedem dritten Patienten sind diese Störungen so ausgeprägt, dass sie sich auch in Tests belegen lassen. Darin werden beispielsweise das Kurz- und das Langzeitgedächtnis, die Denkgeschwindigkeit sowie die feinmotorische Geschicklichkeit geprüft. Die meisten Patienten erholen sich zudem langsamer als lange vermutet. Einige Defizite sind noch nach mehreren Jahren nachweisbar. In den meisten Fällen aber sind sie nach vier bis fünf Jahren komplett verschwunden.

Längere Zeit war umstritten, ob die geistigen Defizite eher subjektive Empfindungen der Krebskranken und eine Folge der enormen Stressbelastung sind, der Krebspatienten durch die Diagnose und die Therapie ausgesetzt sind (bekanntermaßen beeinträchtigt Stress die Gedächtnisleistung erheblich), oder aber, ob die kognitiven Störungen von den Zellgiften verursacht werden, die bei einer Chemotherapie zum Einsatz kommen. Solche Zytostatika vernichten zwar vor allem Krebszellen, sie schaden aber auch gesunden Geweben. Einige der Substanzen führen zum Beispiel zu Nervenschäden. Die Folge sind Probleme mit dem Tast- und Berührungssinn, Störungen der Feinmotorik (wenn die Hände betroffen sind) oder Unsicherheit beim Gehen (wenn durch die Therapie Nerven in den Fußsohlen geschädigt wurden).

Keine Frage: Oft ist eine Chemotherapie die einzige Chance, Krebs zu besiegen oder belastende Symptome zumindest für eine gewisse Zeit zu lindern. Die meisten Patienten nehmen daher notgedrungen schwere Nebenwirkungen in Kauf. Doch viele von ihnen rechnen nicht damit, dass eine Chemotherapie auch Spuren im Gehirn hinterlässt. Beim Chemo-Brain sind vor allem jene Bereiche im Gehirn betroffen, die für das Erinnern sowie das Planen und Einordnen von Informationen zuständig sind. Den Betroffenen geht zum Beispiel im Gespräch der Faden verloren. In Diskussionen können sie das, was sie sagen wollten, nicht mehr ohne Weiteres richtig artikulieren. Oder sie berichten, dass sie deutlich länger brauchen, um neue Sachverhalte zu verstehen, und dass sie sich Texte zwei- bis dreimal durchlesen müssen, bevor sie diese verstanden haben.

Etliche Patienten erleben diese Defizite im Denken, Reden und Erinnern nicht nur als deutliche Einschränkung im täglichen Leben. Bei vielen von ihnen lösen die kognitiven Störungen auch Ängste aus. Sie fürchten fälschlicherweise, dass die neuen Symptome die ersten Anzeichen einer zusätzlichen Krankheit sind: Demenz. Doch nicht nur das. Sie sind auch in Gefahr, von Ärzten vorschnell in genau diese Schublade gesteckt zu werden. Denn tatsächlich schneiden sie in den ersten Wochen nach der belastenden Behandlung in einschlägigen Tests zur Hirnleistung auffallend schlecht ab.

Dagegen allerdings braucht es nicht etwa Medikamente, sondern vor allem Geduld. Denn die Erholung von einer Chemotherapie braucht Zeit – und zwar deutlich mehr Zeit, als Forscher noch bis vor kurzem vermutet haben. Vor allem dann, wenn die Chemotherapie – wie etwa im Rahmen einer Stammzelltransplantation aufgrund einer Leukämie oder eines Lymphoms – sehr hochdosiert war. Viele kognitive Fähigkeiten verbessern sich zwar bereits wieder nach einem Leistungsknick in den ersten 80 Tagen. Doch selbst nach einem Jahr sind bei den Patients teilweise noch Beeinträchtigungen vorhanden.

Beispiele für Wirkstoffe, die ein »Chemo-Brain« verursachen können:

- Carmustin
- Cisplatin
- Daunorubicin
- Doxorubicin
- Epirubicin
- 5-Fluorouracil
- Idarubicin
- Tamoxifen

Dieses Kapitel hat Ihnen die häufigsten und bedeutendsten Ursachen für die Entstehung vermeintlich »eindeutiger« Demenzsymptome wie Gedächtnisverlust, Persönlichkeitsveränderungen, Bewegungsstörungen oder Wahnvorstellungen gezeigt. Dennoch erhebt die Liste der Auslöser naturgemäß keinen Anspruch auf Vollständigkeit. Es gibt noch weitere mögliche Ursachen, wenngleich diese nach derzeitigem Wissen selten sind. Hinzu kommt: Auch heute noch, im 21. Jahrhundert, sind die Möglichkeiten der Medizin begrenzt. Immer wieder kann es daher Fälle geben, in denen die Auslöser selbst bei aufwändigster Diagnostik nicht zu finden sind.

Für die allermeisten Fälle aber gilt: Jeder Einzelne kann viel dafür tun, dass er nicht bereits in vergleichsweise jungen Jahren an einer irreversiblen Störung wichtiger Funktionen des Gehirns erkrankt. Gute Chancen hat, wer die wichtigsten Tricks und Tipps im nächsten Kapitel kennt – und befolgt.

5. KAPITEL

Die 11 besten Rezepte, die Ihrem Gehirn helfen, fit zu bleiben

1. Gut schlafen ohne Medikamente

Sie schlafen schlecht und fühlen sich tagsüber oft wie gerädert? Damit sind Sie nicht allein. Rund 40 Prozent der Deutschen leiden unter Schlafproblemen – vor allem im höheren Alter. Die Nächte können dadurch zur Hölle werden: Man kann schlecht einschlafen, wacht immer wieder auf, liegt dann stundenlang wach und wird oft noch von düsteren Gedanken, Sorgen oder gar Ängsten geplagt. Die Folgen sind den ganzen nächsten Tag zu spüren. Man ist müde, »zerschlagen« – und sieht der nächsten Nacht schon mit angstvoller Erwartung entgegen. Kein Wunder. Denn Schlaf ist ein Grundbedürfnis. Der Körper benötigt die regelmäßige Erholung während der Nacht. Nach 48 Stunden ohne Schlaf erlischt die Konzentrationsfähigkeit selbst für die einfachsten Tätigkeiten.

So kommt es, dass viele Menschen zu Medikamenten greifen, um besser schlafen zu können. Die Folgen sind mitunter fatal. Denn Schlaf- und Beruhigungsmittel aus der Gruppe der Benzodiazepine wie Valium oder Tavor oder benzodiazepinähnliche Präparate wie Zolpidem und Zopiclon lösen gerade bei Senioren häufig Unruhe, Verwirrtheit, Angst und Depressionen aus und erzeugen so die Symptome einer vermeintlichen Demenz. Zudem machen all diese Mittel schnell abhängig und rufen oft schon beim Auslassen einer einzigen Tablette massive Entzugssymptome hervor, was ebenfalls leicht zu einer Fehldiagnose »Alzheimer« führt.

Dabei helfen oft schon einfache Tricks und besseres Wissen, um Einschlaf- und Durchschlafstörungen zu überwinden – und zwar nachhaltiger und ohne gefährliche Nebenwirkungen. Häufig tragen ungünstige Gewohnheiten und falsche Vorstellungen von gesundem Schlaf maßgeblich dazu bei, dass eine solche Störung entsteht und sich verschlechtert oder verselbständigt.

- **Irrtum Nummer 1:** »*Ich konnte früher problemlos acht bis neun Stunden lang schlafen. Seit einiger Zeit ist mein Schlaf gestört, denn ich komme nur noch auf fünf bis sechs Stunden pro Nacht.*«

Viele Menschen überschätzen ihren täglichen Schlafbedarf. Es ist normal, dass der Nachtschlaf im Alter kürzer wird und häufiger durch Wachzeiten unterbrochen ist. Auch der Tiefschlafanteil nimmt ab, der Anteil leichten Schlafes zu. Tagsüber tritt dagegen häufiger Müdigkeit auf, der Tagschlaf nimmt zu. Dies sind natürliche Vorgänge, die leicht mit Schlafstörungen verwechselt werden können. Zum Vergleich: 40-Jährige schlafen im Schnitt eine Stunde weniger als 20-Jährige, 60-Jährige nochmals eine halbe bis ganze Stunde weniger. Bei 80-Jährigen verkürzt sich der Schlaf um eine weitere halbe Stunde.

- **Irrtum Nummer 2:** »*Gesund schlafen bedeutet, dass man ohne Unterbrechung vom Einschlafen bis zum Aufwachen tief und gleichmäßig schlummert.*«

Schlaf ist kein monotoner Zustand, sondern ein rhythmischer Prozess, bei dem sich leichte mit tieferen Schlafphasen abwechseln. Dieser Rhythmus führt dazu, dass wir ungefähr alle eineinhalb Stunden fast wach werden oder sogar kurzzeitig richtig erwachen und dann wieder in tieferen Schlaf fallen.

- **Irrtum Nummer 3:** *»Je länger man schläft, desto erholsamer ist es.«*

Der wichtigste Teil des Schlafes, der Tiefschlaf, liegt hauptsächlich in den ersten vier bis fünf Stunden nach dem Einschlafen. Dies bedeutet, dass wir nach fünf Stunden Schlaf nur noch leichten Schlaf haben, aus dem wir schneller erwachen. Zudem gibt es beträchtliche Unterschiede zwischen einzelnen Personen. So benötigt der eine nur fünf Stunden Schlaf, der andere zehn Stunden, um sich ausgeschlafen zu fühlen. Beides ist völlig normal, der eine ist Kurzschläfer, der andere Langschläfer.

- **Irrtum Nummer 4:** *»Tagsüber habe ich keine Probleme. Die beginnen erst, wenn ich mich abends schlafen lege.«*

Gestörter Schlaf ist nicht nur ein Phänomen der Nacht. Die Ursachen liegen oft schon im eigenen Verhalten am Tag sowie vor dem Zubettgehen und während nächtlicher Wachphasen.

Die häufigsten Auslöser von Schlafstörungen sind:

- Tee und Kaffee
- Alkohol
- ungünstige Schlafzeiten: zu lange/zu frühes Zubettgehen
- seelischer Stress: ungelöste Konflikte/Einsamkeit/ Ängste
- Medikamente

Medikamente als Schlafräuber

Wer seit Jahren regelmäßig Medikamente nimmt, macht sich oft nicht mehr bewusst, dass die weiße, gelbe oder rosa Pille am Morgen, Mittag oder Abend ja ein hochwirksames Arzneimittel ist – und irgendwann womöglich Nebenwirkungen macht. Tatsächlich rufen etliche Arzneistoffe Schlafprobleme hervor, wenn auch auf unterschiedliche Weise. Manche Substanzen machen schlichtweg wach, andere verursachen Unruhegefühle oder Albträume. Wieder andere lösen ein sogenanntes Restless-Legs-Syndrom aus, eine Gefühlsstörung in den Beinen und Füßen, bei der man einen starken Bewegungsdrang verspürt, der teilweise mit unwillkürlichen Bewegungen einhergeht. Paradoxerweise gehören zu den Medikamenten, die Schlafstörungen verursachen können, ausgerechnet auch Schlafmittel selbst. Das gilt vor allem für Benzodiazepine wie Valium, Tavor oder Adumbran.

Oft verordnete Arzneimittel, die den Schlaf stören (Beispiele):

Mittel gegen
- Asthma, Raucherhusten, COPD (Kortison, Kortikosteroide z. B. Prednisolon)
- Asthma (z. B. Montelukast)
- Bluthochdruck (Betablocker, z. B. Metoprolol)
- Depression (z. B. Citalopram)
- Ängste (z. B. Tavor, Valium, Lexotanil)
- Schlaflosigkeit (z. B. Tavor, Valium, Lexotanil)
- Herzrhythmusstörungen (Betablocker)
- Koronare Herzkrankheit (Betablocker)
- Parkinson und parkinsonähnliche Leiden (z. B. L-Dopa)
- Blasenschwäche, Inkontinenz (z. B. Duloxetin)
- Migräne (z. B. Topiramat)
- Demenz, Alzheimer (z. B. Aricept)

Arzneimittel können keine Schlafstörungen beheben. Vielmehr schaffen sie auf Dauer oft neue, größere Probleme. Das gilt vor allem für die immer noch häufig verschriebenen Schlaf- und Beruhigungsmittel aus der Gruppe der Benzodiazepine wie Tavor, Valium oder Adumbran. Dem, der sie nimmt, gaukeln sie anfangs etwas vor: Der Schlaf ist damit zwar zunächst länger. Er ist aber wenig erholsam. Denn die Mittel beeinträchtigen die Tiefschlaf- und Traumphasen und haben massive Nebenwirkungen. Sie rufen häufig demenzähnliche Symptome hervor und erhöhen die Sturzgefahr. Zudem lässt ihre Wirkung durch die Gewöhnung nach wenigen Wochen nach. Deshalb erhöhen viele Menschen von sich aus die Dosis – und haben dann schon bald mit unruhigen Nächten und Müdigkeit sowie mit Benommenheit am Tag zu kämpfen. Vor allem aber machen Benzodiazepine innerhalb kurzer Zeit abhängig. Wer einmal vergisst, die Tabletten zu nehmen oder aufgrund der Nebenwirkungen beschlossen hat, sie nicht mehr zu schlucken, erlebt heftige Entzugserscheinungen, darunter Angstzustände, Schweißausbrüche – und Absetzschlaflosigkeit.

Schlummertrunk mit Bumerang-Effekt

Wer kennt das nicht? Man legt sich ins Bett, ist todmüde – und findet doch keinen Schlaf. Dafür scheint es eine einfache Lösung zu geben: ein Glas Wein, Whiskey oder Bier am Abend als kleiner Schlummertrunk und schon klappt es mit dem Einschlafen auf angenehmste Weise. Doch später in der Nacht erweist sich die Strategie als Bumerang. Denn alle alkoholischen Getränke verschlechtern das Durchschlafen, weil der Alkohol im Laufe der Nacht abgebaut wird. Gegen drei oder vier Uhr morgens gelangt die Konzentration im Blut in den Bereich eines niedrigeren, anregenden Alkoholspiegels. Man wird unruhig, hellwach und kann nicht wieder einschlafen.

Das liegt auch daran, dass genau in dieser Phase die Wirkung des körpereigenen Hormons Cortisol stark ansteigt. Dessen Ausschüttung ins Blut erfolgt nicht kontinunierlich, sondern folgt einem natürlichen Tagesrhythmus: Während der Nacht sinkt die Cortisolproduktion stark ab. Gegen Mitternacht hat sie in der Regel ihren Tiefpunkt erreicht. In den frühen Morgenstunden steigt sie dann wieder steil an. Bei Stress – zum Beispiel durch ungelöste Konflikte, Trauer durch den Verlust eines geliebten Menschen oder akute Ängste – wird zudem vermehrt Cortisol freigesetzt.

Besonders betroffen von alkoholbedingten Schlafstörungen sind jene zwei Prozent aller Frauen und vier Prozent aller Männer hierzulande, die alkoholkrank sind. Sie können ab drei oder vier Uhr morgens nicht mehr schlafen, leiden unter quälender Unruhe und bekommen die Entzugssymptome zu spüren. Diese lassen sich zwar durch Beruhigungsmittel prompt beseitigen. Doch der vermeintliche Segen wird schnell zum Fluch. Dann nämlich droht eine Doppelabhängigkeit, die oft eine Abwärtsspirale in Gang setzt – und noch schwieriger zu überwinden ist.

Was kann ich selbst für einen gesunden Schlaf tun?

Am Tag

• **Kein Kaffee:** Anregende Getränke oder Speisen können den Schlaf stören, der ohne Entspannung nicht möglich ist. Am besten ab dem Nachmittag nichts Koffeinhaltiges mehr trinken.

• **Keine Appetitzügler:** Diese regen unser Nervensystem an und sorgen somit für einen schlechteren Schlaf. Einschlafen und tiefer Schlaf sind betroffen.

• **Bewegung:** Tagsüber benötigt der Körper genügend Bewegung, um am Abend die notwendige Müdigkeit zum Einschlafen zu finden. Wer jeden Tag mehrere Stunden auf dem Sofa oder vor dem Fernseher sitzt, fühlt sich zwar am Ende des Tages erschöpft. Um gut einschlummern zu können, muss man sich aber auch körperlich ermüden. Suchen Sie sich etwas, was Ihnen Freude bereitet und was Sie ohne allzu großen Aufwand betreiben können: Egal, ob Spazierengehen, Schwimmen, Radfahren oder Tanzen – Hauptsache, Ihr Kreislauf kommt in Schwung und Sie fühlen sich dabei wohl. Das tut nicht nur dem Körper gut, sondern auch der Seele. Denn durch Bewegung baut man leichter Anspannungen und Stresshormone ab. Allzu viel schweißtreibende Aktivität muss gar nicht sein. Schon ein regelmäßiger Spaziergang am Abend kann helfen, besser zur Ruhe zu kommen.

• **Geselligkeit und Aufgaben:** Pflegen Sie Hobbys, Freundschaften und andere Kontakte, die Ihnen guttun. Suchen Sie sich Aufgaben, die Sie persönlich erfüllen, Ihrem Leben Sinn geben und Ihnen Freude machen. Das sorgt für geistige Aktivität und schützt vor Vereinsamung.

Am Abend

- **Mahlzeiten:** Meiden Sie späte und schwere Mahlzeiten. Sie belasten den Organismus durch erhöhte Verdauungstätigkeit und stören somit das Schlafen. Vor allem das Durchschlafen in der Nacht ist davon betroffen.
- **Kein Alkohol:** Trinken Sie möglichst keinen Alkohol. Zwar schläft man nach Alkoholkonsum schneller ein, der folgende Schlaf wird aber deutlich gestört. Eine Erholung durch den Schlaf findet nicht statt. Außerdem wacht man morgens früher auf.
- **Nicht rauchen:** Kurz vor dem Schlafengehen nicht mehr rauchen. Auch Nikotin regt an und stört damit vor allem das Einschlafen. Dies gilt auch für nächtliches Rauchen.
- **Ruhe:** Vor dem Zubettgehen – mindestens 30 Minuten – zur Ruhe kommen. Spaziergänge, ruhige Musik oder angenehme Gespräche entspannen.
- **Tagebuch führen:** Schreiben Sie vor dem Zubettgehen alles nieder, was Sie am nächsten Tag erledigen wollen, auch unerledigte Probleme des abgelaufenen Tages. Dann legen Sie das Geschriebene zur Seite.
- **Zubettgehen:** Möglichst immer das gleiche Einschlafritual einhalten. Das heißt: Jeden Abend sollten die Tätigkeiten und Abläufe vor dem Schlafengehen ungefähr gleich sein. Hierdurch »lernt« der Körper, wann er sich auf Schlafen einstellen soll.
- **Einschlafen:** Entspannen, leichte Musik hören, nicht Grübeln. Rufen Sie sich stattdessen schöne Erinnerungen mit allen ihren Einzelheiten ins Gedächtnis und nehmen Sie bewusst positive Gefühle wahr, die Sie damit verbinden.

In der Nacht

- **Schlafumgebung:** Sorgen Sie dafür, dass Ihr Schlafzimmer während der Nacht ruhig, abgedunkelt und nicht zu warm ist. Ebenso ist auf ein gutes Bett zu achten. Hier sind oft individuelle Gewohnheiten ausschlaggebend. Wichtig ist, dass man zum Beispiel genug Platz hat, um sich umzudrehen, und Bettwäsche, die eine Absenkung der Körpertemperatur zu Beginn der Nacht und den Wiederanstieg in den frühen Morgenstunden ausgleicht.

- **Bett nur zum Schlafen benutzen:** Unser Körper stellt im Laufe der Entwicklung einen Zusammenhang zwischen dem Aufenthalt im Bett und dem Schlafzustand her. Er reagiert dann sozusagen automatisch auf das Zubettgehen mit erhöhter Einschlafbereitschaft. Aus diesem Grund sollten Sie im Bett weder arbeiten noch fernsehen oder essen. Sonst verlernt der Körper, dass das Bett mit dem Schlaf gekoppelt sein soll.
- **Schlafdauer:** Manche Menschen machen den Fehler, dass sie sich aus Langeweile in den Schlaf flüchten. Experten raten jedoch: Verbringen Sie nicht zu lange Zeit im Bett. Verkürzen Sie eher noch die Phasen, in denen Sie sich darin aufhalten. Die Zeit im Bett wird dann meist effektiver mit Schlaf gefüllt. Die Schlafdauer ist nicht so ausschlaggebend für die Erholung. Entscheidend ist die Schlafqualität.
- **Wachliegen:** Wenn man nachts im Bett liegt und nicht schlafen kann, schon unruhig wird, sollte man aufstehen und etwas tun (beispielsweise aufräumen oder lesen). Auch kleine Zwischenmahlzeiten oder Getränke einnehmen ist möglich. Gehen Sie erst wieder ins Bett, wenn Müdigkeit zu spüren ist. Wenn man nachts wach im Bett liegt, kann man sich auch sagen: »Wie schön, dass ich noch nicht aufstehen muss«, und das entspannte Liegen genießen.
- **Grübeln:** Die Gedanken, die einem beim Wachliegen nachts kommen, sind meist ausgesprochen belastend. Das liegt unter anderem daran, dass uns unsere »innere Uhr« zu dieser Zeit in ein Leistungs- und Stimmungstief rutschen lässt. Aus diesem Grunde nicht versuchen, Probleme zu lösen. Besser ist ein gezielter Gedankenstopp. Stattdessen bewusst an etwas Schönes denken – zum Beispiel angenehme Erinnerungen an den letzten Urlaub oder ein Treffen mit Freunden.

- **Ungelöste Konflikte:** Wen Probleme, Konflikte, Sorgen und Ängste nachhaltig umtreiben, der sollte nicht gerade beim Einschlafen darüber brüten. Eine Möglichkeit ist beispielsweise, all das, was einen nicht loslässt, vor dem Einschlafen in einer Art Tagebuch aufzuschreiben – seien es nun die Sorgen des vergangenen oder die des kommenden Tages. Allein dieser Trick, berichten Experten, wirkt manchmal schon Wunder.

- **Probleme tagsüber angehen:** Zur eigentlichen Problembewältigung sollte man sich tagsüber zu einem festgelegten Termin Zeit nehmen. Um bewusst nach Lösungen zu suchen, kann es helfen, sich jedes Problem auf eine einzelne Karte zu schreiben, diese dann nach Schwere und Bedeutung zu ordnen und die Sorgen nach und nach »abzuarbeiten«. Nicht immer wird es für alle Probleme leichte Lösungswege geben. Doch schon kleine Erfolge können die Psyche entscheidend entlasten.

- **Hilfe bei Krisen und Konflikten:** Wer permanent unter Schlafproblemen leidet und deshalb keine Ruhe findet, sollte jedoch mehr für sich tun. Viele öffentliche Einrichtungen haben Beratungsstellen, an die man sich in Krisensituationen wenden kann. Das können Schicksalsschläge wie der Tod des Partners, Vereinsamung oder Konflikte in der Familie sein. Scheuen Sie sich nicht, professionelle Hilfe in Anspruch zu nehmen. Welche Beratungsstellen es in Ihrer Nähe gibt, können Sie zum Beispiel über die örtlichen Gesundheits- oder Sozialämter ausfindig machen.

- **Körperliche Ursachen:** Bei hartnäckigen Schlafproblemen hilft ein Arztbesuch, um abzuklären, ob körperliche Ursachen vorliegen wie etwa ein sogenanntes Schlaf-Apnoe-Syndrom, das sich durch starkes Schnarchen und wiederholte kurze Atemaussetzer bemerkbar macht, oder aber eine Erkrankung, die behandelt werden sollte.

Internettipp: Nützliche Informationen für einen besseren, erholsameren Schlaf bietet unter anderem die Website des Interdisziplinären Schlafmedizinischen Zentrums des Berliner Universitätsklinikums Charité (www.charite.de/dgsm/rat/hygiene.html).
Buchtipp: *Schlaf erfolgreich trainieren: Ein Ratgeber zur Selbsthilfe* von Tilman Müller, Beate Paterok, Hogrefe Verlag (2014).

2. Ängste bewältigen, Konflikte lösen, Depression überwinden

Einsamkeit, Scheidung, eine schwere Krankheit, massive Konflikte in der Familie – es gibt viele Situationen im Leben, die Menschen in eine Krise stürzen und wochen- und monatelang mit Gefühlen der Trauer, der Angst oder der Sinnlosigkeit plagen können. Irgendwann gelingt es den meisten Betroffenen, ihre Probleme zu lösen und im Alltag zurechtzukommen. Manch einen aber macht die eigene Seele dauerhaft krank: Fast jeder fünfte Bundesbürger, so schätzen Experten, leidet an einer psychischen Störung wie Depression, Ängsten oder Sucht. Wo aber liegt die Grenze zwischen krank und gesund, zwischen »normal« und nicht mehr normal? Wann ist eine Psychotherapie nötig und wann genügen vielleicht schon ein paar Stunden professioneller Lebensberatung, um das eigene Leben besser in den Griff zu bekommen? Der folgende Wegweiser kann eine Orientierung geben, ob fachmännische Hilfe nötig ist, und wenn ja, welche.

Wann Sie Hilfe in Anspruch nehemen sollten

Stimmungstiefs, Antriebslosigkeit oder Unruhe müssen nicht immer Symptome einer psychischen Erkrankung sein. Dauern die

Befindlichkeitsstörungen jedoch länger als vier bis sechs Wochen an, so ist das ein Signal, dass jemand möglicherweise professionelle Hilfe benötigt. Vor allem dann, wenn die Beschwerden starke Einbußen im täglichen Leben mit sich bringen – seien es Schwierigkeiten beim Ausüben des Berufs, beim Schlafen oder Essen.

Ernstzunehmende Symptome sind:

- Angstzustände mit körperlichen Begleiterscheinungen wie Herzrasen, Schwitzen oder Schwindel und Beeinträchtigung der eigenen Aktivität
- wochenlang anhaltende Schlafstörungen, Antriebsarmut und Freudlosigkeit oder dauerhafter Appetitverlust
- selbstschädigende Verhaltensweisen wie etwa Selbstverletzungen
- Selbstmordgedanken
- deutliche Erschöpfbarkeit oder Schmerzen, die keiner körperlichen Erkrankung zugeordnet werden können
- häufige Wutausbrüche und Aggressivität
- Rückmeldung vom Partner, Freunden oder Bekannten, dass man sich deutlich verändert habe – zum Beispiel, dass man kontaktscheuer, ängstlicher, pessimistischer geworden sei.

Darauf sollten Sie achten

Bei anhaltenden schwereren psychischen Beschwerden sollten Sie die erste Diagnose von einem Internisten oder Neurologen vornehmen lassen, der über eine psychotherapeutische Zusatzausbildung verfügt. Als Mediziner kann dieser gleich zu Beginn abklären, ob die psychischen Probleme womöglich körperliche Auslöser haben wie etwa eine hormonelle Störung oder eine entzündliche Hirnerkrankung. Psychologische Psychotherapeuten sind für medizinische Untersuchungen nicht ausgebildet.

Etliche Spezialkliniken verheißen die Lösung einer Vielzahl psychischer Probleme durch einen mehrwöchigen Aufenthalt in ihrem Haus. Experten raten jedoch, erst einmal ambulant Hilfe zu suchen. Denn häufig ist es besser, wenn die Betroffenen neu erlernte Techniken direkt im Alltag erproben und einüben können als in einer künstlichen, fremden Umgebung.

Auch Psychotherapeuten haben mitunter Eigeninteressen. Manch ein Behandler will seinen Klienten zum Beispiel von einer mehrwöchigen Therapie überzeugen – obwohl schon ein paar Stunden professionelle Beratung genügen würden. Wer nur ein solches »Coaching« will, sollte im Zweifelsfall darauf bestehen, auch genau dieses zu erhalten.

Machen Sie sich sachkundig. Besorgen Sie sich Ratgeberbücher zu Ihren Problemen. So werden Sie zum aktiven Partner in der Behandlung – eine wichtige Voraussetzung für den Erfolg!

Fragen an den Therapeuten

Psychotherapie ist keine Behandlung, die mit einem »gemacht« wird. Damit sie Erfolg hat, muss der Betroffene ernsthaft dazu bereit sein, sich mit seinen Problemen auseinanderzusetzen und aktiv an deren Lösung mitzuarbeiten. Doch auch der Therapeut oder die Therapeutin ist gefordert: Wie vor einer Hüftoperation oder einer Zahnbehandlung ist es Ihr gutes Recht, sie oder ihn danach zu fragen, wie die Therapie im Einzelnen verlaufen soll und was am Ende dabei herauskommen wird.

- Fragen Sie den Psychotherapeuten, bei der Behandlung welcher seelischen Störungen er besonders große Erfahrung besitzt. Ängste etwa oder sexuelle Störungen erfordern spezielle Behandlungsformen, die nicht jeder Therapeut beherrscht.
- Fragen Sie, an welcher Erkrankung Sie genau leiden.
- Erkundigen Sie sich, was genau das Ziel der vorgeschlagenen Behandlung ist.
- Lassen Sie sich erklären, mit welcher Technik der Therapeut arbeitet.

- Fragen Sie ihn auch, woran er mit Ihnen genau arbeitet. (Der Therapeut sollte gemeinsam mit Ihnen einen konkreten Behandlungsplan entwickeln.)
- Gibt es Studien, die belegen, dass die Therapie funktioniert?
- Klären Sie zu Anfang der Behandlung, ob der Therapeut Medikamente einsetzen möchte und – wenn ja – welche und warum.
- Fragen Sie, ob Sie Übungen als »Hausaufgaben« bekommen werden. (Das wäre gut, damit eine Therapie tatsächlich im Alltag umgesetzt wird.)
- Fragen Sie, ob der Therapeut den Fortschritt der Behandlung regelmäßig überprüft und dokumentiert. (Bei den meisten Verhaltenstherapeuten ist ein solches »Rating« inzwischen üblich, um den Erfolg der Therapie zu verfolgen.)
- Treffen Sie eine Zielvereinbarung mit dem Therapeuten: Normalerweise sollte die Behandlung nicht länger als 40 Sitzungen dauern. Nach spätestens 20 Stunden sollten Sie eine deutliche Verbesserung spüren. Ist das noch nicht der Fall, sollten Sie womöglich den Therapeuten wechseln.

3. Chronische Schmerzen ganzheitlich behandeln

Probleme mit dem Rücken, strapazierte Gelenke, Migräne, Arthritis oder Erkrankungen des Nervensystems: Fast jeder vierte Deutsche leidet unter Schmerzen, die nicht durch einen Tumor bedingt sind, aber über Monate bestehen oder immer wiederkehren. Das allein ist schon zermürbend. Doch chronische Schmerzen führen oft auch zu massiven Einschränkungen und Behinderungen im Alltag. Vieles, was Freude macht oder guttut, geht nicht mehr oder nur noch schlecht. Spazierengehen, Freunde treffen, Arbeiten, ein Hobby ausüben. Dadurch leidet die Lebensqualität zum Teil erheblich.

Millionen Menschen versuchen, die Pein mit Schmerzmitteln zu lindern, oft mit stark wirksamen Substanzen, über Jahre hinweg und teilweise nur mit mäßigem Erfolg. Inzwischen hat sich gezeigt: Den meisten dieser Patienten wäre *ohne* Medikamente und mit anderen Therapien deutlich besser geholfen. Denn starke Schmerzmittel aus der Gruppe der Opioide, die über einen längeren Zeitraum eingenommen werden, lindern Schmerzen auf Dauer nicht viel mehr als ein Scheinmedikament (Placebo). Zu diesem Ergebnis kommt eine 2014 veröffentlichte umfangreiche Analyse von Forschern des Berliner Uniklinikums Charité und der Technischen Universität Darmstadt. Gleichzeitig aber haben Opioide zum Teil schwere Nebenwirkungen, darunter solche, die schnell zur Fehldiagnose »Demenz« führen oder sogar lebensbedrohlich werden können (siehe Kasten). »Die Ergebnisse unserer Analyse haben uns selbst erstaunt«, gesteht Christoph Stein, Professor für Anästhesiologie an der Charité, der an der Studie beteiligt war. Denn die besagen: Eine Behandlung mit nichtmedikamentösen Methoden wie Physiotherapie, psychologischen Verfahren und Rückentraining ist langfristig genauso effektiv – und das ohne die zum Teil beträchtlichen Nebenwirkungen dieser Medikamente.[29]

Problematischer Boom der Opioide

Keine Frage: Opioide wie Morphin oder Fentanyl können wichtige, wertvolle Medikamente sein. Bei einer Operation oder Krebserkrankung zum Beispiel helfen sie sehr gut. Seit einiger Zeit jedoch verordnen Ärzte diese Mittel immer häufiger. Auch bei Schmerzen, die sich besser mit anderen Schmerzmitteln oder Therapieformen behandeln lassen. Vor allem Rückenschmerzen, Arthrose und Osteoporose behandeln Mediziner heute oft mit Opioiden. Nicht immer sei das gerechtfertigt, betonen Experten. Für einige Erkrankungen sind die Mittel zudem ungeeignet, weil sie nicht oder kaum wirksam sind und der Schaden überwiegt.

Tatsächlich haben sich die Verordnungen für Opioide in Deutschland in den vergangenen 20 Jahren verdreifacht. Allein zwischen 2002 und 2011 nahmen die Verschreibungen für diese Mittel um mehr als 60 Prozent zu. Das liegt weniger daran, dass neuerdings so viel mehr Menschen diese stark wirksamen Arzneimittel benötigen würden. Vielmehr ist die Verabreichung von Opioiden vor einigen Jahren durch neue Arzneiformen so leicht, bequem und praktisch geworden, dass sich viele Mediziner bei der Verordnung nicht mehr an die wissenschaftlich abgesicherten offiziellen Handlungsempfehlungen (Leitlinien) halten. Das zeigen folgende Fakten: Bis heute gilt Morphin als bestes Mittel unter allen Opioiden, als sogenannter Goldstandard. Dennoch ist der Anteil von Morphin an den Opioid-Verordnungen stark gesunken: Entfielen 1996 noch 60 Prozent der Verschreibungen auf Morphin, sind es heute nur noch zehn Prozent.

Fentanylpflaster – bequem, aber schlecht dosierbar

Das inzwischen mit Abstand am häufigsten verordnete hochpotente Opioid ist der Wirkstoff Fentanyl. Der Grund: Seit einigen Jahren ist das Mittel als Pflaster erhältlich, als solches wird es auch überwiegend verordnet. Der darin enthaltene Wirkstoff gelangt über die Haut in den Körper und verteilt sich dann im Organismus. Solche Pflaster sind in der Regel alle drei Tage auszuwechseln. Fentanyl macht inzwischen etwa 40 Prozent der Opioid-Verordnungen aus. Offenbar werden Fentanylpflaster von Ärzten vorschnell verordnet. Die Pflaster sind nur selten aus medizinischen Gründen von Vorteil, etwa wenn ein Patient oder eine Patientin wegen Schluckstörungen, eines Tumors oder einer Operation im Halsbereich keine Tabletten einnehmen kann. Mit Tabletten aber lässt sich die Dosierung des Wirkstoffs besser steuern.

Doch als die Pflaster auf den Markt kamen, wurden sie bald massenhaft verschrieben. 85 Prozent der Patienten, die sie bekamen, hatten vorher noch keine Opioidtabletten erhalten. Ein Hinweis darauf, dass man bei der Stärke und Art ihrer Schmerzen normalerweise keine Opioide verordnen würde. Bei drei von vier dieser Patienten, war nicht nachvollziehbar, warum sie sofort ein Pflaster statt Tabletten bekommen hatten.[30]

Überdosierung durch Wärme

Dabei bringen Pflaster mehrere Nachteile mit sich. Unter anderem deshalb, weil sie keineswegs kontinuierlich dieselbe Menge Wirkstoff abgeben. Bei heißem Wetter zum Beispiel kann es zu Überdosierungen kommen. Durch eine erhöhte Hauttemperatur wird der Wirkstoff leichter und schneller ins Blut aufgenommen als beabsichtigt. Das gilt auch für alle anderen Arten der Hauterwärmung, etwa Heizdecken, Wärmflaschen, Saunabesuche oder heiße Bäder. Wer ein solches Pflaster benutzt, sollte daher sich selbst oder die Hautstelle mit dem Schmerzpflaster vor Wärmequellen schützen.

Jeder, der Schmerzpflaster verwendet, sollte zudem die Zeichen einer Überdosierung kennen und das Pflaster bei Verdacht sofort entfernen. Auch das Pflegepersonal sollte darauf achten. Eine Überdosierung äußert sich zum Beispiel in einer verlangsamten Atmung oder einem Schwäche- oder Schwindelgefühl. Weitere Anzeichen sind Schläfrigkeit, Schwierigkeiten beim Gehen oder Sprechen, Kältegefühl oder Verwirrtheit.

Gefährlicher Körperkontakt

Ein weiteres Problem ist, dass es bei der gemeinsamen Nutzung eines Bettes oder beim engeren Körperkontakt zu einer versehentlichen Übertragung von Fentanyl aus dem Pflaster auf die Haut einer anderen Person kommen kann. Auch bereits benutzte Schmerzpflaster enthalten noch große Mengen Wirkstoff. Werden die Pflaster nicht ordnungsgemäß entsorgt, kann das

Schmerzmittel über die Hände aufgenommen werden und Nebenwirkungen hervorrufen. Kinder können sich mit herumliegenden Pflastern vergiften.

Doch warum werden die Pflaster dann so gerne verschrieben? Pflaster sind praktisch und bequem. Sie bedeuten für Pflegekräfte in Krankenhäusern und Altenheimen viel weniger Arbeit. Man muss sie dem Patienten nicht geduldig verabreichen und ihn jedes Mal wieder bitten und überreden, den Mund zu öffnen und die Tabletten zu schlucken. Einmal aufgeklebt ist man in den nächsten Tagen der Sorge ledig, ob der ältere Herr oder die ältere Dame ihre tägliche Dosis erhält.

Häufige Nebenwirkungen von Opioiden

- Verringerte Denkleistung
- Verwirrtheit (Delir); (bei Dosissteigerung oder Wechsel zu anderem Opioid)
- Halluzinationen
- Schwierigkeiten beim Gehen oder Sprechen (vor allem bei Überdosierung)
- Benommenheit
- Müdigkeit
- Schwindel
- Erhöhter Hirndruck
- Blase kann nicht mehr entleert werden (Harnverhalt)
- Gereiztheit, schlechte Laune (Dysphorie)
- Verstopfung
- Juckreiz
- Lebensgefährliche Wechselwirkung mit Antidepressiva (Serotonin-Syndrom)

Wo sind Opioide sinnvoll?

- Rückenschmerzen: Arzneimittel sind hier meist nicht die richtige Therapie. Mit medizinischem Körpertraining (Rückenschule) lassen sich bessere Ergebnisse erzielen – und das Training ist praktisch unschädlich. Opioide sollten darum die Ausnahme sein.
- Arthroseschmerzen: Übliche Schmerzmittel wie Ibuprofen oder Naproxen (nichtsteroidale Antirheumatika) lindern Schmerzen oft mehr als Opioide. Auch angesichts ihrer Risiken sollten Opioide nur ausnahmsweise und eher nicht in frühen Stadien der Erkrankung genommen werden.
- Nervenschmerzen: Diabetikern mit sogenannten neuropathischen Schmerzen geht es manchmal besser, wenn sie ein Opioid einnehmen, sofern sie andere Schmerzmittel nicht gut vertragen. In der Wirksamkeit sind Opioide aber nicht überlegen.
- Kopfschmerzen: Chronische Kopfschmerzen bessern sich durch Opioide nicht. Diese können den Kopfschmerz sogar verstärken, vor allem, wenn Abhängigkeit entsteht und die Dosis gesteigert wird.
- Fibromyalgie: Auch bei dieser Art von Muskelschmerzen bringen Opioide keine nennenswerte Besserung.
- Schmerzen bei chronisch entzündlichen Darmerkrankungen: Der Nutzen von Opioiden ist auch hier fragwürdig. Bei einer längerfristigen Behandlung wiegt der Nutzen die Risiken der Therapie nicht auf.

Schmerzmittel, die Demenzsymptome hervorrufen können:

- Fentanyl
- Pethidin
- Methadon
- Morphin
- Tramadol

Dauerqualen sind auch eine Frage der Psyche

Akute Schmerzen haben fast immer einen körperlichen Auslöser, zum Beispiel eine Überbelastung der Muskeln, eine Reizung der Sehnen oder einen leichten Bandscheibenvorfall. Ob die Schmerzen zu permanenten Qualen werden oder wieder verschwinden, hängt jedoch eher von psychologischen Faktoren ab: Wer schlecht mit Stress umgehen kann, Probleme am Arbeitsplatz oder in der Familie hat und darauf mit extremem Durchhaltewillen oder mit Depressivität reagiert, ist ein Risikokandidat für chronische Schmerzen.

Experten betonen daher: Bei der Behandlung chronischer Schmerzen, die nicht durch einen Tumor hervorgerufen werden, braucht es eine ganzheitliche Therapie, also ein Konzept, das nicht nur die medizinischen, sondern auch die psychosozialen und physiotherapeutischen Aspekte berücksichtigt. In der Praxis heißt das zum Beispiel: die Behandlung der körperlichen Auslöser in Kombination mit gezielter Physiotherapie, Entspannungsübungen und individuellem Verhaltenstraining, das die eigene Fähigkeit zum Umgang mit Stress und Konflikten verbessert.

Für Opioide gilt: Wegen ihrer starken unerwünschten Wirkungen sollten sie nur gezielt verordnet werden. Bei längerer Anwendung müssen Ärzte ihre Patienten gut begleiten und engmaschig überwachen, ob Nutzen und Schaden in einem günstigen Verhältnis stehen. Patienten, denen die Opioide nützen und die sie darum länger als zwölf Wochen verordnet bekommen, sollten in Absprache mit dem Arzt oder der Ärztin spätestens nach sechs Monaten eine Behandlungspause einlegen. Nur so kann man prüfen, ob das Mittel noch benötigt wird.

Für komplizierte Fälle: Spezialisierte Schmerzzentren

In vielen deutschen Städten gibt es heute spezielle Schmerzambulanzen und Schmerzzentren, an die sich Patienten mit akuten und chronischen Schmerzzuständen wenden können, wenn diese anderweitig nicht adäquat behandelt werden konnten. Allerdings gibt es unterschiedlich arbeitende Anbieter – von privaten Praxen über Schmerzambulanzen an städtischen Krankenhäusern und große Schmerzzentren an Universitätskliniken bis hin zu Einrichtungen des Deutschen Roten Kreuzes (DRK).

Achten Sie bei der Wahl eines geeigneten Schmerzzentrums in Ihrer Nähe darauf, dass die behandelnden Ärzte interdisziplinär arbeiten. Das heißt: dass Mediziner und Therapeuten unterschiedlicher Fachrichtungen bei der Abklärung der Beschwerden und bei der Therapie zusammenarbeiten. Effektiv möglich ist dies nur in einem Zentrum, in dem alle Spezialisten unter einem Dach zusammenarbeiten und jeder Fachspezialist von den anderen Disziplinen Kenntnis hat oder zumindest weiß, wo ihn das andere Fachgebiet ergänzen kann. Beispiele dafür sind das DRK-Schmerz-Zentrum Mainz oder die schmerzmedizinische Abteilung des Berufsgenossenschaftlichen Klinikums Bergmannsheil in Bochum. Letztere ist eine der größten Spezialeinrichtungen auf diesem Gebiet in Europa. Wenden Sie sich an Ihre Krankenkasse, um zu erfahren, welche Einrichtungen es bei Ihnen vor Ort gibt und über welche Kompetenzen diese verfügen.

4. Stürze und Knochenbrüche verhindern

Hinzufallen, sich den Kopf anzuschlagen oder die Hüfte zu brechen kann sich für ältere Menschen verheerend auswirken, auch und gerade in Bezug auf die geistige Fitness. Denn bei einem Sturz kann das Gehirn direkt verletzt werden. Sei es in Form einer Gehirnerschütterung oder aber durch eine Hirnblutung, bei der ebenfalls Hirnzellen beschädigt werden. Zudem kann es zu einem Knochenbruch kommen. Brüche des Oberschenkelhalses zum Beispiel werden heute oft durch eine künstliche Hüfte repariert. Das aber bedeutet eine aufwändige OP mit allen Belastungen einer Narkose, dem Risiko eines akuten Verwirrtheitszustands (Delir), einem längeren Krankenhausaufenthalt, einer Einschränkung der Beweglichkeit, der Gefahr von Lungenentzündungen, Thrombosen und anderen gefährlichen Komplikationen.

Das Beste ist also, Stürze so gut es geht zu vermeiden. Das ist gar nicht so schwer, wenn man die häufigsten Ursachen kennt. Denn die meisten Tipps zur Vorbeugung lassen sich rasch und mit einfachen Mitteln umsetzen.

Die häufigsten Ursachen für Stürze sind:

- Stolperfallen in der Wohnung
- Schwindel

- Krankheiten, die zu Gleichgewichts- oder Gangstörungen führen
- Muskelschwäche
- Benommenheit
- Diabetes (z. B. bei Unterzuckerung)
- Gangstörung (z. B. durch Nervenschädigung oder Normaldruckhydrozephalus)
- Schlechtes Sehvermögen
- Durchblutungsstörungen
- Flüssigkeitsmangel/geschwächter Allgemeinzustand
- Medikamente und deren Nebenwirkungen
- Wechselwirkungen von Medikamenten
- Alkohol (teilweise schon in kleineren Mengen)
- Wechselwirkungen von Alkohol und Medikamenten

Stolperfallen beseitigen

Wenn Sie älter sind, überprüfen Sie Ihre Wohnung bewusst auf Stolperfallen. Sollten Sie jünger sein, sehen Sie sich die Wohnung Ihrer Eltern oder Großeltern daraufhin an und regen Sie an, Stolperfallen zu beseitigen und sichernde Hilfsmittel zu nutzen.

Hierzu einige Anregungen:
- Verlegen Sie Kabel und Telefonleitungen sicher.
- Beseitigen Sie Hindernisse aus Durchgängen und Fluren.
- Fixieren Sie Möbelstücke an den Wänden, damit Sie sich gefahrlos daran festhalten können.
- Machen Sie Teppiche rutschfest.
- Lassen Sie Hindernisse wie Türschwellen beseitigen.
- Legen Sie in Badewanne und Dusche rutschfeste Matten und montieren Sie Haltegriffe.

- Lassen Sie Fliesenböden und Oberflächen von Terrassen mechanisch oder mit Chemikalien aufrauen.
- Ein Klappsitz in der Dusche kann hilfreich sein.
- Mit zunehmendem Alter braucht man mehr Licht, um ausreichend sehen zu können. Sorgen Sie daher für gute und helle Beleuchtung in allen Wohnbereichen. Lichtschalter in Zimmern und Fluren sollten im Türbereich gut erreichbar sein.
- Viele Menschen müssen nachts öfter zur Toilette. Aus Sparsamkeit, Bequemlichkeit oder weil sie den Partner nicht stören wollen, schalten sie oft das Licht nicht an. Das ist falsche Rücksichtnahme.
- Nachtlichter in Steckdosen erleichtern die Orientierung.
- Tragen Sie auch in der Wohnung gutes Schuhwerk und nicht etwa an der Ferse offene Pantoffeln, aus denen Sie leicht herausrutschen.
- Versehen Sie Treppenstufen mit erkennbaren Gleitschutzstreifen.
- Haustiere, die im Gang schlummern, können ebenfalls eine Stolperfalle sein. Wählen Sie für Ihren Vierbeiner einen Platz, wo er Ihnen nicht im Weg liegt.

Medikamente, die Stürze fördern, vermeiden

Viele weit verbreitete Arzneimittel führen zu Stürzen, indem sie benommen machen, die Muskeln schwächen, die Koordination von Bewegungen erschweren, die Konzentrationsfähigkeit beeinträchtigen, Schwindel erzeugen oder zu einem Kollaps führen. Informationen dazu finden sich zum Teil in den Beipackzetteln der Medikamente. Häufig sind solche Nebenwirkungen vermeidbar. Sei es, dass man das jeweilige Mittel absetzt, die Dosis reduziert oder das jeweilige Medikament durch ein anderes, besser verträgliches Präparat ersetzt. Das allerdings sollten Sie nicht auf eigene Faust tun. Manche Arzneimittel darf man zum Beispiel nicht abrupt absetzen. Unter Umständen kommt es sonst zu Entzugserscheinungen, die dem Körper und der Psyche massiv zusetzen und sogar lebensbedrohlich werden können. Besprechen Sie das Thema mit Ihrem Arzt und bitten Sie ihn, eine Lösung zu finden.

Arzneimittel, die Schwindel auslösen bzw. Stürze fördern (Beispiele):

- Schlaf- und Beruhigungsmittel (zum Beispiel Bromazepam, Tavor)
- Schlafmittel aus der Gruppe der Z-Drugs (zum Beispiel Zolpidem)
- Antidepressiva (zum Beispiel Amitriptylin, Melperon, Mirtazapin)
- Schmerzmittel (Opioide)
- Schmerzmittel (Antiepileptika, zum Beispiel Carbamazepin, Pregabalin)
- Blutdrucksenker (zum Beispiel Metoprolol, Rampiril, Enalapril)
- Mittel gegen Allergien
- Antibiotika aus der Gruppe der Aminoglykoside (zum Beispiel Gentamicin)

Mögliche körperliche Ursachen für Stürze klären

Verschiedene Krankheiten, aber auch ein schlechter, gesundheitlicher Allgemeinzustand können Auslöser von Stürzen sein. Ist es schon zum Sturz gekommen, sollten Sie versuchen, die Ursachen zu klären. Oft lassen sich aus den näheren Umständen eines Sturzes wichtige Hinweise auf Erkrankungen oder aber auf Nebenwirkungen von Medikamenten finden. Am besten ist es, wenn Sie versuchen, die Ursachen im Gespräch mit der Ärztin oder dem Arzt zu klären. Dafür kann es nötig sein, den Vorfall gemeinsam sekundengenau zu rekonstruieren. Daraus lässt sich zum Beispiel schließen, ob eine weitere Diagnostik erforderlich ist, und wenn ja, welche Art von Untersuchungen.

Art der Störung	Beispiel für typischen Unfallhergang
Blutdruckabfall	Sturz nach dem Aufstehen aus dem Sessel, vom Bett
Schlaganfall	Sturz mit Arm- oder Beinschwäche
Herzrhythmusstörungen	Sturz, plötzlich, ohne ersichtliche Ursache
Herz-Kreislauf-Störungen	Sturz mit Vorwarnung wie Übelkeit, Schweißausbruch
Epileptischer Anfall	Sturz mit Krämpfen
Nervenstörung	Sturz bei Schwindel und Gangstörungen

Osteoporose: Pillen zum Schutz vor Knochenbrüchen?

Immer wieder ist von Medikamenten zu lesen, die angeblich dafür sorgen, dass im Alter das Hüftgelenk weniger leicht bricht. Die Theorie dahinter: Im Alter verringert sich die Knochendichte. Die Knochen werden poröser und damit zerbrechlicher. Mediziner sprechen von Osteoporose. Glaubt man den Verlautbarungen einiger Fachleute, ist Osteoporose der Hauptgrund für Knochenbrüche bei älteren Menschen. Je niedriger die Knochendichte, desto größer die Gefahr für Brüche. Die Verfechter dieser Theorie haben auch gleich eine passende Therapie zur Hand: Präparate, welche die Knochendichte erhöhen, zum Beispiel sogenannte Bisphosphonate wie Alendronsäure. »Sowohl die Knochendichtemessung als auch der Verkauf knochenstärkender Medikamente sind ein großes Geschäft«, urteilt die pharmaunabhängige Verbraucherzeitschrift *Gute Pillen – Schlechte Pillen*. Allein 2014 wurden hierzulande 164 Millionen Tagesdosen verschiedener Osteoporosemittel verschrieben.

Jetzt hat eine Studie gezeigt, dass diese Art der Vorbeugung wenig nützt.[31] Ausgerechnet die Altersgruppe mit dem größten

Risiko für einen Hüftbruch – die über 75-Jährigen – scheint von diesen Medikamenten gar nicht zu profitieren. Gleichwohl drohen aber schädliche Nebenwirkungen. Wer Bisphosphonate einnimmt, muss unter anderem mit Magen-Darm-Problemen rechnen, mit Übelkeit, Erbrechen, Verdauungsschwierigkeiten und Schmerzen in der Speiseröhre. Viele Menschen brechen die Therapie deshalb ab. Hinzu kommen ausgerechnet Auswirkungen auf die Knochensubstanz. Statt die Knochen zu stärken, werden sie durch Osteoporosemedikamente sogar geschwächt. Manche Oberschenkelbrüche und Kieferschäden durch Gewebeschwund (Kiefernekrosen) gehen auf das Konto von Bisphosphonaten.

Besonders problematisch sind Präparate mit dem Wirkstoff Strontiumranelat wie etwa Protelos. Sie stehen im Verdacht, Herz- und Gefäßkrankheiten zu fördern und im Vergleich dazu kaum etwas zu nützen. Auch Nahrungsergänzungsmittel wie Calcium oder Vitamin D, die nach Angaben der Hersteller angeblich die Knochen stärken, sind weitgehend nutzlos und keineswegs so harmlos, wie es scheint. Studien zufolge fördern sie in manchen Fällen die Entstehung eines Herzinfarkts oder Schlaganfalls.

Wer sich effektiv vor einem Hüftbruch schützen will, sollte woanders ansetzen. Zum Beispiel beim Rauchen. Regelmäßiger Zigarettenkonsum erhöht nämlich das Risiko für Brüche. Auch deshalb gilt: Finger besser weg vom Glimmstängel. Vor allem aber – und das gilt für alle älteren Menschen: Sorgen Sie dafür, dass Sie gar nicht erst stürzen. Denn zu Hüftbrüchen kommt es, weil jemand stürzt – nicht, weil er brüchige Knochen hat. Stürze aber passieren vor allem Personen, die schwach auf den Beinen oder auf andere Weise gesundheitlich eingeschränkt sind. Besonders wichtig ist deshalb, das Risiko für Stürze zu minimieren.

Bewegung fördert die Balance und stärkt die Muskeln

Gut wirksam und ohne größere Risiken sind Bewegung und ein gezieltes Training, um Stürzen vorzubeugen. Das kann das Risiko für einen Hüftbruch um rund 60 Prozent senken.[32] Durch Bewegung können Sie Ihre Balance, Ausdauer und Belastbarkeit erhalten und steigern sowie Ihre Muskeln stärken. Radfahren, Gymnastik, Schwimmen oder Tai Chi, das asiatische Schattenboxen, lassen sich hervorragend auch im fortgeschrittenen Alter praktizieren. Eine teure Ausrüstung ist dazu in der Regel nicht erforderlich, und wenn Sie dann noch gemeinsam mit anderen aktiv sind, macht es gleich doppelt so viel Spaß. Als Faustregel gilt: Zwei Trainingseinheiten pro Woche fördern den Muskelaufbau und die Koordinationsfähigkeit. Eine Trainingseinheit pro Woche dient der Erhaltung Ihrer Fitness. Bei krankheitsbedingten Beschwerden sollten Sie mit Ihrem Arzt sprechen. Falls erforderlich kann er Ihnen gezielte Krankengymnastik oder ein Gleichgewichtstraining für die Behandlung von Störungen beim Gehen und Stehen verordnen.

Richtige Brille – weniger Stürze

Vermindertes Sehvermögen ist eine der Hauptursachen für Stürze. Experten raten daher: Lassen Sie Ihre Sehkraft regelmäßig von einem Augenarzt oder Optiker prüfen und falls nötig, Ihre Brillengläser entsprechend anpassen. Die Erfahrung zeigt, dass viele Menschen ihre Sehhilfen viel zu spät erneuern lassen. Dabei ist gut Sehen für das gesamte Wohlbefinden wichtig. Bei Menschen, die schlecht sehen, lassen auch gesellige Aktivitäten drastisch nach. Damit verlieren sie einen erheblichen Teil ihrer Lebensqualität.

Ältere Menschen, die eine Brille tragen und außerhalb der eigenen vier Wände sehr aktiv sind, sollten sich für Unternehmungen im Freien möglichst eine reine *Fernsichtbrille* zulegen. Gleitsichtbrillen und bifokale Brillen sind für viele Menschen zwar eine große Unterstützung im Alltag. Für Senioren und andere Personen mit einem erhöhten Risiko für Stürze können sie jedoch gefährlich sein. Denn es gibt Sprünge und Unschärfebereiche im Sehfeld. Eine australische Studie hat vor wenigen Jahren gezeigt, dass die Stürze und damit verbundene Verletzungen außerhalb des Hauses deutlich abnehmen, wenn Senioren unterwegs statt ihrer Gleitsichtbrille oder ihrer bifokalen Brille eine Fernsichtbrille benutzen.

5. Diabetes frühzeitig erkennen und richtig managen

Diabetes mellitus ist eine krankhafte Störung des Zuckerstoffwechsels. Sie hat schwerwiegende Auswirkungen auf den gesamten Körper. Bei falscher oder schlechter Behandlung schadet Diabetes auch dem Gehirn und kann so eine Demenz hervorrufen. Deshalb ist eine frühzeitige Erkennung und Behandlung wichtig. Es gibt zwei Formen: Typ-1-Diabetes und Typ-2-Diabetes. Typ 1 ist sehr selten. Er macht nur etwa fünf Prozent aller Diabeteserkrankungen aus. Er entsteht, wenn das Immunsystem die insulinproduzierenden Zellen in der Bauchspeicheldrüse zerstört. Die Folge ist, dass zu wenig oder gar kein Insulin mehr gebildet wird. Die meisten Diabetiker hierzulande leiden an Typ-2, umgangssprachlich auch Alterszucker genannt. Er ist die Folge einer Überlastung der Bauchspeicheldrüse. Sie produziert zwar noch das Hormon Insulin. Die Menge reicht jedoch im Verhältnis zum Bedarf der Zellen nicht mehr aus. Denn die Körperzellen reagieren nicht mehr richtig auf Insulin. Dadurch kann nicht genug Zucker aus dem Blut ins Gewebe gelangen – die Zuckerkonzentration im Blut steigt an. Die meisten Menschen mit Typ-2-Diabetes sind Senioren. Im Folgenden geht es daher vor allem um diese Form des Diabetes.

Der enge Zusammenhang zwischen Körpergewicht und Diabetesrisiko ist durch viele Studien belegt: Bereits eine Gewichtszunahme von zehn Kilogramm erhöht das Diabetesrisiko bei Männern und Frauen auf das Dreifache.[33] Tatsächlich ist die massive Ausbreitung des Typ-2-Diabetes in den vergangenen Jahrzehnten ohne die Zunahme von Übergewicht und Fettleibigkeit nicht erklärbar. In der Nachkriegszeit, als große Teile der Bevölkerung über Jahre unterernährt waren, war diese Diabetesform nahezu völlig verschwunden. Erst im Zuge des wirtschaftlichen Aufschwungs in den 1960er-Jahren stieg das Gewicht der Bürger kontinuierlich an und der Typ-2-Diabetes wurde häufiger diagnostiziert. Eine ähnliche Entwicklung im Zeitraffer erleben derzeit viele asiatische Länder wie China und Indien. Auch dort nimmt die Zahl der Menschen mit Fettleibigkeit drastisch zu.

Mit steigendem Taillenumfang und vergrößertem Fettdepot im Bauchbereich steigt das Diabetesrisiko immer stärker (exponentiell) an. Das Problem dabei: Fettgewebe ist keine »passive Masse«. Fettzellen geben unterschiedliche Botenstoffe ab, darunter Hormone und Entzündungsstoffe. Dadurch wird die Insulinempfindlichkeit der Körperzellen mit der Zeit herabgesetzt. Nach jüngeren Erkenntnissen kommt es auch darauf an, wie das Fett im Körper verteilt ist. Ein erhöhter Bauchumfang gilt als besonders schädlich.

Was Sie selbst tun können, um Diabetes zu verhindern

Jeder Einzelne kann viel dafür tun, die Entwicklung eines Typ-2-Diabetes zu verhindern oder zumindest hinauszuzögern.
Diese drei Strategien bringen am meisten:
• Normalgewicht halten beziehungsweise Übergewicht abbauen
• regelmäßige Bewegung
• Medikamente meiden, welche die Entstehung von Diabetes fördern

In der Tat gibt es etliche Arzneimittel und Chemikalien, die den Glukosestoffwechsel stören und so einen Diabetes auslösen können.[34] Wie sie das tun, ist von Medikament zu Medikament verschieden. Manche Wirkstoffe schädigen direkt die insulinproduzierenden Zellen der Bauchspeicheldrüse, die daraufhin weniger Insulin bilden oder ausschütten. Andere Substanzen veranlassen die Leber, zu viel Glukose zu produzieren. Wieder andere verschlechtern die Glukosetoleranz, indem sie die Verwertung von Glukose in der Muskulatur verringern.

So führen zum Beispiel viele Psychopharmaka, die gegen Depression oder gegen Psychosen eingesetzt werden, zu Störungen im Glukosestoffwechsel. Das liegt unter anderem daran, dass diese Mittel zum Teil eine deutliche Gewichtszunahme bewirken. Patienten, die zum Beispiel mit dem Antipsychotikum Olanzapin behandelt werden, nehmen durchschnittlich fünf Kilogramm Körpergewicht zu. Clozapin, ebenfalls ein Antipsychotikum, steigert das Gewicht in ähnlichem Ausmaß. Sowohl diese beiden Mittel als auch zwei weitere aus dieser Gruppe – Quetiapin und Risperidon – führen häufig zu einer gestörten Glukosetoleranz sowie zu krankhaft erhöhten Blutzuckerwerten und Blutfettwerten. Ob die Nebenwirkung Diabetes auftritt, hängt unter anderem von Dosierung und Anwendungsdauer, gelegentlich auch von der Art der Anwendung des Arzneistoffs ab.

Beispiele für Arzneistoffe, die als Nebenwirkung Diabetes hervorrufen können:

- Kortikosteroide bei Rheuma, Allergien, Asthma (schon nach wenigen Tagen)
- Blutdrucksenker aus der Gruppe der Betablocker (unselektive Betablocker)
- Blutdrucksenker aus der Gruppe der Thiaziddiuretika

- Cholesterinsenker bzw. Lipidsenker (Statine, Nicotinsäure/Niacin)
- Antipsychotika: Aripiprazol, Risperidon, Quetiapin, Olanzapin, Raloxifen
- Immunsuppressiva (Ciclosporin, Tacrolimus)
- Interferon alpha
- Antibabypille
- HIV-Medikamente: Lopinavir, Ritonavir, Indinavir

Beispiele für Arzneistoffe, die oft zu starker Gewichtszunahme führen:

- Antidepressiva: Amitriptylin, Doxepin, Citalopram, Mirtazapin, Nortriptylin
- Antipsychotika: Olanzapin, Clozapin, Phenothiazine, Thioridazin, Quetiapin
- Beruhigungsmittel: Pregabalin
- Stimmungsstabilisierer: Carbamazepin, Lithium, Valproinsäure/Valproat

Falls irgendwie möglich, sollte man auf die Einnahme der oben genannten Substanzen verzichten oder zumindest ihre Dosis reduzieren. Meist normalisiert sich der Blutzucker wieder, wenn die Mittel abgesetzt werden.

Risiko Unterzuckerung

Gesunde Menschen bekommen normalerweise keine Unterzuckerungen, weil der Körper von sich aus rechtzeitig gegensteuert und Hormone ausschüttet, die dafür sorgen, dass sich der Blutzucker erhöht. Gefährdet sind aber alle Diabetiker, die blutzuckersenkende Medikamente nehmen. Und das sind ziemlich viele: Etwa sechs Millionen Menschen in Deutschland leben mit einer

Diabetesdiagnose. Die meisten von ihnen sind Senioren, darunter auch viele Pflegebedürftige.

Entscheidend ist, dass der Betroffene oder die Menschen, die einen älteren Diabetiker umgeben oder pflegen, eine Unterzuckerung so früh wie möglich erkennen und umgehend handeln. Dann nämlich ist die Chance groß, dass die Stoffwechselentgleisung folgenlos vergeht. Ohne rasche Behandlung drohen schwere Schäden – sowohl kurzfristig als auch langfristig. Zum einen können die Patienten sich selbst oder andere akut gefährden – zum Beispiel, wenn sie beim Autofahren bewusstlos werden und einen Unfall verursachen. Zum anderen können starke Unterzuckerungen das Gehirn dauerhaft schädigen. Bei häufigen und schweren Unterzuckerungen vor allem nach jahrelanger Diabetesdauer zeigen sich dann Veränderungen der Hirnfunktionen, wie Gedächtnis- und Konzentrationsstörungen. Zudem gibt es Hinweise darauf, dass schwere Unterzuckerungen das Risiko für Blutdruckkrisen, Herzrhythmusstörungen oder sogar einen plötzlichen Herzstillstand erhöhen. Diabetiker sollten deshalb unbedingt schwere Unterzuckerungen vermeiden. Aus diesem Grund raten Experten auch, dass Ärzte insbesondere bei älteren Diabetikern mit Herzproblemen den Blutzucker nicht zu aggressiv senken, also eine vergleichsweise niedrige Dosis der Medikamente verordnen sollten.

Woran erkennt man eine Unterzuckerung?

Schon bevor der Blutzucker in den kritischen Bereich fällt, kann sich ein sinkender Blutzuckerspiegel bemerkbar machen. Rutscht er unter einen Wert von etwa 70 Milligramm pro Deziliter, beginnt der Körper zu reagieren, um den Blutzucker wieder zu erhöhen. Unter anderem werden dann die Hormone Adrenalin und Glukagon ausgeschüttet. Diese bewirken, dass die Leber gespeicherten Zucker ins Blut abgibt. Zudem führt das vermehrte Adrenalin zu einigen Symptomen, die frühe Hinweise auf eine Unterzuckerung sind.

Erste Warnzeichen für eine Unterzuckerung sind:

- Schwitzen
- Herzjagen
- Blässe um Mund und Nase
- Zittern, innere Unruhe, besonders Händezittern
- weiche Knie
- weite Pupillen
- Nervosität

Zeichen für einen bereits eingetretenen Energiemangel im Gehirn sind:

- verminderte Denkleistung
- Torkeln
- Konzentrationsschwäche
- Sprechstörungen
- Sehstörungen
- Benommenheit
- Koordinationsstörungen
- Veränderung des Wesens
- Aggressivität ohne ersichtlichen Grund
- Heißhunger
- Kopfschmerzen

Was tun bei Unterzuckerung?

Wenn Sie erste Anzeichen einer Unterzuckerung bemerken, sollten Sie sofort handeln: Der Betroffene sollte zunächst eine kleinere Menge schnell ins Blut gehende Kohlenhydrate zu sich nehmen. Also zum Beispiel zwei bis vier Plättchen Traubenzucker essen oder 200 Milliliter zuckerhaltigen Fruchtsaft trinken. Patienten, die Diabetesmedikamente nehmen, oder Menschen, die sie pflegen, sollten für solche Fälle immer einen Vorrat an Traubenzucker griffbereit haben. Anschließend sollte der Betroffene noch etwas Brot, Obst, Schokolade oder Ähnliches essen und versuchen herauszufinden, wie es zu der Unterzuckerung kam, damit die Ursache behoben werden kann.

Wird nicht schnell genug gegengesteuert und sackt der Blutzuckerwert noch stärker ab, kommt es zum Notfall: Der Betroffene wird bewusstlos, bekommt Krampfanfälle oder fällt sogar ins Koma. Spätestens dann kann sich der Patient nicht mehr selbst helfen. Alles hängt in dieser Situation davon ab, dass sein Umfeld richtig reagiert – und sofort den Notarzt (112) anruft. Der Arzt kann dem Betroffenen eine hochkonzentrierte Zuckerlösung spritzen, welche die Unterzuckerung schnell beseitigt.

Informieren Sie Verwandte und Freunde über Ihren Diabetes

Fremdhilfe ist oft sogar nötig, *bevor* ein Diabetiker im Rahmen einer schweren Unterzuckerung das Bewusstsein verliert. Manchmal ist der Betroffene nämlich nicht mehr in der Lage, die Situation richtig einzuschätzen, geschweige denn, richtig zu handeln. Denn hat die Unterzuckerung bereits eingesetzt, verhalten sich manche Patienten auffallend merkwürdig und irrational: Sie werden aggressiv und wehren sich zum Teil wütend dagegen, dass man ihnen Zucker gibt – obwohl sie diesen dringend benötigen. Umso wichtiger ist es, dass Diabetiker Verwandte, Pflegepersonen, Kollegen, Freunde und Sportkameraden informieren, dass sie zuckerkrank sind, Insulin spritzen oder andere blutzuckersenkende Medikamente nehmen, was die Anzeichen einer Unterzuckerung sind und was man im Ernstfall tun muss, um ihnen zu helfen.

Besorgen Sie sich eine Notfallausrüstung

Diabetiker, die zu häufigen und schweren Unterzuckerungen mit Bewusstlosigkeit neigen, können sich ein Glukagon-Set verschreiben lassen. Glukagon ist ein körpereigenes Hormon, das den Blutzucker erhöht, indem es die Leber veranlasst, alle in ihr gespeicherten Zuckerreserven auszuschütten. Im Falle einer Bewusstlosigkeit können Familienangehörige, Freunde oder Kollegen, die in den Umgang mit dem Set eingeweiht sind, dem Diabetiker eine Spritze in den Muskel oder in eine Hautfalte setzen. Glukagon wirkt innerhalb von wenigen Minuten. Nach dem Aufwachen muss der Diabetiker schnell Traubenzucker zu sich nehmen, damit der Blutzucker nicht erneut sinkt.

Auch wenn die akute Krise überstanden ist, ist nicht wieder gleich alles im Lot. Häufig wirkt die Krise im Körper noch längere Zeit nach. Vor allem Unterzuckerungen, die durch Sulfonylharnstoff-Präparate ausgelöst wurden, halten mitunter mehrere Tage an. Um erneute Probleme zu verhindern, muss der Patient stationär in einem Krankenhaus überwacht werden.

So verhindern Sie Unterzuckerungen

Wer als Diabetiker seinem Gehirn Schäden durch Unterzuckerungen ersparen möchte, sollte alles dafür tun, solche Stoffwechselentgleisungen so gut wie möglich zu verhindern. Hilfreich ist es, wenn man nicht nur als Betroffener selbst, sondern wenn möglichst auch die eigenen Angehörigen und alle Menschen, die in Pflegeberufen tätig sind und Personen mit Diabetes betreuen, die häufigsten Auslöser kennen.

Die häufigsten Auslöser sind:

- Mahlzeit vergessen, ausgelassen oder falsch eingeschätzt: Der Betroffene hat zwar sein Mahlzeiteninsulin gespritzt oder Tabletten genommen, die die Insulinausschüttung anregen – isst dann aber doch nichts oder weniger als gedacht. Die Folge ist eine Überdosierung, die zu einem drastischen Abfall des Blutzuckerspiegels führt. Diese Gefahr besteht auch bei akuten Erkrankungen, die mit Erbrechen und Durchfall einhergehen. Dann nämlich gelangt nur ein Teil der mit dem Essen verzehrten Kohlenhydrate in den Stoffwechsel. Die berechnete Medikamentenmenge ist damit zu hoch für die Menge an Glucose, die bei der Mahlzeit tatsächlich ins Blut gelangt.

- Unerwartete körperliche Anstrengung oder Belastung: Menschen mit Diabetes müssen bei vermehrter körperlicher Aktivität und Bewegung die Insulin- beziehungsweise Tablettendosis verringern. Das gilt vor allem für Patienten, die Insulin spritzen oder Diabetestabletten aus der Gruppe der Sulfonylharnstoffe oder Glinide einnehmen. Zu beachten ist, dass nicht nur während, sondern vor allem auch nach längerer Anstrengung noch bis viele Stunden später ein erhöhtes Risiko für eine Unterzuckerung besteht. Grund dafür ist unter anderem eine gesteigerte Insulinwirkung auf alle Körperzellen, die Blutzucker aufnehmen und verwerten

- Alkohol: Wenn die Leber damit beschäftigt ist, Alkohol abzubauen, kann sie nicht mehr genügend Zucker produzieren und ins Blut ausschütten. Vor allem abendlicher Alkoholgenuss kann daher zu nächtlichen Unterzuckerungen führen. Achtung: Kohlenhydrathaltige Getränke wie Bier und Likör erhöhen zunächst den Blutzucker. Wird der erhöhte Wert dann mit Insulin gesenkt, kann es zu einer besonders schweren Unterzuckerung kommen.

- Gewichtsabnahme: Schwinden die Pfunde, sinkt auch der Insulinbedarf. Die Insulin- beziehungsweise Tablettendosis muss deshalb in Absprache mit dem behandelnden Arzt dem veränderten Körpergewicht angepasst werden.

- Insulin falsch gespritzt: Diabetiker, die Insulin verordnet bekommen, müssen das Medikament ins Unterhautfettgewebe injizieren. Trifft man beim Spritzen versehentlich in den Muskel, ist das nicht nur schmerzhaft. Das Medikament gelangt dann auch schneller als erwünscht ins Blut und kann so eine Unterzuckerung auslösen.
- Zusätzliche Medikamente: Viele Diabetiker bekommen nicht nur blutzuckersenkende Medikamente verordnet oder verabreicht, sondern auch noch andere Arzneimittel wie etwa Antidepressiva oder Mittel gegen Wahnvorstellungen oder Psychosen. Genau diese Mittel aber können für sich allein schon eine Unterzuckerung auslösen. Zu diesen Präparaten zählen zum Beispiel das häufig gegen depressive Verstimmungen verordnete Amitriptylin und der Wirkstoff Mirtazapin sowie die Antipsychotika Clozapin, Olanzapin, Quetiapin und Risperidon.[35]
- Wechselwirkungen: Problematisch ist auch die Kombination von Insulin oder blutzuckersenkenden Medikamenten mit Herz-Kreislauf-Präparaten oder schmerzstillenden Mitteln. Dadurch kann es – je nach Wirkstoff – zu einer Verstärkung oder aber zu einer Abschwächung der Wirkung der blutzuckersenkenden Medikamente kommen. Bei gleichzeitiger Einnahme von bestimmten Betablockern und Sulfonylharnstoffpräparaten etwa treten häufiger verstärkte und verlängerte Unterzuckerungen auf. Deshalb sollten Sie die Medikamente, die Sie einnehmen, regelmäßig von Ihrem Arzt auf mögliche

Wechselwirkungen oder Unverträglichkeit überprüfen lassen. Die meisten Praxen verfügen über spezielle Computerprogramme, mit denen das möglich ist.

- Schilddrüsenunterfunktion: Das von der Schilddrüse produzierte Hormon TSH hat unter anderem einen maßgeblichen Einfluss auf den Blutzuckerstoffwechsel. Schüttet die Schilddrüse zu wenig aus,
werden die Zellen empfindlicher für Insulin. Das
bedeutet: Zucker wird schneller als üblich aus dem
Blut in die Zellen geschleust. Das kann zu Unterzuckerungen führen.

Medikationsfehler finden – und beheben

Wenn es bei Ihnen bereits zu einer Unterzuckerung gekommen
ist, sollten Sie gemeinsam mit Ihrem Arzt die zugrundeliegen-
den Fehler in der Therapie herausfinden. Nur so lassen sich Wiederholungen verhindern. Wie wichtig das ist, hat unter anderem
eine Studie kalifornischer Forscher vor einigen Jahren gezeigt:
Durch wiederholte schwere Unterzuckerungen kann sich das
Risiko für eine irreversible Demenz verdoppeln.[36]

Die häufigste Ursache für Unterzuckerungen ist eine falsche
Dosierung von Diabetesmitteln. Auslöser sind häufig Fehler in
der Ernährung oder Wechselwirkungen mit anderen Medikamenten. Hinzu kommen individuelle Faktoren, die der Arzt bei
der Therapie berücksichtigen muss. Eine maßgebliche Rolle dabei spielt, wie gesund die Nieren sind. Bei vielen Diabetikern
ist deren Funktion aufgrund der Krankheit nämlich stark eingeschränkt. Ist das der Fall, muss die Dosis der blutzuckersenkenden Medikamente verringert und an die nachlassende Leistungsfähigkeit der Niere angepasst werden. Ansonsten besteht eine
erhöhte Gefahr von Unterzuckerungen. Es gibt aber auch eini-

ge Arzneimittel, die bei einer verminderten Nierenfunktion gar nicht mehr eingesetzt werden dürfen. Das gilt beispielsweise für das häufig eingesetzte Diabetesmittel Metformin, aber auch für etliche andere Substanzen, darunter Nateglinid und Exenatid.

Eine Schilddrüsenunterfunktion und auch eine -überfunktion beeinflussen ebenfalls den Blutzuckerstoffwechsel. Eine Unterfunktion (Hypothyreose) erhöht die Empfindlichkeit gegenüber Insulin, sodass der Insulinbedarf geringer ist. Experten raten daher: Jeder Diabetiker mit häufigen ungeklärten Unter- oder Überzuckerungen sollte seine Schilddrüse untersuchen lassen.

Vorsicht vor einer zu »scharf« eingestellten Therapie

Generell gilt, dass Ärzte gerade bei älteren Diabetikern den Blutzucker nicht zu »scharf« einstellen sollten, die Dosis von Insulin oder blutzuckersenkenden Medikamenten also nicht ganz so hoch ansetzen sollten wie bei jüngeren Menschen. Eine wichtige Richtgröße in diesem Zusammenhang ist der sogenannte Langzeit-Blutzucker-Wert (HbA1c-Wert). Er gibt Auskunft über die Blutzuckerwerte der vergangenen vier bis zwölf Wochen und wird in Prozent angegeben. Bei Gesunden liegt der Wert zwischen vier und sechs Prozent. Bei unbehandelten oder schlecht eingestellten Diabetikern weist er zum Teil Werte von neun oder elf Prozent auf.

In den vergangenen Jahren haben medizinische Fachgesellschaften zum Teil ein »aggressives« Senken des Langzeitblutzuckers auf Werte unter 6,5 Prozent propagiert. Inzwischen hat sich gezeigt, dass das vielen Betroffenen mehr schadet als nützt – unter anderem, weil dadurch vor allem das Risiko von Unterzuckerungen stark steigt. Neueren Untersuchungen zufolge ist für ältere Menschen eher ein HbA1c-Wert um acht Prozent geeignet. Doch eine pauschale Regel gibt es nicht. Was sinnvoll ist und was nicht, hängt von vielen verschiedenen Faktoren ab – und das muss der Arzt für jeden Patienten individuell ermitteln.

6. Bluthochdruck auf natürliche Weise senken

Unter krankhaftem Bluthochdruck (arterielle Hypertonie) versteht man die Erhöhung des Blutdrucks auf Werte, die zu einer Schädigung des Herz-Kreislauf-Systems führen. Das Tückische daran: Bluthochdruck tut nicht weh, verursacht in der Regel keine Symptome und schränkt über längere Zeit auch die Lebensqualität nicht spürbar ein.

Doch dauerhaft erhöhter Blutdruck ist direkt oder indirekt für eine Reihe von Erkrankungen verantwortlich. Er trägt nicht nur maßgeblich zur Entstehung von Herzinfarkt, Schlaganfall oder chronischen Nierenschäden bei. Hypertonie ist auch einer der Hauptrisikofaktoren für die Entstehung von kognitiven Störungen und Demenz. Viele Menschen hierzulande wissen gar nicht, dass ihre Werte bedenklich hoch sind. Es sei denn, es kommt zu einer Entgleisung, also einem extremen Anstieg der Blutdruckwerte, der heftige Kopfschmerzen, Sehstörungen, Verwirrtheit oder starke Atemnot nach sich ziehen kann. Bei einer solchen Blutdruckkrise handelt es sich um einen medizinischen Notfall, der ein sofortiges ärztliches Eingreifen erforderlich macht.

Bei etwa 95 Prozent aller Menschen mit Bluthochdruck liegen die Ursachen nicht in einer konkreten Krankheit. Auslöser sind vielmehr die Lebensumstände: übermäßiges Essen, Rauchen, Bewegungsmangel, Alkohol sowie Stress durch ständigen Lärm, Ängste oder Zorn. Nicht zuletzt können auch viele Arzneimittel als Nebenwirkung den Blutdruck erhöhen (siehe Kasten). Generell gilt: Wenn mehrere dieser Faktoren zusammenkommen, erhöht das die Wahrscheinlichkeit, dass sich ein Bluthochdruck entwickelt. Und nicht nur das. Vor allem die dauerhafte Kombination von Bluthochdruck mit Rauchen, Diabetes und anderen Faktoren, welche die Blutgefäße belasten, erhöht das Risiko für bleibende Schäden an Herz und Gehirn.

Bluthochdruck: Die häufigsten Auslöser

- Übergewicht (vor allem Bauchfettleibigkeit)
- Nierenerkrankungen
- chronischer Stress
- Bewegungsmangel
- Rauchen
- Diabetes
- Schilddrüsenüberfunktion
- starker Alkoholkonsum
- Medikamente

Medikamente, die Bluthochdruck hervorrufen können

- Asthma-Medikamente/Mittel gegen COPD (zum Beispiel Prednisolon, Symbicort)
- Hormonpräparate (Östrogen/Antibabypille)
- Medikamente gegen Rheuma/chronische Polyarthritis (zum Beispiel Arava)
- nichtsteroidale Antirheumatika (NSAR) (zum Beispiel Diclofenac, Ibuprofen)
- Antidepressiva (zum Beispiel Trevilor/Efectin)
- Mittel gegen Nasennebenhöhlenentzündung (zum Beispiel Sinupret)
- Schlankheitsmittel

Wann ist der Blutdruck zu hoch?

Der Blutdruck ist keine stabile Größe, er schwankt in Abhängigkeit von der Leistung, die das Herz-Kreislauf-System erbringen muss. So ist der Blutdruck bei gesunden Menschen im Schlaf niedriger als tagsüber und in Ruhe niedriger als bei körperlicher

Anstrengung. Als optimaler Blutdruck eines erwachsenen Menschen gilt ein durchschnittlicher Wert von 120/80 mmHg. Die erste Zahl – der systolische Wert – steht für den Druck in der Anspannungsphase des Herzens (Systole). Die zweite Zahl – der diastolische Wert – ist der Druck in der Entspannungsphase (Diastole).

Dass der Blutdruck in bestimmten Situationen ansteigt, ist ganz normal. Damit sorgt das Herz-Kreislauf-System für eine ausreichende Organdurchblutung und passt sich so an einen erhöhten Sauerstoff- und Nährstoffbedarf an. Bei körperlicher Anstrengung zum Beispiel muss mehr Blut in die Muskeln gepumpt werden. Puls und Blutdruck steigen deshalb an. Erst wenn die Blutdruckwerte eines Menschen wiederholt bei 140/90 mmHg oder darüber liegen, spricht man von Bluthochdruck oder arterieller Hypertonie. Die Betonung liegt dabei auf »wiederholt«. Denn um eine arterielle Hypertonie zu diagnostizieren, genügt es nicht, den Blutdruck nur einmal zu bestimmen. Dazu müssen mehrere Messungen vorgenommen werden, am besten zu unterschiedlichen Tageszeiten. Der Blutdruck steigt und fällt nämlich im Tagesverlauf. Zudem sind viele Menschen bei der ärztlichen Untersuchung so aufgeregt, dass ihr Blutdruck höher ist als normalerweise.

Um den Blutdruck eines Menschen wirklich einschätzen zu können, sind nach Ansicht mancher Experten mindestens 30 Messungen erforderlich. Wenn sieben oder mehr von diesen 30 Werten die Grenze von 135/85 mmHg überschreiten, liegt eine Hypertonie vor. Die offiziellen Grenzwerte für die Hypertonie sind allerdings nur Anhaltspunkte. Ob ein erhöhter Blutdruck mit Medikamenten behandelt werden sollte oder nicht, hängt von mehreren Faktoren ab, nicht zuletzt vom Alter. Für Menschen, die ohnehin ein erhöhtes Risiko für Herz-Kreislauf-Erkrankungen haben, weil sie zusätzlich rauchen oder Übergewicht haben, ist ein Wert von 139/89 mmHG zum Beispiel problematisch und muss möglicherweise behandelt werden. Personen, die keine weiteren Risikofaktoren haben, brauchen dagegen keine Therapie. Mit steigendem Alter nimmt zudem der Nutzen einer starken Senkung des Blutdrucks durch Medikamente ab. Bei über 80-Jährigen zum Beispiel kann es aktuellen Erkenntnissen zufolge bereits ausreichen, den systolischen Druck einfach nur unter 160 mmHg zu senken.

In vielen Fällen hilfreich: Blutdruck selbst messen

Wenn Ihr Arzt oder Ihre Ärztin bei Ihnen erhöhten Blutdruck festgestellt hat, kann es sinnvoll sein, sich ein Gerät zur Selbstmessung anzuschaffen. Möglicherweise zeigen die Messungen in entspannter Atmosphäre nämlich, dass der Blutdruck normal ist. Dann ist auch keine Behandlung nötig. Untersuchungen haben gezeigt, dass die bei einer Selbstmessung erhobenen Werte im Schnitt um fünf bis 15 mmHg für den systolischen und um fünf bis zehn mmHG für den diastolischen Blutdruck niedriger sind als beim Messen in der Arztpraxis.

Auch bei erhöhtem Blutdruck ist ein solches Gerät hilfreich, weil es Ihnen zeigt, wie sich Ihr Blutdruck durch regelmäßige Bewegung, Rauch-Stopp oder Gewichtsreduktion verbessert. Wichtig ist, dass Sie sich genau erklären lassen, wie Sie beim Messen vorgehen müssen. Nur dann sind die Werte aussagekräftig. Bei Menschen, die ihren hohen Blutdruck mit Medikamenten senken, hilft die Selbstmessung, die Behandlung zu kontrollieren. Wenn Sie feststellen, dass Ihre Werte dauerhaft niedrig geworden sind, sollten Sie jedoch die Dosis der eigenommenen Medikamente nicht eigenmächtig verändern. Sprechen Sie mit Ihrem Arzt und bitten Sie ihn, die Dosis anzupassen, und fragen Sie ihn, ob, wann und wie Sie das Mittel auf Dauer absetzen können. Gut zu wissen: Möglicherweise übernimmt Ihre Krankenkasse die Kosten für ein Blutdruckmessgerät, wenn es Ihnen ärztlich verordnet wird. Fragen Sie direkt dort nach.

Warnsignale

Bluthochdruck macht zwar oft über längere Zeit keine spürbaren Beschwerden. Es gibt aber gewisse Warnsignale, die darauf hinweisen können. Dazu gehören:

- Kopfschmerzen (oft beim Aufwachen und vor allem im Hinterkopfbereich)
- Schwindel
- Atemnot bei körperlicher Belastung
- Nervosität
- häufiges Nasenbluten
- Wichtig: Die hier genannten Beschwerden sind relativ unspezifisch. Das heißt, sie können zahlreiche andere Ursachen haben. Treten diese Warnsignale häufiger auf, sollten Sie auf jeden Fall Ihren Arzt darauf ansprechen.

Was tun, wenn der Blutdruck zu hoch ist?

Bei dem Großteil aller Menschen mit Bluthochdruck ist der Blutdruck lediglich leicht erhöht (diastolische Werte zwischen 90 und 105 mmHg). Fast alle seriösen Fachleute empfehlen dann als erste Maßnahme eine Behandlung ohne Medikamente. Denn allein durch einen gesünderen Lebensstil lässt sich der Blutdruck bei fast allen Menschen mit Hypertonie deutlich senken, häufig sogar auf normale Werte. Dazu gehören mehrere Elemente:

- Übergewicht abbauen
- Alkoholkonsum einschränken
- sich regelmäßig bewegen
- Entspannungstechniken erlernen und regelmäßig ausüben
- für ausreichend Schlaf sorgen
- aufhören zu rauchen

Zugegeben: Was sich so einfach liest, lässt sich im Alltag gar nicht immer so leicht umsetzen. Eingefleischte Verhaltensweisen umzustellen, ist keine einfache Aufgabe. Versuchen Sie daher nicht, alles gleich auf einmal zu erreichen. Wer dauerhafte Erfolge erzielen möchte, tut sich leichter, wenn er seinen Lebensstil in mehreren kleinen Schritten und dafür nachhaltig ändert.

Abnehmen senkt den Blutdruck: Jedes Kilogramm zählt

Schon ein Kilogramm weniger auf den Hüften senkt den Blutdruck im Schnitt um zwei Millimeter auf der Quecksilbersäule. Studien haben gezeigt: Pro 5 kg Gewichtsabnahme sinkt der Blutdruck um etwa 10 mmHg systolisch und 5 mmHg diastolisch. Hochdruckpatienten, die gleich mehrere überflüssige Pfunde abspecken, können deshalb oft ganz auf ihre Blutdruckpillen verzichten. Damit sinkt nicht nur das Risiko deutlich, an den Folgen wie Herzinfarkt und Schlaganfall zu erkranken. Ohne Medikamente sind Sie auch nicht mehr den problematischen Nebenwirkungen ausgesetzt, welche die Hirnleistung maßgeblich beeinträchtigen können.

Bewegung: Gut fürs Herz, aber auch fürs Gemüt

Ähnlich positive Effekte hat regelmäßige Bewegung. Sie senkt nicht nur den Blutdruck, sondern stärkt auch das Nervensystem: Der Ruhepuls sinkt, die Laune steigt. Psychischer Stress oder die Schrecksekunde im Straßenverkehr können Trainierten deutlich weniger anhaben als Bewegungsmuffeln. Woran liegt das? In solchen Situationen schüttet die Nebenniere die Stresshormone Adrenalin und Cortisol aus. Ein Mechanismus, der in früheren Zeiten der Menschheitsgeschichte durchaus Sinn machte, um körperliche Höchstleistungen wie Flucht oder Kampf zu ermöglichen. Für Untrainierte aber sind diese Stoffe Gift. Ihr Körper ist nicht gewohnt, mit der plötzlichen Flut der Stresshormone umzugehen. Wenn wir unseren Kreislauf nie fordern, befinden sich auf der Oberfläche unserer Herzmuskelzellen zu viele sogenannte Betarezeptoren, die heftig auf das Adrenalin ansprechen.

Anders im trainierten Körper. Als Reaktion auf den regelmäßigen »sanften Stress« beim Fahrradfahren, Joggen, Rudern oder Bergwandern, durch den sich der Körper immer wieder mit natürlichen Adrenalinmengen auseinandersetzen muss, regulieren die Herzzellen auch die Anzahl der Betarezeptoren auf ihrer Oberfläche herunter. Übermäßig viel schweißtreibende Aktivität muss gar nicht sein: »Wer knapp 2000 Kilokalorien pro Woche verbraucht, erzielt den optimalen Effekt«, weiß der Mediziner Hans-Georg Predel von der Sporthochschule Köln. Das entspricht einer halben Stunde Radeln am Tag, auf die Woche gerechnet also dreieinhalb Stunden Zeitaufwand. Eine gute Investition, wenn man bedenkt, dass sich dadurch sowohl das Herzinfarkt- als auch das Schlaganfallrisiko fast halbieren lassen.

7. Mit dem Rauchen aufhören

Je mehr Zigaretten ein Mensch pro Tag raucht und je mehr Jahre er das bereits getan hat, desto höher ist das Schlaganfallrisiko. Denn Rauchen:

- fördert Arteriosklerose
- führt zu Fettstoffwechselstörungen
- trägt zu Bluthochdruck bei, denn Rauchen löst im Nervensystem die Freisetzung der Stresshormone Adrenalin und Noradrenalin aus. Diese bewirken, dass sich die Gefäße verengen, wodurch der Blutdruck ansteigt
- verringert die Sauerstoffmenge, die von den roten Blutkörperchen transportiert werden kann. Das signalisiert dem Knochenmark, mehr rote Blutkörperchen für den Sauerstofftransport zu produzieren. Dadurch aber wird das Blut dickflüssiger und kann schlechter durch die ohnehin verengten Gefäße fließen

- steigert die Gerinnungsbereitschaft des Blutes, vor allem dadurch, dass die Blutplättchen klebriger werden. So bilden sich leichter Blutgerinnsel, die ein Gefäß verstopfen können. Passiert dies im Gehirn, kommt es zum Schlaganfall.

Das erleichtert den Ausstieg

Wer jahrelang geraucht hat und sich von einem Tag auf den anderen von der Zigarette verabschieden möchte, kann sich diesen Schritt durch ein paar Tricks erleichtern:

- Bewegen Sie sich möglichst viel an der frischen Luft und halten Sie sich wenig in geschlossenen Räumen auf. Eine Wander- oder Fahrradwoche kann zum Beispiel der ideale Einstieg in den Ausstieg sein.
- Teilen Sie Ihren Freunden und Angehörigen mit, dass Sie keine Zigarette mehr angeboten bekommen möchten und Sie auch dann keine haben möchten, wenn Sie in einem Moment der Schwäche darum bitten.
- Sorgen Sie für ausreichend Schlaf und Entspannung.
- Überbrücken Sie den Rauchwunsch mit zuckerfreien Kaugummis, Pfefferminz oder sauren Drops.
- Beginnen Sie, die Zeiten, in denen Sie bisher üblicherweise geraucht haben, neu zu gestalten. Statt der Zigarette nach dem Essen ein Spaziergang um den Häuserblock. Statt des verrauchten Karten- oder Fernsehabends ein neues Hobby wie Tanzen,

Schwimmen oder gemeinsames Kochen mit Freunden.

- Meiden Sie Orte, wo viel geraucht wird, und Situationen, in denen Sie früher geraucht haben.
- Meiden Sie Getränke, die Lust auf eine Zigarette machen, wie Kaffee oder Alkoholisches.
- Belohnen Sie sich mit dem ersparten Geld, das Sie bisher für Zigaretten ausgegeben haben, für Ihren Erfolg.

So profitiert Ihr Körper von einem Rauch-Stopp:

- Blutdruck: Oft sinken die krankhaft erhöhten Werte schon nach einer Woche.
- Atemwegsprobleme: Nach wenigen Monaten bessern sich Husten und Atemnot.
- Herzinfarkt: Innerhalb von zwei Jahren sinkt das Risiko in etwa auf das von Nichtrauchern.
- Schlaganfall: Bereits fünf Jahre nach dem Rauchstopp entspricht Ihr Risiko wieder dem von Nichtrauchern.
- Lungenfunktion: Nach zehn Jahren ist das Risiko für eine Verschlechterung der Lungenfunktion wieder auf dem Normalwert.
- Chronisch obstruktive Lungenerkrankung (COPD): Das Risiko, dass die Erkrankung fortschreitet, verringert sich.
- Durchblutung der Lunge: Sie verbessert sich schon innerhalb weniger Wochen.
- Krebsrisiko: Nach zehn Jahren ist das Risiko, an Lungenkrebs zu erkranken, nur noch halb so groß.

8. Überflüssige Pfunde loswerden

»Wer sein Gewicht wirklich reduzieren und dauerhaft halten will, hat nur eine Chance, wenn er seine Lebens- und Essgewohnheiten gründlich ändert«, so der Ernährungspsychologe Joachim Westenhöfer von der Hamburger Hochschule für Angewandte Wissenschaften. Das ist alles andere als einfach, aber nicht unmöglich, wie Studien des Forschers zeigen. Demnach kommt es nicht auf radikalen Verzicht oder zwanghafte Plackerei im Fitnessstudio an. Viel wichtiger ist eine individuelle Kombination möglichst vieler Gewohnheitsänderungen. Der entscheidende Faktor war zwar – wenig überraschend – ein langfristiges Umsteigen auf gesündere Nahrung. Öfter Äpfel und Salat statt Schokoriegel und Bratwurst. Um sich dauerhaft gegen wachsende Speckschichten zu wappnen, kommt es aber auch auf Strategien an, die gar nicht direkt mit Kalorienzufuhr und -verbrauch zu tun haben:

Realistische Ziele setzen

»Viele Menschen haben zu Beginn einer Schlankheitskur oder einer Therapie völlig überhöhte Erwartungen an einen schnellen großen Effekt«, sagt Westenhöfer. Doch rapide Gewichtsverluste in kurzer Zeit sind nie etwas Dauerhaftes und schaden höchstens der Gesundheit, betont Ökotrophologin Ursel Wahrburg von der FH Münster: »Gute Abnehmkonzepte sind so konzipiert, dass man im Schnitt etwa ein Pfund pro Woche, zu Anfang vielleicht bis zu einem Kilo abnimmt.«

Drei Mahlzeiten reichen

Viele Abnehmratgeber empfehlen fünf kleine Mahlzeiten am Tag. Das sei ein Fehler, sagt Westenhöfer: »Wer ohnehin dazu neigt, zu viel zu essen, isst dann auch fünfmal zu viel. In einem Vergleichstest aßen Menschen bei fünf Mahlzeiten am Tag 250 Kalorien mehr als bei drei Mahlzeiten.« An drei Mahlzeiten zu festen Zeiten kann sich der Körper gut gewöhnen. Wichtig ist allerdings, dass man sich dabei satt isst. Wer hungrig bleibt, denkt ständig ans Essen – und ist dadurch schlecht vor unkontrollierbaren Fressanfällen geschützt.

Bewegung ins Leben

Muskeln verbrauchen Energie und helfen so beim Abnehmen. Leider wird bei Diäten viel Muskelmasse abgebaut – wenn man nicht gegensteuert. Am meisten nützt regelmäßiger Sport, wobei es fast egal ist, welcher. Hauptsache, er macht so viel Spaß, dass man auf Dauer dabei bleibt. Doch auch hierbei sollten Übergewichtige nicht übertreiben, warnt Westenhöfer. »Je dicker ein Mensch ist, desto größer ist auch die Kraftanstrengung bei jeder Bewegung.« Schon ein Spaziergang von 15 Minuten alle zwei Tage kann ein guter Anfang sein.

TV-Konsum reduzieren

»Fernsehen ist der Bewegungskiller Nummer eins – gerade bei Kindern«, sagt Ernährungspsychologe Westenhöfer. Und nicht nur das: Mehr als jede andere Freizeitbeschäftigung verleitet es auch zu unkontrollierter Knabberei. Und in der Regel sind das keine geraspelten Möhren.

Bewusster einkaufen

Wer mit knurrendem Magen durch den Supermarkt streift, greift leicht zu den falschen Sachen und kauft zudem häufig viel zu viel ein. Deshalb: Besser nach dem Essen die nötigen Besorgungen machen. Dann gelingt es auch eher, die Tüte Kartoffelchips im Regal zu lassen und stattdessen echte Kartoffeln und statt dem Salamibrötchen Vollkornbrot und mageren Käse in den Korb einzupacken.

Gesunder Menschenverstand statt Rechnerei

Das Zählen von Kalorien hat sich in der Praxis als kompliziert erwiesen. Anstatt sich zu sehr auf Nährwertangaben zu fixieren, ist es besser, auf die gesamte Zusammensetzung der Kost zu achten. Wer gesunde Nahrungsmittel auswählt – und die meisten Menschen wissen, dass Salat besser ist als Leberkäse und ein Apfel besser als ein Stück Sahnetorte –, gerät ohnehin nur selten in Gefahr. Als Faustregel gilt: Je weniger stark verarbeitet ein Lebensmittel ist, desto besser.

Keine absoluten Verbote

Die Erfahrung hat gezeigt: Je weniger Einschränkungen es zu beachten gilt, desto leichter und lieber gewöhnt man sich an die neue Ernährungsweise. Sich mit eiserner Disziplin alle Lieblingsgerichte strikt zu verbieten, lässt sich ohnehin nicht auf Dauer durchhalten. »Solche Verbotssätze haben sich als falsch erwiesen«, so Westenhöfer. »In der Regel halten sie gerade mal drei Tage.« Sind sie einmal durchbrochen, folgt der Frust über das eigene Versagen – und es droht der Rückfall in die unkontrollierte Schlemmerei. Besser fahren Menschen, die sich Genuss mit Augenmaß gönnen und langfristig denken. Das heißt: Wer am Abend feiert, sollte am Mittag davor nur eine kleinere Portion essen. Es ist keine Sünde, Schokolade zu essen – aber es hilft, sich eine Obergrenze zu setzen, beispielsweise 200 Gramm pro Woche.

Dickmacher Alkohol sowie Softdrinks und Shakes meiden

»Alkohol ist eine Energiebombe«, warnt das Deutsche Diabetes Forschungsinstitut Düsseldorf. In der Tat enthalten Bier, Wein und Sekt beträchtliche Mengen von Kalorien. Zum Vergleich: Schon ein halber Liter Bier bringt es im Schnitt auf 210, ein Schoppen trockener Weißwein auf 180 Kilokalorien. Auch fertige Limonaden wie Fanta, Sprite oder Coca-Cola enthalten riesige Mengen von Zucker, Fruktosesirup oder Süßstoff und sorgen für eine hohe Kalorienzufuhr, ohne dass man es direkt merkt. Mehr noch: Sie zählen zu den Hauptauslösern der gefürchteten Insulinkicks, die Diabetes fördern. Dasselbe gilt für Schoko- oder Vanilledrinks, gesüßte Säfte, Smoothies und Milchshakes.

Lieber fettarm als »light«

Künstlich fettreduzierte Salatsaucen, Kartoffelchips oder Joghurts sind beim Abnehmen keine echte Hilfe. Denn häufig wurde das Fett darin ersetzt durch Stärke oder andere leicht abbaubare Kohlenhydrate. Auch sie tragen damit letztlich zum starken Zick-Zack-Kurs des Insulin-Spiegels bei, der ständig wieder Hunger signalisiert.

Stress abbauen

»Wer unter Druck steht, isst mehr«, sagt Ernährungspsychologe Westenhöfer. »Weil essen an sich entspannend wirkt, aber auch, weil Menschen im Stress eher dazu neigen, nebenbei zu essen.« Wer es schafft, psychische Belastung abzubauen, tut also etwas für seine Figur. In extremen Fällen kann das heißen, entsprechende Kurse zu belegen. Aber auch eine Lesestunde, ein Spaziergang, ein Schaumbad, ein Saunabesuch oder eine Entspannungsmassage können helfen, den Stressappetit zu reduzieren.

Portionen verkleinern

Es dauert etwa 20 Minuten, bis der Körper Sättigung registriert – bis dahin haben viele Übergewichtige ihre zu große Portion aber oft schon verschlungen. Manche spüren überhaupt nicht mehr, wann der Körper genug hat und sie satt sind, sie essen stattdessen bis zum Völlegefühl. Deshalb empfehlen Ernährungsexperten, sich bei den Mahlzeiten wirklich nur dem Essen zu widmen, sich ein Menü schön anzurichten, kleinere Bissen auf die Gabel zu laden und das Besteck zwischendurch auch mal hinzulegen. Nur dann nämlich stellt man rechtzeitig fest, ob der nächste Bissen überhaupt noch nötig ist.

Gemeinsam abnehmen

Um auf Dauer abzunehmen, ist es oft hilfreich, sich mit anderen Leidensgenossen auszutauschen. Das zeigt das Konzept der Weight Watchers, die neben einem leicht verständlichen Punktesystem für verschiedene Nahrungsmittel auf gegenseitige Unterstützung setzen. Zum Programm gehört, das eigene Essverhalten unter die Lupe zu nehmen und Tipps auszutauschen, wie man problematische Situationen besser meistern kann.

Genießen lernen

»Viele Übergewichtige halten sich völlig zu Unrecht für Genießer«, sagt Marianne Rudischer, ernährungsmedizinische Beraterin der Barmer Ersatzkasse. »Sie essen hastig und brauchen große Mengen für ein Geschmackserlebnis.« Sie trainiert deshalb in ihren Kursen den bewussten Genuss. »Schokolade erst zu beschnuppern, sie dann in der Backentasche schmelzen zu lassen«, so die Beraterin, »das gibt ganz neue Geschmackserlebnisse.« Manchmal stellen Patienten dann zu ihrer eigenen Verblüffung fest, bestätigt Westenhöfer, »dass Genuss weniger eine Frage der Quantität als der Qualität ist«.

Schlankheitspillen:
Weder harmlos noch natürlich

Welcher Übergewichtige träumt nicht davon: Eine Tablette, die endlich zur Wunschfigur verhilft – dank pflanzlicher Wirkstoffe, 100 Prozent natürlich und ganz ohne Nebenwirkungen. Kein Wunder, dass der Handel mit Nahrungsergänzungsmitteln, die genau das versprechen, boomt. Was der Käufer in der Regel nicht erfährt: Tausende Nahrungsergänzungsmittel sind keineswegs so harmlos, wie es scheint. Im Gegenteil, viele der Präparate enthalten hochwirksame chemische Substanzen, die nicht auf der Packung deklariert sind, und das häufig auch noch in hohen Dosierungen. Immer wieder kommt es dadurch zu Vergiftungserscheinungen wie Unwohlsein, beschleunigtem Puls, hohem Blutdruck, Unruhe und Schlaflosigkeit.

Ein Beispiel dafür ist der Appetithemmer Sibutramin, der sich in etlichen solcher Schlankheitspillen findet. Er kann den Blutdruck gefährlich erhöhen und ist schädlich fürs Herz. Wer gleichzeitig Psychopharmaka einnimmt, riskiert zudem schwere Wechselwirkungen wie etwa Psychosen. Offiziell ist der Wirkstoff seit Jahren verboten. Er findet sich jedoch oft in Produkten zum Abnehmen, die als Nahrungsergänzungsmittel angeboten werden. Die Hersteller der fragwürdigen Präparate nutzen dabei eine Lücke im Kontrollsystem: Nahrungsergänzungsmittel gelten als Lebensmittel. Sie müssen daher nicht staatlich zugelassen werden und dürfen ohne besondere behördliche Prüfung der angepriesenen gesundheitlichen Wirkungen verkauft werden.

Fatal daran: Treten Beschwerden auf, wird nicht das Nahrungsergänzungsmittel als Ursache verdächtigt. Manche Menschen fürchten stattdessen, eine neue Erkrankung zu haben, und gehen daraufhin zum Arzt. Der aber kann die wahre Ursache nicht finden, wenn ihm sein Patient nichts von dem Nahrungsergänzungsmittel verrät.

9. Schlaganfall vorbeugen und im Ernstfall richtig reagieren

Jeder Einzelne kann viel dafür tun, sein Risiko für einen Schlaganfall niedrig zu halten, es zu senken oder zumindest das Eintreten eines Hirnschlags deutlich hinauszuzögern. Denn die wichtigsten Risikofaktoren sind bekannt – und wir haben sie größtenteils selbst in der Hand. Zwei der bedeutendsten Faktoren sind Bluthochdruck und Rauchen. Menschen, die mehr als eine Schachtel Zigaretten pro Tag rauchen, haben Studien zufolge ein fast doppelt so hohes Risiko, einen Herzinfarkt oder Schlaganfall zu erleiden und daran zu sterben, wie Nichtraucher. Bluthochdruckpatienten haben ein sechs- bis achtfach höheres relatives Schlaganfallrisiko als Menschen ohne hohen Blutdruck. Aber auch Alkohol, Bewegungsmangel und Übergewicht erhöhen die Gefahr deutlich. Eine maßgebliche Rolle spielt zudem Diabetes – und wie achtsam man bei dieser Krankheit mit seinem Körper selbst umgeht. Wer an Alterszucker leidet und sich wenig darum kümmert, hat als Senior ein drei- bis fünffach erhöhtes Schlaganfallrisiko.

Wer dagegen regelmäßig körperlich aktiv ist, nicht raucht und sich sowohl maßvoll als auch gesund ernährt, profitiert gleich mehrfach davon: Er bleibt (oder wird) schlank, senkt seinen Blutdruck und benötigt, falls er Diabetes hat, deutlich weniger

Insulin oder blutzuckersenkende Tabletten. Damit sinkt auch die Gefahr für schwere Unterzuckerungen, die dem Gehirn massiv schaden. Ähnliches gilt für Bluthochdruck. Menschen, die übergewichtig sind und denen es gelingt, dauerhaft überflüssige Pfunde loszuwerden, können danach oftmals ganz auf Blutdrucksenker verzichten. Vielen Senioren hilft zudem, auf Wein, Bier oder Whiskey zu verzichten und an den meisten Tagen der Woche vor allem Saft, Wasser oder Tee zu trinken. Denn gerade im Alter verträgt der Körper Alkohol immer schlechter. Er wirkt sich auf viele Organe schädlich aus. Vor allem aber gilt er auch als eine der häufigsten Ursachen von Bluthochdruck. Bei Menschen, die Alkohol trinken, kommt ein krankhaft erhöhter Blutdruck doppelt so oft vor wie bei Personen, die ihn meiden.

Arzneimittel als Auslöser

Eine Ursache für Durchblutungsstörungen im Gehirn, der häufig übersehen oder unterschätzt wird, sind Medikamente. Zahlreiche häufig eingesetzte Arzneimittel können als Nebenwirkung sogar einen Schlaganfall auslösen. Dazu gehören bestimmte Hormonpräparate wie die Anti-Baby-Pille oder Mittel zur Behandlung von Wechseljahresbeschwerden (Östrogene/Hormonersatztherapie), aber auch Medikamente zur Linderung von Schmerzen oder Entzündungen (etwa Diclofenac in hohen Dosierungen) sowie Mittel gegen Depressionen (Antidepressiva).

Ein deutlich erhöhtes Schlaganfall-Risiko haben auch Menschen, die Medikamente aus der Gruppe der Antipsychotika (früher Neuroleptika genannt) wie etwa Quetiapin (Seroquel), Olanzapin (Zyprexa), Aripirazol (Abilify) und Risperidon (Risperdal) einnehmen. Die Mittel wurden primär zur Behandlung von Psychosen bei Störungen wie Schizophrenie und Manischer Depression entwickelt. Ärzte setzen sie jedoch zunehmend auch für Zwecke ein, für welche viele dieser Präparate gar nicht zugelassen sind: bei Schlafstörungen, bei chronischen Schmerzzuständen oder zur Linderung von Ängsten. Dabei ist seit Langem bekannt, dass Antipsychotika gravierende Nebenwirkungen haben. Vor allem bei längerem Einsatz können die Mittel den geistigen Abbau beschleunigen und Sprechstörungen verursachen. Zudem führen sie zu einem deutlich erhöhten Risiko für Schlaganfälle, sie fördern Diabetes und Kreislaufprobleme – allesamt Faktoren, die zusätzlich die Entstehung einer Demenz fördern.

Schlaganfall – Risikofaktoren

- **Bluthochdruck:** Bluthochdruckpatienten haben ein sechs- bis achtfach höheres relatives Schlaganfallrisiko als Menschen ohne hohen Blutdruck. Dabei gilt: Je schwerer der Bluthochdruck, desto wahrscheinlicher wird ein Schlaganfall.

- **Rauchen:** Je mehr Zigaretten jemand pro Tag raucht und je mehr Jahre die Raucherkarriere schon andauert, desto höher ist das Schlaganfallrisiko.

- **Übergewicht** fördert die Entstehung von Stoffwechselstörungen wie Diabetes, die ihrerseits Arteriosklerose hervorrufen können und so das Schlaganfallrisiko erhöhen.

- **Bewegungsmangel** trägt zur Entstehung von Bluthochdruck, Diabetes und einer erhöhten Stressanfälligkeit bei – allesamt Faktoren, die zu einer krankhaften Veränderung und Überbelastung der Blutgefäße beitragen.

- **Alkohol:** Hoher Alkoholkonsum – egal, ob regelmäßig oder nur selten – erhöht das Risiko für einen Schlaganfall. Vor allem die Gefahr für eine Hirnblutung steigt an.

- **Erhöhte Blutfettwerte:** Viele Fachleute vertreten die Meinung, dass hohe Werte von Cholesterin und Triglyzeriden im Blut zu Arteriosklerose und Krankheiten wie Schlaganfall führen. Was als »normal« gilt, ist jedoch seit Jahren heftig umstritten – ebenso wie die Frage, ob und wann Medikamente Sinn machen.

- **Diabetes mellitus** (Zuckerkrankheit): Insgesamt haben Diabetiker ein zwei- bis dreimal höheres Schlaganfallrisiko als Menschen, die nicht zuckerkrank sind.

- **Verengte Halsschlagader** (Karotisstenose): Mögliches Frühsymptom ist eine TIA (transitorische ischämische Attacke).

- **Vorhofflimmern**, die häufigste Form von Herzrhythmusstörung, erhöht das Risiko für einen Schlaganfall um das Fünffache. Die Gefahr steigt noch, wenn zusätzlich weitere Herzerkrankungen vorliegen.

- **Medikamente:** zahlreiche Arzneimittel können einen Schlaganfall hervorrufen oder fördern, darunter die Antibabypille sowie Hormonpräparate in den Wechseljahren.

Nach einem Schlaganfall: Zurückfinden ins Leben

Die erste Behandlung nach einem Hirnschlag erfolgt im Krankenhaus. Schon dort sollte möglichst früh auch eine Behandlung mit Sprachübungen und Heilgymnastik beginnen, um die möglicherweise schweren Sprach- und Bewegungsstörungen zu überwinden. Leider, so beklagen Experten, geschieht das immer noch nicht in ausreichendem Maß. Oft hängt es daher maßgeblich vom Engagement und Einsatz der Angehörigen ab, ob der Patient eine adäquate Behandlung und Betreuung nach dem Schlaganfall erhält. Fest steht: Nur regelmäßiges Üben erhöht die Chancen darauf, wieder ein selbstständiges Leben führen zu können. Deshalb sollten sich an die Krankenhausbehandlung auf jeden Fall Rehabilitationsmaßnahmen anschließen. Diese werden von den jeweiligen Sozialversicherungsträgern finanziert. Über alle notwendigen und möglichen sprachtherapeutischen, heilgymnastischen, arbeits- und beschäftigungstherapeutischen Hilfestellungen geben die Krankenkassen Auskunft.

Neben medizinischer Betreuung brauchen die Betroffenen aber auch viel Lebensmut und seelische Kraft. Familie und Betreuer sollten daher daran denken, auch die Psyche des Patienten zu stärken. Angehörige und Freunde sollten zudem wissen, dass die Kranken zumeist recht gut verstehen, was in ihrer Anwesenheit gesprochen wird – auch wenn sie sich selbst vielleicht über längere Zeit nicht bewegen und nicht sprechen können.

Kommunikations-Tipps[37]

Für Schlaganfall-Betroffene:
- Signalisieren Sie durch ein Wort oder Zeichen, wenn Sie etwas nicht verstanden haben.
- Halten Sie Blickkontakt, damit Sie auch Mimik und Gesten erkennen können.
- Haben Sie Geduld mit sich und Ihrem Gesprächspartner.
- Informieren Sie fremde Gesprächspartner über Ihre Sprachschwierigkeiten oder halten Sie eine erklärende Karte bereit.
- Ärgern Sie sich nicht, wenn Sie sprachliche Formfehler machen. Wichtig ist der Inhalt.

- Wichtig ist, dass Sie vermitteln, was Sie wollen.
- Setzen Sie zur Verständigung auch Gestik, Mimik, das Zeigen auf Gegenstände, Zeichnen oder Schreiben ein.
- Haben Sie Mut, sich mitzuteilen, ergreifen Sie die Initiative. Ihr Gesprächspartner wird Ihnen weiterhelfen.

Für Angehörige von Schlaganfall-Betroffenen:
- Sprechen Sie in kurzen, einfachen Sätzen.
- Prüfen Sie, ob Sie den Betroffenen richtig verstanden haben (»Hast du das gemeint?«).
- Stellen Sie Blickkontakt her und halten Sie ihn.
- Wenn der Betroffene Sie nicht versteht: Wiederholen Sie den Satz in anderen Worten.
- Lassen Sie dem Betroffenen Zeit für seine Antwort.
- Warten Sie auf Hilfesignale, fragen Sie erst dann: »Soll ich dir weiterhelfen?«
- Nutzen Sie prägnante Schlüsselworte (»Lass uns über die Reha sprechen.«).
- Ihr Gegenüber ist ein gleichwertiger Gesprächspartner. Vermeiden Sie »Babysprache«.
- Sprechen Sie in Gegenwart des Betroffenen nicht über ihn.
- Setzen Sie auch andere Formen der Verständigung ein wie Gestik, Mimik, das Zeigen von Gegenständen, Zeichnen oder Schreiben.

10. Alkohol in Maßen genießen

Bis zu welcher Menge sind Wein, Bier und Whiskey eigentlich unbedenklich? Ab wann wird es gefährlich? Und wo ist die Grenze zur Abhängigkeit bereits überschritten? Immer wieder kursieren dazu unterschiedliche Vorstellungen und Zahlen. Fest steht, dass die Empfindlichkeit von Mensch zu Mensch sehr verschieden ist. Und sie ist eine Frage des Alters: Die gleiche Menge getrunkenen Alkohols führt bei Älteren zu einem deutlich höheren Alkoholpegel als bei Jüngeren. Mengen, die man mit 30 Jahren problemlos vertragen hat, können deshalb im Alter von 60 oder 70 Jahren zu Trunkenheit und darüber zu Stürzen und Unfällen führen.

Das liegt nicht nur daran, dass sich der Körper im Laufe des Lebens verändert und Alkohol im Alter deutlich langsamer abgebaut wird. Oft wird die Wirkung auch durch Medikamente verstärkt, die viele Senioren nehmen. Die Gefahr besteht vor allem bei psychisch oder neurologisch wirksamen Präparaten wie Schlaf- und Beruhigungsmitteln, Schmerzmitteln oder Antidepressiva, aber auch bei etlichen anderen Arzneimitteln. Unter Umständen kann schon ein einzelnes Glas Wein oder Bier zu gefährlichen Wechselwirkungen führen. Sobald Sie ein Medikament einnehmen, sollten Sie daher dringend mit Ihrem Arzt oder Ihrer Ärztin klären, ob Sie dennoch Alkohol trinken dürfen. Das gilt auch für freiverkäufliche Arzneimittel. Entsprechende Informationen finden Sie zum Teil auch in den Beipackzetteln.

Offizielle Richtwerte

Spezielle Grenzwerte für Senioren oder Menschen, die regelmäßig Medikamente nehmen, gibt es nicht. Die offiziellen Empfehlungen und Grenzwerte beziehen sich ganz allgemein auf gesunde, erwachsene Männer und Frauen. Und da gilt: Ab und zu ein Glas Bier oder ein Glas Wein zum Essen schadet Ihrer Gesundheit nicht. Die Grenzwerte, innerhalb derer das Risiko gesundheitlicher Schäden gering ist, liegt aktuellen medizinischen Studien zufolge für Frauen bei 12 Gramm und für Männer bei 24 Gramm reinen Alkohol täglich.

Das heißt in der Praxis: Als Frau sollten Sie höchstens ein Standardglas Alkohol pro Tag trinken und an mindestens zwei

Tagen pro Woche auf Alkoholkonsum verzichten. Männer sollten den Alkoholgenuss auf maximal zwei Standardgläser pro Tag
beschränken und ebenfalls an mindestens zwei Tagen pro Woche
ganz auf alkoholische Getränke verzichten. Unter einem Standardglas versteht man: ein kleines Glas Bier oder ein Glas Wein
oder ein Gläschen Schnaps.

Schädlicher Konsum –
die Grenzen sind erstaunlich niedrig

Ab welcher Menge Alkohol definitiv schädlich ist, ist
unter Fachleuten umstritten. In Deutschland gängig
ist folgende Einteilung in »Konsummuster«, wie sie
auch von der Deutschen Hauptstelle für Suchtfragen
publiziert wird (in Gramm Reinalkohol am Tag):

- Risikoarmer Konsum: Frauen bis 12 Gramm/
  Männer bis 24 Gramm
- Riskanter Konsum: Frauen 12–40 Gramm/Männer
  24–60 Gramm
- Gefährlicher Konsum: Frauen 40–80 Gramm/
  Männer 60–120 Gramm
- Hochkonsum: Frauen mehr als 80 Gramm/Männer
  mehr als 120 Gramm

Ausschlaggebend für die Entstehung einer Alkoholabhängigkeit ist aber nicht nur die Menge, sondern auch
das Warum: Wer trinkt, um körperliche Beschwerden
zu lindern oder negative Gefühle wie Trauer, Einsamkeit, Langeweile, Angst oder Stress besser ertragen zu
können, ist gefährdet. In diesem Fall sollte man sich
um angemessene Hilfe bemühen und sich zum Beispiel an eines der Beratungstelefone wenden.

So viel reinen Alkohol enthält*:

- 1 kleines Glas Bier (0,25 l): 10 Gramm
- 1 Glas Sekt (0,1 l): 9 Gramm
- 1 Glas Wein (0,2 l): 17,6 Gramm
- 1 Gläschen (4 cl) Schnaps oder Magenlikör (33 Vol.-%): 11 Gramm

* Durchschnittswerte; Quelle: Bundeszentrale für gesundheitliche Aufklärung

Woran erkenne ich eine Abhängigkeit?

Viele durch Alkohol hervorgerufene Störungen sind unspezifisch. Sie können, müssen aber nicht durch Alkohol verursacht sein. Das gilt vor allem für viele psychische Symptome, wie

- innere Unruhe
- allgemeine Ängstlichkeit
- depressive Verstimmung
- Schlafstörungen mit Alpträumen
- Durchschlafschwierigkeiten
- Schweißausbrüche
- Konzentrationsstörungen

Selbsttest: Habe ich ein Alkoholproblem?

Man muss nicht süchtig sein, wenn man Weine, Biere, Liköre und Schnäpse gern konsumiert. Allerdings halten sich viele noch für Genusstrinker, die längst nicht mehr ohne die flüssige Droge auskommen. Wie riskant Ihr Umgang mit Alkohol ist, können Sie mit dem folgenden Test prüfen. Er wurde speziell für über 60-Jährige entworfen und kann dazu beitragen, dass Sie mehr Klarheit darüber gewinnen, ob Ihr Umgang mit Alkohol als problematisch anzusehen ist. Denken Sie an das vergangene Jahr und prüfen Sie bei jeder Aussage, ob diese auf Sie zutrifft oder nicht.

- Haben Sie anderen gegenüber schon einmal untertrieben, wie viel Alkohol Sie trinken?
- Haben Sie nach ein paar Gläsern Alkohol manchmal nichts gegessen oder eine Mahlzeit ausgelassen, da Sie sich nicht hungrig fühlten?
- Helfen ein paar Gläser Alkohol, Ihre Zittrigkeit oder Ihr Zittern zu verhindern?
- Haben Sie, nachdem Sie Alkohol getrunken haben, manchmal Schwierigkeiten, sich an Teile des Tages oder der Nacht zu erinnern?
- Trinken Sie gewöhnlich Alkohol, um zu entspannen oder Ihre Nerven zu beruhigen?
- Trinken Sie, um Ihre Probleme für einige Zeit vergessen zu können?
- Haben Sie Ihren Alkoholkonsum erhöht, um einen Verlust in Ihrem Leben besser zu verkraften?
- Hat Ihnen schon einmal ein Arzt oder eine Ärztin oder eine andere Person gesagt, sie mache sich Sorgen bezüglich Ihres Alkoholkonsums?
- Haben Sie jemals Trinkregeln aufgestellt, um besser mit Ihrem Alkoholkonsum klarzukommen?
- Verschafft Ihnen ein alkoholisches Getränk Erleichterung, wenn Sie sich einsam fühlen?
- Haben Sie zwei oder mehr dieser Fragen mit Ja beantwortet? Dann haben Sie vermutlich ein ernstzunehmendes Alkoholproblem entwickelt und sollten Hilfe und Beratung annehmen.

Alkoholabhängigkeit: Ein Ausstieg lohnt sich – auch im Alter!

Übermäßiger Alkoholkonsum oder Alkoholabhängigkeit sind nicht auf jüngere Menschen beschränkt. Beides kommt auch im höheren und hohen Lebensalter immer häufiger vor. Entgegen verbreiteter Vorurteile wie »Das lohnt sich nicht mehr« oder »Was Hänschen nicht lernt, lernt Hans nimmermehr« ist längst erwiesen, dass Senioren mindestens ebenso von Beratung und Behandlung profitieren wie jüngere Menschen. Gelingt eine Verhaltensänderung, zeigen sich oft sehr schnell Erfolge, wie etwa eine Verbesserung der Gedächtnisleistungen oder eine bessere körperliche Fitness. Beratungsgespräche oder eine entsprechende Psychotherapie führen meist auch ganz unmittelbar zu einer spürbaren psychischen Entlastung und zu mehr Lebensfreude. Wer einmal in den Teufelskreis einer Sucht geraten ist, findet allerdings nicht mehr ohne Weiteres alleine heraus. Betroffene sollten sich deshalb professionelle Hilfe suchen. Mit fachkundiger umfassender Weiterbetreuung gelingt der dauerhafte Ausstieg viel mehr Menschen als ohne.

Da Alkohol nicht nur eine psychische, sondern auch eine starke körperliche Abhängigkeit bewirkt, hat sich eine mehrteilige Behandlung am besten bewährt. Sie beginnt mit der körperlichen Entgiftung, die in der Regel etwa zwei bis drei Wochen dauert. Danach folgt die Phase der Entwöhnung. Idealerweise schließt sich dieser Therapieschritt direkt an die Entgiftung an. Ziel dieser Phase ist es zum einen, sich von der Krankheit zu erholen und die durch den Alkohol verursachten körperlichen Schäden zu behandeln. Gleichzeitig aber geht es darum, zu lernen, wieder ohne den Suchtstoff zu leben, die Gründe für den Konsum zu verstehen sowie neue Verhaltensmöglichkeiten zu entdecken und einzuüben. Das einzig erfolgversprechende Ziel dabei ist nach Ansicht von Experten lebenslange Abstinenz. Wer es schafft, langfristig trocken zu bleiben, kann schwere Langzeitschäden verhindern oder zumindest deutlich eindämmen. Das gelingt natürlich am besten, wenn man so früh wie möglich den Mut findet, sein Suchtproblem anzugehen.

Wie andere chronisch Kranke benötigen Alkoholkranke nach einer Entwöhnung eine langfristige ambulante Therapie. Denn auch nach einer erfolgreichen, mehrmonatigen Entwöhnung besteht noch etliche Monate die Gefahr, rückfällig zu werden. Zum Beispiel, wenn in der Familie oder der Partnerschaft neue Probleme auftauchen oder die erhoffte Rückkehr in den Job nicht sofort gelingt. Deshalb empfehlen Experten weitere regelmäßige Gesprächstermine, sei es mit Betreuern von Fachberatungsstellen, mit dem behandelnden Arzt oder mit Gleichgesinnten in Selbsthilfegruppen. Generell gilt: Je mehr Halt und Unterstützung ein Abhängiger im Alltag findet, desto größer sind die Chancen, mit Hilfe einer Therapie dauerhaft von der Sucht befreit zu bleiben.

5 Irrtümer über Alkoholabhängigkeit

- *Alkoholkranke können lernen, Bier, Schnaps oder Wein kontrolliert zu konsumieren.*
  Richtig ist: Für Menschen, die von einer Substanz abhängig sind, ist Abstinenz das einzig erfolgversprechende Therapieziel.

- *Ein Alkoholabhängiger ist erst behandlungswillig, wenn er »in der Gosse liegt«.*
  Richtig ist: Auch auf dem Weg in die Abhängigkeit sind viele Menschen motiviert auszusteigen, nur wissen sie oft nicht, wie. Angehörige, Freunde und Hausärzte sollten sich nicht scheuen, das Problem frühzeitig anzusprechen. Je eher Sucht bekämpft wird, umso besser sind die Chancen.

- *Rückfälle sind bei einer Suchttherapie ganz normal – und nicht wirklich schlimm.*
  Richtig ist: Noch immer halten selbst manche Ärzte einen Rückfall für eine Bagatell-Erscheinung. Ein gravierender Irrtum, wie man heute weiß. Tatsächlich müssen Therapeuten und Angehörige umgehend eingreifen. Sonst dreht sich die Spirale sofort

wieder nach unten. Um ein Scheitern der Therapie zu verhindern, muss der Ausstiegswillige unbedingt binnen kurzer Zeit zur Abstinenz zurückfinden.

- *Alkoholkranke können erfolgreich mit Kurztherapien behandelt werden.*
  Richtig ist: Abhängigkeit ist eine chronische Krankheit. Wie andere chronisch Kranke brauchen Alkoholiker auch nach einem möglichen Klinikaufenthalt eine langfristige ambulante Therapie sowie eine lebenslange Nachsorge inklusive Krisenintervention.

- *Menschen mit einer Suchterkrankung sind von Natur aus schwache Persönlichkeiten.*
  Richtig ist: Zwar scheinen genetische Faktoren die Entwicklung einer Sucht zu begünstigen. Aber unter bestimmten Umständen kann jeder Mensch abhängig werden.

Hier finden Sie Beratung und Hilfe:

- In den über 1800 öffentlichen ambulanten Beratungseinrichtungen für Menschen mit Alkohol- und anderen Abhängigkeitsproblemen. Hier können sich auch Angehörige, Freunde und Pflegekräfte beraten lassen. Die Beratungsstellen unterliegen der Schweigepflicht, und die Beratung ist kostenlos. Ein erster Termin kann meist kurzfristig telefonisch vereinbart werden.

- Bei der Bundeszentrale für gesundheitliche Aufklärung (BZgA). Sie vermittelt unter anderem Adressen von Beratungsstellen in Wohnortnähe. Sie bietet eine erste persönliche Beratung sowie weitere Informationen über Hilfsangebote. Info-Telefon: 0221/892013, Mo–Do 10–22 Uhr, Fr–So 10–18 Uhr. Internet: www.bzga.de

- Bei der Telefonseelsorge. Sie ist rund um die Uhr für Hilfesuchende (zum Beispiel in akuten Krisensituationen) erreichbar. Telefon: 0800/1110111 oder 0800/1110222 (kostenlos). Täglich 0–24 Uhr!

- Bei der Deutschen Hauptstelle für Suchtfragen. Wer selbst nach einer Beratungs- und Hilfseinrichtung in seiner Nähe suchen möchte, kann auch die Datenbank der Deutschen Hauptstelle für Suchtfragen nutzen. Im Internet unter www.unabhaengig-im-alter.de (Rubrik: »Rat und Hilfe«). In der Onlinesuche kann man unter anderem in dem Eingabefeld »Für wen suchen Sie Angebote?« die Zielgruppe »Ältere Menschen« auswählen. In der Ergebnisliste werden dann Hilfeangebote und Einrichtungen mit speziellen Angeboten für ältere Konsumentinnen und Konsumenten angezeigt.

- Bei den etwa 7500 Selbsthilfegruppen für Menschen mit Suchtproblemen. Die Anonymen Alkoholiker (www.anonyme-alkoholiker.de; Tel: 08731/32573-0) bieten beispielsweise die Möglichkeit, sich mit anderen Betroffenen auszutauschen und von ihren Erfahrungen mit bestimmten therapeutischen Angeboten zu profitieren. Auch hier vermitteln die Beratungstelefone gerne weitere Kontaktadressen.

11. Medikamente mit Bedacht einsetzen

Etliche Menschen müssen heute regelmäßig oder über längere Zeit Arzneimittel nehmen. Diabetiker, deren Bauchspeicheldrüse nicht mehr genug Insulin produziert. Herzkranke, die Blutgerin-

nungshemmer zum Schutz vor Thrombose bekommen. Asthma-
patienten, die wiederkehrende Atemnöte mit Kortisonsprays be-
kämpfen. Doch unzählige Deutsche nehmen inzwischen zu viele,
zu hoch dosierte, unnötige oder falsch kombinierte Medikamente
ein. Oft sind es fünf, manchmal zehn, in einigen Fällen mehr als
zwanzig verschiedene Präparate pro Tag – und das zum Teil über
Monate oder Jahre hinweg. Dabei kann dieser Mix extrem schädlich sein, auch und gerade für ältere Menschen. Oft kommt es zu
Nebenwirkungen und Wechselwirkungen, die kaum jemand zuordnen kann. Ob Gedächtnisstörungen, Konzentrationsmangel,
Sprechstörungen, Halluzinationen, Ängste oder Gereiztheit – die
Beschwerden sind häufig unspezifisch. Sie werden im besseren
Fall als normale Alterserscheinung gedeutet, im schlechteren als
»eindeutige« Symptome einer Demenz.

Selbst Mediziner stehen dann oft vor einem Rätsel. Sei es, weil
sie den Patienten und seine Krankengeschichte nicht kennen. Sei
es, weil sie nicht wissen, was der Betroffene alles an Arzneimitteln
nimmt. Denn etliche Menschen gehen zu verschiedenen Ärzten,
erhalten hier wie dort ein Rezept, nehmen alle verordneten Medikamente – und erzählen dem jeweils anderen Doktor kein Wort
davon. Doch es gibt Abhilfe. Es fängt damit an, dass Sie sich und
Ihrem Arzt einen Überblick über alle Medikamente verschaffen,
die Sie nehmen. Erstellen Sie dazu eine vollständige Liste der Medikamente und bringen Sie zu jedem Arztbesuch eine aktuelle
Version davon mit (siehe Kapitel 3).

Ähnliches gilt für den Fall, dass es nicht um Sie selbst geht,
sondern um eine Ihnen nahestehende Person, bei der der Verdacht auf Demenz aufgekommen ist und der Sie helfen möchten, wieder gesund zu werden. Dann sollten Sie, auch wenn das
schwieriger ist, eine entsprechende Liste für ihn oder sie erstellen. Möglicherweise müssen Sie die dafür nötigen Informationen von den behandelnden Ärzten oder vom Pflegepersonal einholen, falls der Betroffene dazu nicht mehr selbst in der Lage ist
oder zum Beispiel im Krankenhaus liegt oder in einem Pflegeheim wohnt. Dafür ist es hilfreich, wenn Ihnen eine Vorsorgevollmacht und eine Patientenverfügung vorliegt (siehe Kapitel 6).

Fragen Sie gezielt nach Neben- und Wechselwirkungen

Viele Arzneimittel werden, nachdem sie einmal verschrieben wurden, über Jahre hinweg immer weiter verordnet, ohne dass irgendjemand noch einmal prüft, ob das überhaupt noch erforderlich ist. Oder aber, ob das eine oder andere Mittel inzwischen mehr schadet als nützt. Dabei steht fest: Eine medikamentöse Therapie zu beginnen, ist genauso wichtig, wie sie wieder zu beenden. Ziel sollte es sein, jedes Präparat, das Sie nicht mehr unbedingt benötigen, so bald wie möglich abzusetzen. Denn je weniger Präparate Sie nehmen, desto geringer ist das Risiko von Neben- und Wechselwirkungen und umso leichter kann der Arzt unerwünschte Effekte von Arzneimitteln noch erkennen.

Bitten Sie Ihren Hausarzt, zentrale Anlaufstelle zu sein und Ihre gesamte medizinische Betreuung zu koordinieren. Üblicherweise wird das ein Internist oder Allgemeinmediziner sein. Bei ihm sollten alle Fäden zusammenlaufen. Er sollte wissen, welche Erkrankungen Sie bisher hatten oder haben und von welchen anderen Medizinern Sie Medikamente oder andere Therapien verordnet bekommen haben. Ihr Hausarzt sollte auch eine komplette Übersicht über Ihre Medikation haben – also das, was Sie in Ihrer Medikamentenliste an Informationen zusammengetragen haben.

Lassen Sie alle Medikamente, die Sie einnehmen, auch regelmäßig von Ihrem Arzt auf mögliche Wechselwirkungen oder Unverträglichkeit überprüfen. Die meisten Praxen verfügen über spezielle Computerprogramme, mit denen das möglich ist. Sie können auch Ihren Apotheker oder Ihre Apothekerin fragen. Auch diese haben Zugriff auf entsprechende Datenbanken.

Prüfen Sie Ihre Medikamente anhand der Priscus-Liste

Einige Medikamente können im Alter spezielle Probleme bereiten, Senioren sollten diese daher möglichst nicht einnehmen oder verabreicht bekommen. Inzwischen liegt ein Katalog mit

83 Arzneistoffen vor, die ältere Menschen sehr schlecht vertragen: die sogenannte Priscus-Liste. Sie enthält auch Vorschläge zur Vermeidung von Komplikationen und Vorschläge für therapeutische Alternativen. Die Liste finden Sie im Anhang am Ende des Buches.

Lassen Sie Ihre Medikament regelmäßig »ausmisten«

Wenn Sie über längere Zeit Medikamente nehmen, sollten Sie regelmäßig – und zwar mindestens alle drei bis sechs Monate – mit dem Hausarzt die aktuelle Medikamentenliste durchgehen und für jedes einzelne Präparat überprüfen, ob es noch nötig ist, ob Sie es weglassen können oder zumindest die Dosis reduzieren. Das gilt auch und gerade für Medikamente, die das Gehirn beeinflussen, wie Antidepressiva, Schmerzmittel oder Beruhigungsmittel. Viele dieser Mittel werden wegen akuter Probleme verschrieben. Eine Dauerlösung sind sie nicht. Deshalb sollten Sie schon in kürzeren Zeitabständen prüfen, ob Sie die Präparate wieder absetzen oder – falls erforderlich – langsam ausschleichen können.

Weniger ist mehr: Oft reichen die Hälfte oder ein Drittel der Dosis

Manchmal lässt sich die Einnahme eines Arzneimittels nicht vermeiden. Fragen Sie in diesem Fall Ihren Arzt nicht nur, wie oft und wie lange Sie das oder die Mittel nehmen müssen. Klären Sie auch: Welche Nebenwirkungen sind zu erwarten? Worauf sollten Sie diesbezüglich achten? Vertragen sich die neu verschriebenen Medikamente mit denen, die Sie bereits einnehmen? Besprechen Sie mit Ihrem Arzt zudem, welche Dosis für Sie geeignet ist. Viele Medikamente werden an Personen getestet, die deutlich jünger und gesünder sind als die Menschen, die sie nachher einnehmen. Das hat zur Folge, dass die offiziellen Mengenvorgaben für den täglichen Bedarf zur Behandlung eines bestimmten Leidens zum Beispiel für Senioren oder Frauen mit einem geringen Körpergewicht viel zu hoch sind.

Für ältere Menschen beispielsweise reicht oft die Hälfte oder ein Drittel der Menge aus, die im Beipackzettel für Erwachsene angegeben ist, um die gewünschte Wirkung zu erzielen. Nehmen Senioren die volle Dosis, kommt es schnell zu schweren Nebenwirkungen. Das Motto unabhängiger Arzneimittelexperten lautet daher: »Start low, go slow.« Das heißt, beginnen Sie nach Möglichkeit mit einer niedrigen Dosis und erhöhen Sie diese, falls notwendig, langsam. Am besten vereinbaren Sie mit Ihrem Arzt Kontrolltermine, um die Wirkung und den Nutzen der Therapie zu überprüfen.

Sobald Sie wegen einer besonderen Frage oder mit einem speziellen Problem zu einem Facharzt gehen und dieser Ihnen ein neues Arzneimittel geben will, sollten Sie mit Ihrem Hausarzt abklären, ob möglicherweise Wechselwirkungen mit anderen Medikamenten dagegen sprechen – und gegebenenfalls nach Alternativen suchen.

Auch »natürliche Präparate« und rezeptfreie Mittel haben oft Nebenwirkungen

Experten raten zudem zur Vorsicht bei pflanzlichen und anderen rezeptfreien Arzneimitteln, die viele Menschen in Eigenregie nehmen. So beeinflussen beispielsweise Johanniskrautpräparate, die gegen depressive Verstimmungen eingenommen werden, die Wirkung anderer Medikamente. Auch etliche andere, vermeintlich sanfte, natürliche Arzneimittel können Wechselwirkungen hervorrufen. Bekannt sind solche Effekte unter anderem von Präparaten wie Ginseng, Flohsamen, Guarbohne, Knoblauch, Lakritze und Teufelskralle.

Dasselbe gilt für rezeptfreie Präparate, in denen das Schmerzmittel Acetylsalicylsäure (ASS) enthalten ist, wie etwa Aspirin oder Thomapyrin. Wer Blutgerinnungshemmer wie Heparin oder Marcumar verwendet und gleichzeitig ASS nimmt, hat ein erhöhtes Risiko für Blutungen – unter anderem solche im Gehirn, die zu einem Schlaganfall führen können. Auch Ginkgoextrakte wie Tebonin und Knoblauchpräparate können die Blutungsneigung verstärken.

Medikamente richtig einnehmen

Voraussetzung für eine sichere und wirksame Therapie ist auch, dass die notwendigen Arzneimittel richtig angewendet werden. Für manche Medikamente ist es zum Beispiel entscheidend, dass sie vor oder nach dem Essen eingenommen werden, mit viel oder wenig Flüssigkeit, oder dass sie nicht in direkter Kombination mit anderen Präparaten oder bestimmten Nahrungsmitteln geschluckt werden. Worauf im Einzelfall zu achten ist, erfahren Sie aus dem Beipackzettel oder durch Nachfragen beim Apotheker.

Allgemein sollten Medikamente am besten mit einem großen Glas Wasser eingenommen werden, nicht mit Kaffee, Tee, Milch oder Fruchtsäften. In Kombination mit Grapefruitsaft kann sich zum Beispiel die Konzentration des Cholesterinsenkers Simvastatin auf das Siebenfache erhöhen, was unter Umständen schwere Muskel- oder Nierenschäden hervorruft. Auch die unerwünschten Wirkungen der Potenzpille Viagra werden durch Grapefruitsaft verstärkt. Milch und Milchprodukte wie Joghurt, Käse oder auch Eiweißshakes auf Milch- und Molkebasis, die viele Hobbysportler zu sich nehmen, können ebenfalls zu Wechselwirkungen mit Arzneimitteln führen. Das gilt zum Beispiel für bestimmte Antibiotika. Im Einzelfall wird deren Wirkung durch das darin enthaltene Kalzium deutlich ausgebremst oder gar aufgehoben. Fachleute empfehlen daher, Eiweißshakes und andere Milchprodukte frühestens zwei Stunden nach Einnahme von Antibiotika zu trinken oder zu essen.

Ein neues Medikament? Warum und weshalb?

Wann immer Ihnen ein Arzt ein neues Medikament verschreibt, ist das eine gute Gelegenheit, zu überprüfen, ob Sie die Arzneimittel, die Sie bisher nehmen, wirklich noch alle brauchen. Gehen Sie dazu gemeinsam mit dem Arzt Ihre Medikamentenliste durch. In Ihrem eigenen Interesse sollten Sie dafür sorgen, dass Ihnen der Arzt oder die Ärztin kein einziges neues Medikament verordnet, solange er oder sie keinen vollständigen Überblick über die Präparate hat, die Sie aktuell nehmen. Das gilt auch umgekehrt: Als Patient sollten Sie kein einziges Rezept entgegennehmen, solange Ihr Arzt nicht über Ihre bisherige Medikation voll im Bilde ist.

Kommt Ihr Arzt zu dem Schluss, dass Sie ein neues Medikament benötigen, fragen Sie nach, wofür genau er es verschreibt, was dieses Mittel konkret bewirkt und ob es wirklich nötig und nützlich ist. Dieser Rat mag zunächst merkwürdig oder ungewohnt klingen. Schließlich ist der Arzt der Experte. Als Patient möchte man ihm gegenüber auch nicht misstrauisch wirken oder ihn vergraulen, indem man seine Empfehlungen hinterfragt. Fakt ist aber: Mediziner verordnen häufig Arzneimittel, ohne dass es dafür einen triftigen medizinischen Grund gibt. Ärzte tun dies manchmal, weil sie glauben, dass der Patient nicht mit ihnen zufrieden ist, wenn er kein Rezept in die Hand gedrückt bekommt. Oder aber, weil die Mediziner selbst nicht das frustrierende Gefühl haben wollen, dass sie für den Patienten nichts tun können.

Solche Verlegenheitstherapien sind gar nicht so selten. In einer Studie von Forschern der Universität Witten/Herdecke mit Patienten aus allgemeinmedizinischen Praxen in Deutschland hat sich vor wenigen Jahren gezeigt, dass ein Drittel aller Medikamente verschrieben wurde, ohne dass es eine wissenschaftliche Begründung für einen möglichen Nutzen gab. Einer anderen Untersuchung zufolge teilen Ärzte einem Viertel der Patienten (womöglich deshalb) auch gar nicht mit, wofür oder wogegen diese das Mittel auf dem Rezept eigentlich einnehmen sollen. Jedes Medikament kann aber Schaden anrichten. Wenn es nicht nötig ist, sollten Sie dieses Risiko gar nicht eingehen und es deshalb besser weglassen.

Oft gibt es gute Alternativen zu einem Arzneimittel

Auch viele Medikamente, für deren Verordnung es medizinische Gründe gibt, lassen sich vermeiden. Fragen Sie Ihren Arzt, ob Sie nicht auf das eine oder andere Arzneimittel verzichten können, wenn Sie sich zum Beispiel gesünder ernähren, mehr bewegen oder weniger Alkohol trinken. Viele Menschen, die an erhöhtem Blutdruck oder Altersdiabetes leiden, können allein dadurch ganz oder teilweise auf bestimmte Arzneimittel verzichten, dass sie abnehmen oder jeden Tag eine halbe Stunde Fahrrad fahren oder spazieren gehen.

Noch immer verordnen etliche Ärzte ihren Patienten bei normalen Erkältungen, also Infekten der oberen Atemwege, Antibiotika. Dabei können diese Mittel in vielen Fällen gar nicht helfen. Denn klassische Antibiotika wirken nur gegen Bakterien. Die meisten grippeähnlichen Erkrankungen aber werden durch Viren hervorgerufen. Sinnvoller sind deshalb bei einfachen Erkältungen meist altbewährte Hausrezepte wie Bettruhe, viel trinken, schlafen und sich schlichtweg in Ruhe auskurieren.

Immer häufiger verschreiben Mediziner seit einigen Jahren zudem Medikamente bei Problemen, die keine Krankheiten sind, sondern die Folgen seelischer und sozialer Nöte, darunter Einsamkeit oder Trauer durch den Verlust eines geliebten Menschen. Belastende Phasen im Leben lassen sich zwar mit Hilfe von Psychopharmaka manchmal leichter ertragen. Konflikte oder Probleme lösen sie aber nicht. Im Gegenteil. Häufig schaffen Psychopharmaka sogar neue Probleme – in Form von Nebenwirkungen, Medikamentenabhängigkeit und Entzugserscheinungen.

Ausdrücklich warnen Arzneimittelexperten vor Medikamenten, die gegen Ängste und Probleme mit dem Ein- oder Durchschlafen verschrieben werden. Meist handelt es sich dabei um sogenannte Tranquilizer oder Benzodiazepine. Diese Mittel sind gerade für ältere Menschen hochproblematisch, weil sie zu Verwirrtheit, Abhängigkeit und beim Absetzen zu schweren Entzugserscheinungen führen können. Doch gerade von Senioren werden sie millionenfach geschluckt. Dabei gibt es andere, gesündere und erfolgreichere Strategien, um gegen Ängste vorzugehen und erholsamen Schlaf zu finden (siehe Kapitel 5).

Wann immer es möglich ist, sollten Sie in diesen Fällen versuchen, andere Lösungen zu finden. Gegen Einsamkeit beispielsweise kann es helfen, sich ein neues Hobby zu suchen oder ein altes wieder für sich zu entdecken. Oder aber eine Aufgabe, die Sie erfüllt – ob Schulaufgabenbetreuung, Gartenarbeit oder ehrenamtliches Engagement in einem Verein. Pflegen Sie Kontakte zu Menschen, die Ihnen guttun, oder finden Sie neue Bekannte durch gemeinsame Interessen. Wenden Sie sich, wenn Sie Trost, Unterstützung und Rat benötigen, an Freunde, Verwandte. Falls dies nicht möglich ist oder Konflikte, finanzielle oder andere Probleme bestehen, gibt es zahlreiche öffentliche Beratungsstellen, die Ihnen weiterhelfen.

Kostenloser telefonischer Arzneimittel-Beratungsdienst

Seit einigen Jahren bietet die Technische Universität Dresden allen Bürgern in Deutschland einen kostenlosen telefonischen Beratungsdienst für allgemeine und spezielle Fragen zur Arzneimittelanwendung und Arzneitherapie.

Die fachlichen Auskünfte werden von pharmazeutischen Mitarbeitern des Instituts vertraulich und auf Wunsch auch anonym erteilt. Der Service ist nach Angaben der TU Dresden unabhängig von Industrie und anderen Verkaufsinteressen. Ziel ist es, das Arztgespräch und die persönliche Beratung in der Apotheke zu ergänzen und so die Sicherheit in der Arzneimittelanwendung zu erhöhen. Anfragen werden telefonisch, wenn möglich innerhalb von 24 Stunden beantwortet. Auf Wunsch erhalten Sie eine schriftliche Zusammenfassung des Beratungsgespräches.

Kontaktadressen
Telefon: 0800/0117725 (kostenfrei aus dem Festnetz)
Fax: 0351/4587251
Post: Arzneimittelberatungsdienst am Institut für Klinische Pharmakologie, Medizinische Fakultät, Technische Universität Dresden, Fiedlerstrasse 27, 01307 Dresden
Internet: www.tu.dresden.de/Stichwort: Arzneimittelberatungsdienst

6. KAPITEL

Wenn es wirklich Demenz ist

So hart die Erkenntnis ist: Trotz gründlichster Diagnostik und sorgfältigster Therapie wird es immer Patienten geben, deren kognitive Beeinträchtigungen sich nicht oder nicht mehr beheben lassen. Zum Beispiel dann, wenn ein schwerer Schlaganfall, gefährliche Stoffwechselstörungen wie massiver Flüssigkeitsmangel oder wiederholte Unterzuckerungen bei Diabetes irreparable Schäden angerichtet haben. Betroffene und Angehörige wie Ehepartner, Kinder, Geschwister oder Freunde stehen dann vor einer Vielzahl von Fragen und Aufgaben, die zu klären und zu bewältigen sind. Wie geht es weiter? Was muss jetzt getan werden? Ist eine Pflege zu Hause möglich? Was bezahlt die Pflegeversicherung? Wer bekommt welche Pflegestufe? Wo finde ich Unterstützung? Welche finanziellen Hilfen können wir in Anspruch nehmen?

Die gute Nachricht ist: Inzwischen gibt es eine Vielzahl von Anlaufstellen, bei denen Betroffene und Angehörige hierzulande kostenlose Beratung und umfangreiche Informationen zum Thema Demenz und Pflege erhalten. Und wer gut informiert ist, findet auf etlichen Ebenen Unterstützung – seien es finanzielle Zuwendungen, Entlastung durch Angebote zur Betreuung von zu Hause wohnenden Demenzkranken in Form von Tages- oder Kurzzeitpflege oder spezielle Schulungen für den Umgang mit verwirrten, psychisch veränderten Menschen.

Jeder Einzelne kann zudem viel dafür tun, sich und seinen Angehörigen die Situation extrem zu erleichtern – durch entsprechende Vorsorge. Drei Arten von Vollmachten und Verfügungen helfen, damit im Ernstfall rechtzeitig und ohne erschwerende Hindernisse wichtige Entscheidungen getroffen werden können – und zwar in Ihrem Sinne. Wichtig dabei ist: Die entsprechende Vorsorge sollten Sie in gesunden Tagen treffen.

Im Folgenden finden Sie Informationen über die wichtigsten rechtlichen Aspekte sowie eine Liste von hilfreichen Anlauf- und Beratungsstellen und Tipps für weiterführende Literatur.

1. Hier finden Sie Beratung und Unterstützung

Seit dem 1. Januar 2009 hat jeder Pflegebedürftige in Deutschland einen gesetzlichen Anspruch auf individuelle Pflegeberatung durch die Pflegekassen. Ziel dieser erweiterten Pflegeberatung ist es, die Pflegebedürftigen umfassend bei der Auswahl und Inanspruchnahme notwendiger Hilfe- und Pflegeleistungen zu unterstützen und ihnen die dazu nötigen Maßnahmen zukommen zu lassen.

- Von fast allen Bundesländern wurden dazu von den Kranken- und Pflegekassen sogenannte **Pflegestützpunkte** eingerichtet. Das sind regionale, wohnortnahe Anlaufstellen, die Pflegebedürftige und deren Angehörige kostenlos zu allen Fragen rund um das Thema Pflege, Versorgung und Betreuung beraten und über entsprechende Angebote informieren. Die Fachleute helfen, einen persönlichen Hilfeplan zu erstellen und die erforderlichen Leistungen im Einzelfall zu koordinieren. Zudem bekommen Ratsuchende Unterstützung im Umgang mit Behörden und anderen Institutionen, etwa wenn Anträge bei Sozialleistungsträgern zu stellen sind. Die Beratung zielt nicht auf einen bestimmten Anbieter ab, egal ob Pflegehilfsmittel nötig sind oder nach einem Krankenhausaufenthalt hauswirtschaftliche Hilfen gebraucht werden. Organisiert werden die Pflegestützpunkte von Kommunen, Pflegeeinrichtungen, Pflegekassen oder Sozialverbänden wie der Caritas. Die Kosten der Beratung tragen die Pflegekassen. Bundesweit gibt es mittlerweile mehr als 550 Pflegestützpunkte. Insgesamt sollen es in den nächsten Jahren rund 1200 werden. Ein Verzeichnis aller deutschen Pflegestützpunkte findet sich im Internet (www.pflegestuetzpunkte-online.de).

- Bei der Suche nach einem Pflegestützpunkt in Ihrer Nähe hilft Ihnen unter anderem Ihre **Krankenkasse**. Jede Krankenversicherung hierzulande ist gesetzlich dazu verpflichtet, ihre Mitglieder kostenlos in allen Fragen rund um die medizinische Behandlung und Betreuung zu beraten.

- Bei den Krankenkassen angegliedert sind die **Pflegekassen**. Sie sind die Träger der sozialen Pflegeversicherung. Die meisten Menschen haben bei dem Unternehmen, bei dem sie krankenversichert sind, auch ihre Pflegeversicherung. Denn für alle Mitglieder der gesetzlichen Krankenversicherung gilt eine entsprechende Versicherungspflicht. Gegenüber Ihrer Pflegekasse haben Sie (falls gewünscht auch mit Ihren Angehörigen und Lebenspartnern) einen Anspruch auf Auskunft und Information über die Ihnen zustehenden Leistungen der Pflegeversicherung und anderer Träger. Die Landesverbände der Pflegekassen veröffentlichen im Internet auch Übersichten über Leistungen, Kosten und Qualität von Pflegeeinrichtungen. Dort können Sie nach Pflegeeinrichtungen in Ihrer Region suchen. Wenn Sie einen Antrag auf Pflegeleistungen stellen, erhalten Sie auf Wunsch von Ihrer Pflegekasse auch einen Ausdruck dieser Liste. Viele Pflegekassen führen darüber hinaus Schulungen und Pflegekurse für Pflegepersonen durch. Wichtig zu wissen ist dabei: Nicht nur der Pflegebedürftige, auch der oder die Pflegende hat im Rahmen der Pflegeversicherung ein Anrecht auf Hilfe. Diese umfasst – je nach Bedarf – sowohl finanzielle als auch medizinische und psychologische Unterstützung.

- Auch das **Bundesministerium für Gesundheit** (BMG) gibt auf seinen Internetseiten (www.bmg.bund.de) unter dem Stichwort »Pflege-Berater« einen Überblick über die Informations- und Beratungsangebote der Pflegeversicherung. Nutzer erfahren dort zum Beispiel, welche Leistungen den Versicherten für die Pflege zu Hause zustehen, welche Angebote es für die Entlastung und soziale Absicherung pflegender Angehöriger gibt und wo sie gezielt nach Pflegeeinrichtungen in Ihrer Region suchen können.

• Unabhängige Beratung in Sachen Demenz, Pflege, Vorsorge und Finanzen bieten auch die **Verbraucherzentralen** (www.verbraucherzentrale.de) in den 16 Bundesländern. Dabei handelt es sich überwiegend um öffentlich finanzierte gemeinnützige Organisationen. Interessierte finden dort nicht nur ein umfangreiches Informationsangebot rund um die Themen Pflege und Demenz sowie zu juristischen Fragen wie Patientenverfügung oder rechtliche Betreuung. Betroffene erhalten dort auch – falls nötig – Hilfe bei Rechtsproblemen. Bürger können bei den Verbraucherzentralen (in der Regel gegen eine geringe Gebühr) telefonischen oder schriftlichen Rat einholen oder eine persönliche Kurz- oder Spezialberatung in Anspruch nehmen. Nicht alle Verbraucherzentralen sind auf dem Gebiet Gesundheit und Pflege fachlich und personell gleich gut ausgestattet. Als besonders positive Beispiele heben Experten die Verbraucherzentralen in Hamburg und Nordrhein-Westfalen hervor.

• Zahlreiche Einrichtungen haben zudem in den vergangenen Jahren eigene **Demenz-Beratungsstellen** oder Demenz-Servicezentren eingerichtet. Die Palette der Betreiber reicht von Organisationen der freien Wohlfahrtspflege wie dem Deutschen Caritasverband (www.caritas.de/hilfeundberatung.de), den 19 Landesverbänden der Diakonie Deutschland (www.diakonie.de), der Arbeiterwohlfahrt (www.awo.org/beratung-und-hilfe/) und dem Deutschen Roten Kreuz (www.drk.de) bis hin zu den Betreibern von

Kliniken, Seniorenwohnanlagen und Pflegeeinrichtungen wie dem Albertinen-Diakoniewerk (www.albertinen.de), dem Johanniterorden (www.johanniter.de) und den Sozialberatungsstellen von Städten und Gemeinden.

Für diese wie viele andere Beratungs- und Auskunftsstellen gilt: Etliche der dort tätigen Berater sind fachlich hoch kompetent, psychologisch geschult und engagiert. Dennoch raten Experten, nicht nur eine, sondern möglichst mehrere, unterschiedliche Quellen für die Beschaffung von Informationen zu nutzen. Der Grund: Die meisten größeren Beratungsstellen hierzulande sind an Einrichtungen oder Unternehmen gekoppelt, die selbst Leistungsanbieter sind. Das heißt, die Institution hinter dem Beratungsangebot verfolgt im Bereich der Pflege auch eigene wirtschaftliche Interessen. Zum Beispiel als Betreiber von Alten- und Pflegeheimen. Wer ein solches Unternehmen führt, muss dafür sorgen, dass seine Einrichtungen möglichst vollständig und dauerhaft ausgelastet sind. Kranken- und Pflegekassen dagegen haben andere Vorgaben. Sie müssen für medizinische und andere Maßnahmen im Rahmen der Pflege aufkommen. Ziel eines guten Managements ist es hier, die Ausgaben möglichst niedrig zu halten. Das kann dazu führen, dass Sie bei nur einer Auskunftsstelle nicht alle Informationen erhalten, die für Sie wichtig und nützlich sind. Es lohnt sich daher, stets genauer hinzusehen, wer Beratung anbietet und von wem die jeweilige Information kommt.

2. Vorsicht vor Irreführung durch getarnte Pharma-Werbung

Das gilt insbesondere für eine ganze Reihe von Internetseiten und Beratungsangeboten, die auf den ersten Blick neutral und unabhängig wirken, es in Wirklichkeit aber nicht sind, weil dahinter zum Beispiel ein Pharmaunternehmen steckt, das auf diesem Weg indirekt die Verschreibung und Einnahme seiner Produkte propagiert. So betreibt manch ein Arzneimittelhersteller eine scheinbar allgemein über Demenz oder »Alzheimer« informierende Website. In Wirklichkeit sind die dort angebotenen Fakten einseitig, verzerrt und zum Teil wissenschaftlich nicht haltbar. Mitunter treten die Sponsoren aus der Industrie in der Öffentlichkeit gar nicht in Erscheinung. Zum Beispiel dann, wenn Pharmafirmen einen vermeintlich gemeinnützigen Verein als Sponsor finanzieren, der dann mit Hilfe bezahlter Ärzte und Forscher in der Öffentlichkeit und in der Politik für die Interessen der Unternehmen Lobbyarbeit macht. Beispiele für solche Webseiten, deren Betreiber regelmäßig Geldmittel von Pharmaunternehmen erhalten oder von diesen offen oder verdeckt finanziert werden, sind:

- www.alzheimer.de (Website der Firma Novartis)
- www.alzheimer.info (Website der Firma Merz)
- Alzheimer Forschung Initiative e. V.
  www.alzheimer-forschung.de
- Hirnliga e. V.
  www.hirnliga.de und www.alzheimer-hilfe.de (gesponsert von Merz und Schwabe)
- Alzheimer's Asscociation
  www.alz.org/de (gesponsert unter anderem von Pfizer, Boehringer Ingelheim, Lilly, Genentech, Janssen, Biogen, Abbot, Novartis, GE Healthcare)
- Deutsche Alzheimer Gesellschaft
  www.deutsche-alzheimer.de (gesponsert unter anderem von Merz, Pfizer, Eisai, Janssen-Cilag)
- Alzheimer's Disease International
  www.alz.co.uk (gesponsert von Lilly, Merck, GE Healthcare, Nutricia, Bayer Pharma, Pfizer, Novartis, Janssen, Lundbeck)

Diese Liste erhebt keinerlei Anspruch auf Vollständigkeit – im Gegenteil. Der Einfluss von Arzneimittelfirmen und Medizingeräteherstellern reicht in weitere Teile der Gesellschaft hinein – von Selbsthilfegruppen über Zeitschriftenverlage und Fernsehredaktionen bis hin zur Filmindustrie.

3. Warum rechtliche Vorsorge im Ernstfall Gold wert ist

Viele Menschen denken, es sei noch nicht nötig, Vorsorge zu treffen. Dabei kann es ganz schnell gehen: Ein Verkehrsunfall mit schweren Schädelverletzungen, ein Gehirnschlag mit anschließender Bewusstlosigkeit, ein Herzinfarkt. All das kann von jetzt auf gleich dazu führen, dass Sie nicht mehr in der Lage sind, Ihren Alltag zu organisieren und Ihre Angelegenheiten zu regeln. Dann muss eine andere Person die anstehenden Entscheidungen treffen.

Glauben Sie nicht, dass jemand aus Ihrem familiären Umfeld dies einfach tun kann. Das ist ein Irrtum. Weder der Ehegatte noch die Kinder oder andere nahe Angehörige sind gesetzliche Vertreter. Sie gelten auch nicht automatisch als bevollmächtigt. Sie können deshalb nicht ohne Weiteres für Sie handeln. Es kommt zunächst zu einem Stillstand. Das betrifft nicht nur normale Posteingänge und Bankgeschäfte. Nach einem Verkehrsunfall oder bei einem Krankenhausaufenthalt fallen auch etliche zusätzliche Aufgaben an, wie die Klärung von Versicherungsfragen oder Abrechnungen für stationäre Behandlungen. All das bleibt unerledigt, bis vom Gericht eine Betreuerin oder ein Betreuer eingesetzt wird. Und möglicherweise ist, bis das geschehen ist und die Dinge wirklich ins Laufen kommen, wichtige Zeit verstrichen.

Hinzu kommt ein weiterer Punkt. Zwar wird das Gericht in der Regel versuchen, im familiären Umfeld eine Person zu finden und als Betreuer oder Betreuerin zu bestellen, die weiß, wie Sie die Dinge geregelt hätten. Aber es kann auch sein, dass sich für das Gericht kein klares Bild ergibt, wer von den Angehörigen am besten geeignet ist, die Betreuung zu übernehmen, oder dass es Interessenkonflikte sieht. Unter Umständen wird dann eine Berufsbetreuerin oder ein Berufsbetreuer eingesetzt, die oder den Sie gar nicht kennen und der vermutlich Mühe hat, Ihre Wünsche in Erfahrung zu bringen – wenn sie oder er überhaupt die Zeit dafür aufbringen kann.

Um derlei Schwierigkeiten zu vermeiden, gibt es drei Arten von Vollmachten und Verfügungen. Für alle drei gilt: Je früher Sie für sich selbst klären und festlegen, wer befugt sein soll, für Sie im Rechtsverkehr zu handeln, wenn Sie es selbst nicht mehr können, desto besser.

Patientenverfügung

In einer Patientenverfügung wird geregelt, welche ärztlichen Maßnahmen Sie zu Ihrer medizinischen Versorgung wünschen und welche Sie ablehnen. Wichtig dabei ist: Damit Ihre Verfügung anerkannt wird, muss sie schriftlich vorliegen und sollte mehrere konkrete Angaben enthalten, etwa eine genaue Beschreibung der Situation, in der die Patientenverfügung gelten soll. Experten raten, die Patientenverfügung mit einer Vorsorgevollmacht zu verbinden. Darin benennen Sie eine Person Ihres Vertrauens wie den Ehepartner, Kinder, Geschwister, Freund oder Freundin. Durch Ihren Auftrag wird er oder sie zu Ihrem Bevollmächtigten in Gesundheitsfragen. Tauschen Sie sich gründlich mit ihm aus, damit er Ihre Behandlungswünsche kennt. So ist er oder sie am besten in der Lage, Entscheidungen in Ihrem Sinn zu fällen.

Damit die Patientenverfügung im Ernstfall schnell gefunden werden kann, sollten möglichst viele Personen wissen, dass Sie Ihren entsprechenden Willen schriftlich niedergelegt haben. Am besten händigen Sie Ihren Angehörigen und Ihrem Hausarzt je eine Kopie der Erklärung aus. Sie können auch eine Karte bei sich tragen, auf der vermerkt ist, dass es eine Patientenverfügung gibt, und wo deren Original hinterlegt ist. Wichtig zu wissen ist auch: Eine Patientenverfügung kann nur dann rechtswirksam eingerichtet werden, wenn der Betroffene (noch) einwilligungsfähig ist.

Vorsorgevollmacht

Mit einer Vorsorgevollmacht beauftragen Sie eine Person Ihres Vertrauens, stellvertretend für Sie zu handeln, zu entscheiden und Verträge abzuschließen – entweder umfassend oder in abgegrenzten Bereichen. Damit bestimmen Sie selbst, wer das sein soll, und verhindern, dass ein Gericht das tut. Die Vollmacht wird erst gültig, wenn Sie die Dinge nicht mehr selbst bewältigen können. Der Bevollmächtigte darf offiziell nur für Sie tätig werden, wenn er die Original-Vollmacht hat. Er muss sie vorzeigen, wenn er für Sie eine Entscheidung treffen oder handeln soll. Sie können die Vollmacht dem Beauftragten auch jederzeit entziehen oder sie inhaltlich verändern. Eine rechtswirksame Vorsorgevollmacht setzt voraus, dass der Vollmachtgeber bei der Erteilung über seinen freien Willen verfügt, also (noch) geschäftsfähig ist.

Als Bevollmächtigten sollten Sie eine Person wählen, der Sie vertrauen. Jemand, der Sie gut kennt, von dem Sie wissen, dass er sich gut informiert und dass er im Ernstfall in Ihrem Sinne handelt. Ein Vertrauter, der kooperativ und durchsetzungsfähig ist, und der es schafft, eine Entscheidung für Sie und nicht für sich selbst zu treffen. Sie können den Betreffenden auch als rechtlichen Betreuer (siehe weiter unten) vorschlagen: Damit erklären Sie, dass er in allen wichtigen Angelegenheiten für Sie handeln kann. Noch besser ist, wenn Sie zwei oder drei Personen Ihres Vertrauens eine Vorsorgevollmacht erteilen. Schließlich kann es passieren, dass der Bevollmächtigte – sei es der Partner, die Freundin oder der Sohn – im Ernstfall gerade im Urlaub, beruflich verreist oder selbst gesundheitlich beeinträchtigt ist. Formulare und Vorlagen für eine Vorsorgevollmacht erhalten Sie bei den einschlägigen Beratungsstellen (siehe oben). Auch im Internet werden kostenlose Vordrucke zum Herunterladen angeboten. Doch deren Qualität ist unterschiedlich. Es besteht auch die Möglichkeit, sich von einem Notar individuell beraten und die Vorsorgevollmacht von diesem beurkunden zu lassen.

So banal es klingen mag: Entscheidend ist, dass Sie die Vollmacht an einem sicheren Ort aufbewahren und sicherstellen, dass der Bevollmächtigte das Dokument auch findet und dass es verfügbar ist, wenn es benötigt wird. Sinnvoll ist auch, einen Hinweis auf die Vollmacht bei den eigenen Papieren mit sich zu tragen und den eigenen Hausarzt darüber zu informieren, dass die Vorsorgevollmacht existiert.

Betreuungsverfügung

Die Betreuungsverfügung ist der Auftrag an das Gericht, eine von Ihnen gewünschte Person zu Ihrem rechtlichen Betreuer zu bestellen, wenn das später einmal nötig wird. Zum Beispiel, wenn Sie infolge einer psychischen Krankheit oder einer Behinderung rechtliche Angelegenheiten ganz oder teilweise nicht mehr regeln können und keine anderen Vorsorgevollmachten getroffen haben. Der Bevollmächtigte entscheidet je nach Auftrag über finanzielle Dinge, die Heimunterbringung oder bei gesundheitlichen Fragen wie einer Operation. Dazu ist es wichtig, dass er oder sie erreichbar und vor Ort ist und regelmäßig Kontakt zu Ihnen, den Ärzten, dem Heim oder den Banken hat. Teilen Sie die Vollmachten für verschiedene Bereiche nicht auf mehrere Personen auf und benennen Sie eine Vertreterin oder einen Vertreter für den Verhinderungsfall. Um der Vorsorgevollmacht Durchsetzungskraft zu geben, sollte sie vom Notar beglaubigt oder beurkundet sein. Das ist nicht vorgeschrieben, aber juristisch erforderlich, wenn sie zum Kauf oder Verkauf von Grundstücken oder zur Aufnahme von Darlehen berechtigen soll. Die Vorsorgevollmacht sollte von Zeit zu Zeit überprüft werden, vor allem ob die Aussagen weiter gültig sind. Wenn ja, sollten Sie dies durch Ihre Unterschrift mit aktuellem Datum bestätigen. Da eine Vorsorgevollmacht auf den Einzelnen zugeschnitten ist, gibt es für die Form einen großen Gestaltungsspielraum.

Bevor Sie einer anderen Person eine Vollmacht oder eine Patientenverfügung erteilen, sollten Sie auf mehrere Punkte achten: Der oder die Bevollmächtigte erhält eine starke Rechtsstellung. Sie sollten daher ganz sicher sein, dass Ihr Vertrauen nicht missbraucht wird. Ebenso wichtig ist, dass Sie ausführlich mit ihm oder ihr darüber sprechen, wie Sie über verschiedene Krankheits- oder Notfallsituationen denken und wie die andere Person dann für Sie handeln und entscheiden soll. Sie sollten nur eine Person bevollmächtigen, mit der Sie dies vorher abgeklärt haben. Es bringt nichts, wenn die von Ihnen ins Auge gefasste Person im Ernstfall überrascht wird und die Aufgabe womöglich nicht übernehmen will.

Generell sollten Sie sich vor der Erteilung einer Vollmacht auf jeden Fall bei einer neutralen Stelle umfassend informieren und beraten lassen, zum Beispiel durch eine entsprechende Seniorenberatungsstelle, einen Rechtsanwalt oder einen Notar. Denn die Thematik ist komplex und manch eine gesetzliche Regelung funktioniert anders, als es sich der Laie vorstellt.

Zum Einlesen

Sowohl im Internet als auch in Buchhandlungen und Beratungsstellen gibt es mittlerweile eine Vielzahl von Informationsangeboten zum Thema Vorsorgemöglichkeiten. Kostenlos und gut gemacht sind unter anderem mehrere Veröffentlichungen und Vordrucke des Bundesjustizministeriums. Diese können Sie auf der Website des Ministeriums (www.bmjv.de) herunterladen oder über die Bestellfunktion online anfordern. Der Publikationsversand des Ministeriums ist auch telefonisch erreichbar (Tel.: 030/182722721) sowie per E-Mail (publikationen@bundesregierung.de).
Hilfreich sind insbesondere:

- Die Broschüre *Betreuungsrecht*. Der Band vermittelt nicht nur die Grundzüge des Betreuungsrechts, sondern enthält auch ausführliche Informationen zur Vorsorgevollmacht.

- Die Broschüre *Patientenverfügung* befasst sich damit, wie Sie bestimmen können, was medizinisch unternommen werden soll, wenn Sie aufgrund einer Krankheit oder eines Unfalls entscheidungsunfähig sind.

- Die *vorgefertigten Formulare*. Sie finden dort beispielsweise einen Vordruck für eine Vorsorgevollmacht, für eine Betreuungsverfügung sowie für eine Konto- und Depotvollmacht.

Schwieriges leicht gemacht

Rechtsangelegenheiten sind für Laien nicht immer ohne Weiteres zu verstehen. Da kann es helfen, sich die nötigen Informationen in sogenannter leichter Sprache zu besorgen. Das bedeutet: Die Texte sind extra so formuliert, dass sie besonders einfach verständlich sind. Der Betreuungsverein SKM Freiburg-Stadt beispielsweise hat eine solche Anleitung zur Vorsorge-Vollmacht erstellt. Auf seiner Website (www.skm-breisgau.de) können Sie sowohl eine Einführung zur Vorsorgevollmacht als auch ein Vollmachtsformular in leichter Sprache herunterladen.

Anhang

Weiterführende Literatur

- **Vergiss Alzheimer! Die Wahrheit über eine Krankheit, die keine ist**, von Cornelia Stolze, Herder Verlag, 2013, 256 Seiten; 9,99 Euro
Alzheimer ist in aller Munde. Das Erstaunliche ist: Niemand weiß, was Alzheimer ist. Das Leiden ist weder klar definiert noch diagnostizierbar. Selbst dann nicht, wenn ein Mensch schwer demenzkrank ist. Fest steht nur: Hinter den Symptomen können zahlreiche Ursachen stecken. Viele davon ließen sich beheben oder verhindern. Doch die Öffentlichkeit wird seit Jahrzehnten in die Irre geführt. Alzheimer, so zeigt sich, ist ein Konstrukt, mit dem sich vor allem Forschungsmittel mobilisieren, Karrieren beschleunigen und riesige Märkte für Arzneimittel schaffen lassen.

- **Krank durch Medikamente. Wenn Antibiotika depressiv, Schlafmittel dement und Blutdrucksenker impotent machen**, von Cornelia Stolze, Piper Verlag, 2014, 288 Seiten; 17,99 Euro
Viele Krankheiten, die heute diagnostiziert werden, gehen nicht auf körperliche oder seelische Defekte zurück, sondern auf Nebenwirkungen von Medikamenten, die heute massenhaft verschrieben werden. Ob Schmerzmittel, Antidepressiva oder Magen-Darm-Medikamente: viel zu oft werden die Schattenseiten der Mittel unterschätzt – nicht nur von Patienten, sondern auch von den verschreibenden Ärzten. Wer gut informiert ist, kann sich jedoch vor Arzneimittelschäden und deren Folgen schützen.

- **Pflege daheim: Planung. Finanzierung. Unterstützung aus Osteuropa**. Mit Musterbriefen und Checklisten. Von Hermann Bierlein, Gütersloher Verlagshaus, 2013, 144 Seiten; 14,99 Euro
Was bedeutet häusliche Pflege? Was ist mit der Pflegeversiche-

rung? Welche Pflegedienste und Einrichtungen kommen infrage? Welche Möglichkeiten der 24-Stunden-Betreuung gibt es? Wie beschäftige ich legal Personal aus Osteuropa? Wie sieht die Rechtslage aus? Ein Praxisbuch mit Stimmen von Experten und BetreuerInnen sowie Musterbriefen und Checklisten.

- **Pflege zu Hause: Rat und Hilfe für den Alltag.** Stiftung Warentest, 2012, 208 Seiten; 16,90 Euro
  Was bedeutet es, einen Angehörigen zu Hause zu betreuen? Was bringt die Familienpflegezeit? Diese und viele andere wichtige Fragen zu Pflegeversicherung und professioneller Hilfe beantwortet die 3. Auflage des Ratgebers der Stiftung Warentest. Der Ratgeber begleitet den Pflegenden in seiner neuen Situation und ist eine einfühlsame Hilfe, um eine schwierige Aufgabe zu meistern.

- **Finanztest Spezial Pflege: Vorsorgen und Pflege organisieren**, Stiftung Warentest, 2015, 208 Seiten; 8,50 Euro
  Im Alter gut wohnen: zuhause, im Pflegeheim oder in der Pflege-WG/Welche Hilfen es vom Staat gibt/Pflege durch Angehörige/ Den Pflegealltag erleichtern/Rechtlich und finanziell vorsorgen.

- **Ins Heim oder daheim? Wie Sie sich bei der Betreuung pflegebedürftiger Angehöriger richtig entscheiden**, von Harald Hertwig, Heyne Verlag, 2009, nur noch antiquarisch oder in Bibliotheken erhältlich.
  Was tun, wenn ein Mensch pflegebedürftig wird? Meist sind es die nächsten Angehörigen, die entscheiden müssen, was mit dem Betroffenen geschieht – und sich mit der schwierigen Situation häufig allein gelassen und überfordert fühlen. Dieses Buch bietet konkrete Tipps zu Betreuungsmöglichkeiten sowie Hilfestellungen im Umgang mit Pflegebedürftigen. Mit Experten-Interviews, Checklisten und Adressen. Harald Hertwig arbeitet in eigener Praxis als Psychotherapeut. Zuvor war er mehrere Jahre in der Pflege tätig.

- **Escher: Pflege zu Hause und im Heim**, von Regine Blasinski, Dörfler Verlag, 2011, 224 Seiten; 4,99 Euro
  Dieser Ratgeber informiert über alles, was Sie bei Eintritt eines Pflegefalls wissen sollten: von den Leistungen der Pflegeversicherung über die Pflegebedürftigkeit bis hin zur Auswahl des richtigen Pflegedienstes bzw. Pflegeheims. Regine Blasinski ist Rechtsanwältin in Berlin zu den Themen Ehe- und Familienrecht, Sozialrecht, Sozialversicherungsrecht, Versicherungsrecht.

- **Zeit der Vergesslichkeit: Praktische Hilfen für den Alltag in der Begleitung vom Menschen mit Demenz**, von Birgit Mai, CreateSpace Independent Publishing Platform, 2014, 256 Seiten; 24,96 Euro
  Die Diagnose Demenz verunsichert und versetzt Betroffene und Angehörige oft in Hilflosigkeit. Dieses Buch ist alltagspraktische Navigation für Menschen, die Lotse im Alltag für Menschen mit Vergesslichkeit sein möchten.

- **Niemand muss ins Heim**: **Menschenwürdig und bezahlbar – ein Plädoyer für die häusliche Pflege**, von Christoph Lixenfeld, Ullstein Taschenbuch, 2009, 288 Seiten; 8,95 Euro

- **Validation: Ein Weg zum Verständnis verwirrter alter Menschen**, von Naomi Feil, Vicki de Klerk-Rubin, Ernst Reinhardt Verlag, 2013, 168 Seiten; 19,90 Euro
  Naomi Feil hat für den Umgang mit desorientierten alten Menschen die Methode der Validation entwickelt. Validation akzeptiert den Menschen so, wie er ist. Die Gefühle und die innere Erlebniswelt des verwirrten Menschen werden respektiert. Diese Menschen in ihrer eigenen Welt zu erreichen – das ist die Kunst der Validation. Naomi Feil ist Gerontologin und Direktorin des Validation Training Institute Cleveland. Vicki de Klerk-Rubin ist Krankenschwester und Europa-Managerin der Validationsinstitute.

- **Validation in Anwendung und Beispielen: Der Umgang mit verwirrten alten Menschen**, von Naomi Feil, Ernst Reinhardt Verlag, 2007, 262 Seiten; 28,90 Euro
  Das Praxisbuch zeigt in zahlreichen Beispielen und Anwendungen, wie die Validation mit Hilfe verbaler und nonverbaler Kommunikationstechniken gelingen kann.

- **Verwirrt nicht die Verwirrten: Neue Ansätze geriatrischer Krankenpflege**, von Erwin Böhm, Psychiatrie Verlag, 15. Auflage 2012, 208 Seiten; 15,90 Euro
  Der Wiener Erwin Böhm ist Begründer der Übergangspflege und sogenannten reaktivierenden Pflege. In seinem Buch vermittelt er dem Leser lebendig und anhand vieler praktischer Fallschilderungen aus dem Alltag, wie sein Konzept der reaktivierenden Krankenpflege angewendet werden kann. Eine lebendige Lektüre mit wertvollen Aha-Erlebnissen.

- **Ratgeber für Patientenrechte**. Kostenlose Broschüre des Bundesjustizministeriums, erhältlich über die Website des Ministeriums (www.bmjv.de) bzw. telefonisch oder per E-Mail über den Publikationsversand des Ministeriums (Tel.: 030/182722721; Mail: publikationen@bundesregierung.de)
  Im Zusammenspiel mit Ärzten sind Patienten häufig unsicher. Kein Wunder: Sie sind abhängig von der Hilfe der Mediziner und verfügen meist nicht über dasselbe Wissen. Genau deshalb sind die Interessen von Patienten rechtlich geschützt. Doch: Wie und worüber muss Sie Ihre Ärztin oder Ihr Arzt aufklären? Wer entscheidet über die Therapie? Und was gehört in die Patientenakte? Diese und viele weitere Fragen werden im Ratgeber Patientenrechte einfach und verständlich beantwortet.

PRISCUS-Liste

Medikamente, die ältere Menschen meiden sollten

Medikamente gegen Depression			
Wirkstoff	Eingesetzt bei	Nebenwirkungen	Alternative Wirkstoffe
Amitriptylin Doxepin Imipramin Clomipramin Maprotilin Trimipramin	Depression	Verwirrtheit, Benommenheit, erhöhtes Sturzrisiko, trockener Mund, Konzentrationsstörungen, plötzliches »Abreißen« des Gesprächsfadens.	Medikamente, die überwiegend auf den Botenstoff Serotonin wirken (»SSRI«), sind im Alter oft besser verträglich als die so genannten trizyklischen Antidepressiva. Beispiele für Alternativen aus der Gruppe der SSRI: Sertralin, Citalopram oder Escitalopram in niedriger Dosis.
Fluoxetin		Übelkeit, Schlafstörung, Verwirrung und/oder Erregung	Fluoxetin ist ein Medikament, das überwiegend auf den Botenstoff Serotonin wirkt (»SSRI«). SSRI sind für die Behandlung von Traurigkeit im Alter prinzipiell geeignet. Fluoxetin ist eine Ausnahme und sollte besser durch andere SSRI ersetzt werden.
Tranylcypromin		Angstzustände, Unruhe, Gefahr von Blutdruckproblemen bis hin zu Hirnblutungen, Gefahr der Wechselwirkung mit vielen anderen Medikamenten und Nahrungsbestandteilen	Tranylcypromin ist im Alter sehr problematisch. Medikamente, die überwiegend auf den Botenstoff Serotonin wirken (»SSRI«), sind besser verträglich. Beispiele: Sertralin, Citalopram oder Escitalopram in niedriger Dosis

Medikamente »für die Nerven« (Antipsychotika)

Wirkstoff	Eingesetzt bei	Nebenwirkungen	Alternative Wirkstoffe
Thioridazin / Fluphenazin / Levomepromazin / Perphenazin / Haloperidol (>2mg)	Erregungszuständen, Wahnvorstellungen, Schizophrenie	Die genannten typischen Neuroleptika können zu Bewegungsstörungen und Benommenheit führen. Die Gefahr von gefährlichen Stürzen steigt. Es kann außerdem zu einem trockenen Mund, zu Verstopfung sowie zu Schwierigkeiten beim Wasserlassen kommen.	Aus der Gruppe der atypischen Neuroleptika gilt unter anderem Risperidon als geeignet für ältere Menschen. Bei den typischen Neuroleptika sind unter anderem Melperon und Pipamperon sinnvolle Alternativen.
Olanzapin (> 10 mg)		Olanzapin ist ein atypisches Neuroleptikum, verursacht aber in hoher Dosierung ähnliche Nebenwirkungen wir die o. g. Wirkstoffe.	Andere atypische Neuroleptika wie etwa Risperidon sind geeigneter. Typische Neuroleptika wie Melperon oder Pipamperon sind ebenfalls mögliche Alternativen.
Clozapin		Clozapin ist ein atypisches Neuroleptikum, das die Immunabwehr beeinträchtigen kann. Es kann außerdem zu Herzrasen und Blutdruckproblemen kommen.	

Medikamente gegen Infektionen und Allergien

Wirkstoff	Eingesetzt bei	Nebenwirkungen	Alternative Wirkstoffe
Nitrofurantoin	Bakterielle Infektionen, in der Regel bei Harnwegsinfekten	Im Alter besteht bei diesem Antibiotikum bei längerfristiger Gabe ein erhöhtes Risiko von Nieren-, Leber- und Lungenproblemen.	Andere Antibiotika, zum Beispiel Cephalosporine, Cotrimoxazol, Trimethoprim, Penicillin, Amoxicillin
Dimetinden	Allergien	Mundtrockenheit, Verstopfung Verwirrung, Müdigkeit und kognitive Störungen Teilweise unklare Wirksamkeit im Alter Teilweise EKG-Veränderungen (QT-Verlängerung), die mit Herzrhythmusstörungen einhergehen	Andere Antihistaminika, z. B. Cetirizin, Loratadin, Desloratadin, Mizolastin, Azelastin, Ebastin Je nach Art der Allergie auch abschwellende Nasensprays

Schlaf- und Beruhigungsmittel

Wirkstoff	Eingesetzt bei	Nebenwirkungen	Alternative Wirkstoffe
Lang wirksame Benzodiazepine: Chlordiazepoxid, Diazepam, Flurazepam, Dikaliumclorazepat, Bromazepam, Prazepam, Clobazam, Nitrazepam, Flunitrazepam, Medazepam	Schlafstörungen, Erregungsund Angstzuständen	Im Alter erhöhtes Risiko von Stürzen und/ oder Knochenbrüchen, Benommenheit und Schwindel, Beeinträchtigung von Aufmerksamkeit, Reaktionsvermögen, Gedächtnis	Notfalls über begrenzte Zeit kurzwirksame Benzodiazepine in niedriger Dosis (Lorazepam bis 2 mg pro Tag, Lormetazepam bis 0,5 mg pro Tag, Brotizolam bis 0,125 mg pro Tag) Z-Substanzen in niedriger Dosis (z. B. Zolpidem bis 5 mg pro Tag, Zopiclon bis 3,75 mg pro Tag, Zaleplon bis 5mgproTag) Sedierende Antidepressiva, wenn erforderlich (z. B. Mirt azapin) Baldrian
Kurz und mittellang wirksame Benzodiazepine: Alprazolam, Temazepam, Triazolam, Lorazepam (> 2 mg pro Tag), Oxazepam (> 60 mg pro Tag), Lormetazepam (> 0,5 mg pro Tag), Brotizolam (> 0,125 mg pro Tag)			
Z-Substanzen: Zolpidem (> 5 mg pro Tag), Zopiclon (> 3,75 mg pro Tag), Zalepion (> 5 mg pro Tag)			
Doxylamin			
Diphenhydramin			
Chloralhydrat			

Medikamente gegen Blasenschwäche und Harninkontinenz

Wirkstoff	Eingesetzt bei	Nebenwirkungen	Alternative Wirkstoffe
Oxybutynin (nicht retardiert)	überaktiver Blase, Dranginkontinenz	Mundtrockenheit, Magen-Darm-Probleme, Schwindel und Benommenheit, Nachlassen der geistigen Fähigkeiten. EKG-Veränderungen (QT-Verlängerung) mit der Gefahr von Herzrhythmusstörungen. Sturzgefahr!	Trospium
Oxybutynin (retardiert)			
Tolterodin (nicht retardiert)			
Solifenacin			

303

Medikamente gegen Herzerkrankungen

Wirkstoff	Eingesetzt bei	Nebenwirkungen	Alternative Wirkstoffe
Chinidin (in Deutschland nur noch in KombinationsPräparaten erhältlich)	Herzrhythmusstörungen, insbesondere Vorhofflimmern	Ältere Menschen sind anfälliger für Erregtheit, Traurigkeit und Wahnvorstellungen. Chinidin verträgt sich schlecht mit einer Reihe anderer Medikamente. Es können Übelkeit, Erbrechen, Durchfälle und (andere) Herzrhythmusstörungen auftreten.	Je nach individueller Situation: Betablocker, Kalziumblocker wie Verapamil oder Diltiazem, Amiodaron
Flecainid	Herzrhythmusstörungen der Herzvorhöfe oder der Herzkammern	Das Risiko von Nebenwirkungen ist im Alter erhöht. Schwindel, Benommenheit und Sehstörungen sind sehr häufig. Sturzgefahr! Auch Traurigkeit, Angstzustände und Schlafstörungen kommen häufig vor, ebenso wie (andere) Herzrhythmusstörungen.	Je nach Art der Herzrhythmusstörung: Betablocker Amiodaron Propafenon
Sotalol	Herzrhythmusstörungen der Herzvorhöfe oder der Herzkammern		
Digoxin, Acetyldigoxin, Metildigoxin	Herzschwäche, Herzrhythmusstörungen	Alte Menschen sind empfindlicher gegenüber Nebenwirkungen von Digoxin-haltigen Medikamenten. Schwäche, Unwohlsein, Schwindel können auftreten. Die Sturzgefahr ist erhöht. Vorsicht: Digoxin reichert sich im Alter im Körper leichter an!	Werden Digoxin-haltige Medikamente wegen Herzschwäche eingesetzt, empfiehlt sich ein Ausweichen auf den Therapiestandard (ACE-Hemmer, Betablocker, Diuretika). Ansonsten je nach Art der Herzrhythmusstörung: Amiodaron, Betablocker

Medikamente gegen zu hohen Blutdruck

Wirkstoff	Eingesetzt bei	Nebenwirkungen	Alternative Wirkstoffe
Doxazosin Prazosin Terazosin	Bluthochdruck	Mundtrockenheit, Verstopfung, Kreislaufprobleme, Probleme beim Wasserlassen; höheres Risiko von Herz-Kreislauf-Erkrankungen und Schlaganfällen als bei anderen Bluthochdruckmedikamenten	ACE-Hemmer (z.B. Ramipril, Enalapril u.a.) AT1-Blocker (z.B. Losartan, Telmisartan u.a.) (Thiazid-) Diuretika (z.B. Hydrochlorothiazid) Beta-Blocker (z.B. Metoprolol, Carvedilol u.a.) Lang wirksame KalziumAntagonisten (z.B. Amlodipin u.a.)
Clonidin		Schwindel, Kreislaufprobleme, teilweise ungünstige Wirkung auf die geistige Leistungsfähigkeit	
Reserpin		kann zu Traurigkeit, Benommenheit, Schwindel führen; negative Auswirkungen auf die geistige Leistungsfähigkeit sind beschrieben	
Methyldopa		Bei älteren Menschen wurden Kreislaufprobleme bis hin zur Bewusstlosigkeit und starke Benommenheit beschrieben.	
Nifedipin (nicht retardiert)		Kurzwirksames Medikament, das zu ausgeprägten Kreislaufproblemen führen kann und im Vergleich zu anderen Bluthochdruckmedikamenten mit erhöhter Sterblichkeit assoziiert ist	

Medikamente gegen Schmerzen und Entzündung

Wirkstoff	Eingesetzt bei	Nebenwirkungen	Alternative Wirkstoffe
Indometacin	Schmerzen, Entzündungen	Erhöhtes Risiko von Blutungen im Magen oder Darm mit zunehmendem Alter	Paracetamol Andere nicht-steroidale Antirheumatika (z.B. Ibuprofen, Diclofenac) Metamizol (nach sorgfältiger Nutzen-Risiko-Abwägung) Schwach wirksame Opioide (z.B. Tramadol, Codein)
Acemetacin			
Ketoprofen			
Phenylbutazon			
Piroxicam			
Meloxicam			
Etoricoxib			
Pethidin	Starken bis stärksten Schmerzen	Bei älteren Menschen erhöhtes Risiko von Benommenheit und deliranten Zuständen Erhöhte Sturzgefahr	Andere Opioide mit geringerem Risiko deliranter Zustände (z.B. Tilidin / Naloxon, Morphin, Oxycodon, Buprenorphin, Hydromorphon

Medikamente gegen Übelkeit oder Verstopfung

Wirkstoff	Eingesetzt bei	Nebenwirkungen	Alternative Wirkstoffe
Dimenhydrinat	Übelkeit und Erbrechen zur Vorbeugung der Reisekrankheit (oft als Kaugummi)	Dimenhydrinat blockiert den Botenstoff Histamin. Mögliche Nebenwirkungen vieler Antihistaminika sind Mundtrockenheit, Verstopfung, Verwirrung, Müdigkeit.	Domperidon Metoclopramid
Dickflüssiges Paraffin	Verstopfung	Dickflüssiges Paraffin kann eine bestimmte Form der nicht-infektiösen Lungenentzündung hervorrufen. Alte Menschen sind besonders gefährdet, weil sie sich häufiger »verschlucken«.	Osmotisch wirksame Laxanzien, zum Beispiel Polyethylenglykol (Macrogol) oder Lactulose

Sonstige Medikamente gegen Kopfschmerz, Krämpfe, Vergesslichkeit sowie zur Förderung der Durchblutung

Wirkstoff	Eingesetzt bei	Nebenwirkungen	Alternative Wirkstoffe
Ergotamin und Abkömmlinge des Ergotamins	Migränekopfschmerz	Bei Menschen über 65 Jahren gibt es kaum Erfahrungen mit diesen Medikamenten. Magen-Darm-Probleme sind eine häufige Nebenwirkung. Auch Schwindel, Herzrasen und Blutdruckprobleme können auftreten.	Triptane (z. B. Sumatriptan)
Dihydroergocryptin, Dihydroergotoxin	Parkinson-Erkrankung, andere hirnorganische Erkrankungen	Magen-Darm-Beschwerden sind häufig. Herz-Kreislauf-Probleme und Schwindel können auftreten.	Bei Parkinson: andere Parkinson-Medikamente
Nicergolin	Konzentrationsstörungen, Gedächtnisstörungen	Die Wirksamkeit wird bezweifelt. Blutdruckabfall und Kreislaufprobleme sind eine problematische Nebenwirkung.	Bei Demenz: Hemmstoffe der Acetylcholinesterase (zum Beispiel Donepezil), Memantin
Piracetam		Wirksamkeit ist zweifelhaft. Schlafstörungen, Nervosität, Aggressivität sind häufig. Kreislaufprobleme können auftreten.	
Baclofen	Krämpfe bei Multipler Sklerose oder anderen Rückenmarks- und Gehirnerkrankungen	Gedächtnisstörungen, Verwirrtheit (vor allem nach längerer Behandlung), Gefahr von Stürzen	Tolperison, Tizanidin Physiotherapie
Tetrazepam			Tolperison Kurz- oder mittellang wirksame Benzodiazepine oder Z-Substanzen in niedriger Dosis
Phenobarbital	Epilepsie	Barbiturate sind ursprünglich Schlafmittel. Entsprechend kann es zu Verwirrung, Schläfrigkeit und Stürzen kommen.	Andere Medikamente gegen Epilepsie (zum Beispiel Lamotrigin, Valproinsäure, Levetiracetam, Gabapentin)
Pentoxifyllin	Durchblutungsstörungen der Beine (»Claudicatio«)		

Medikamente zur Blutverdünnung			
Wirkstoff	Eingesetzt bei	Nebenwirkungen	Alternative Wirkstoffe
Ticlopidin	Erkrankungen, die eine Hemmung der Blutgerinnung erfordern	Ticlopidin kann bei einigen Patienten das Blutbild verändern und zu Schäden an der Leber führen	ASS Clopidogrel
Prasugrel	Erkrankungen, die eine Hemmung der Blutgerinnung erfordern, insbesondere nach Herzinfarkt beziehungsweise bei Patienten mit Stents in den Herzkranzgefäßen	Bei älteren Menschen ab 75 Jahren ist das Blutungsrisiko erhöht.	ASS Clopidogrel

Anmerkungen

1 www.demenzdiagnostik.de, abgerufen am 17.02.2016.

2 Die Zeit, 09.01.2014, Ulrich Bahnsen, »Ist Alzheimer angeboren?«.

3 Gehirn & Geist 1-2/2010, Mathias V. Schmidt und Lars Schwabe, »Stressige Lektionen«.

4 Hamburger Abendblatt, 07.12.2015, Elisabeth Jessen und Christop Rybarczyk, »Schicksal: Für dement erklärt und alle verloren«.

5 Wirtschaftswoche, 06.05.2014, Cornelia Stolze, »Das dubiose Geschäft mit dem Vergessen«.

6 Medical Tribune, 6. April 2011, 43. Jahrgang, Nr. 14.

7 Stern, 16.12.2005, Jens Lubbadeh, »Die große Vernebelung«.

8 GEOkompakt Nr. 44, S: 135, Kasten.

9 Ten rules for safer drug use, Rule 1.e, www.worstpills.org

10 http://www.evimed.ch/journal_club.php?rubricSeq=230&tocExternalID=2381

11 M. Pentzek et al., American Journal of Geriatric Psychiatry, 17(11), S. 965–975, November 2009.

12 http://www.faz.net/aktuell/rhein-main/hessen/steuerfahnder-affaere-falsche-gutachten-urteil-gegen-psychiater-rechtskraeftig-1577618.html

13 dpa-Meldung, 15.09.2015, »Das große Geschäft mit der Alzheimer-Früherkennung«.

14 Wirtschaftswoche, 6.5.2013, Cornelia Stolze, »Das dubiose Geschäft mit dem Vergessen«.

15 Siemens, 19.05.2014, Molecular Imaging Hintergrund-Information.

16 https://www.alz.org/research/science/earlier_alzheimers_diagnosis.asp, abgerufen am 18.02.2016.

17 Siehe Stolze, Vergiss Alzheimer. 2011, Verlag Kiepenheuer & Witsch, Köln

18 www.schlaganfall-info.de/tia.htm

19 Journal of Trauma and Acute Care Surgery 2002 (52), S. 660–666. Sowie Journal of the American Geriatrics Society 2006 (54), S. 1590–1595.

20 Pharmazeutische Zeitung 2010 (47), »Unbemerktes Sinken des Blutzuckerspiegels«

21 Deutsche Hauptstelle für Suchtfragen, Informationen zum Thema »Alkohol im Alter«.

22 Deutsches Ärzteblatt International 2008 (105/40), S. 680–685; DOI: 10.3238/arztebl.2008.0680

23 Jameson R. Lam et al: Proton Pump Inhibitor and Histamine 2 Receptor Antagonist Use and Vitamin B12 Deficiency. In: Journal of the American Medical Association, 310 (22), 11. Dez. 2013, doi:10.1001/jama.2013.280490

24   Alcohol and Alcoholism 2001 (36/3), S. 189–192 sowie Bleich, S., Carl, M., Bayer-
      lein, K., Reulbach, U., Biermann, T., Hillemacher, T., Bönsch, D. and Kornhuber,
      J. (2005), Evidence of Increased Homocysteine Levels in Alcoholism: The Franco-
      nian Alcoholism Research Studies (FARS). In: Alcoholism: Clinical and Experimen-
      tal Research 2006 (29), S. 334–336. doi: 10.1097/01.ALC.0000156083.91214.59

25   http://emedicine.medscape.com/article/1095845-overview

26   P. T. Pitche: Pellagra. In: Sante 2005 (15/3), S. 205–207.

27   RKI-Ratgeber für Ärzte zum Thema Syphilis.

28   R. M. Bonelli, J. L. Cummings: Frontal-subcortical dementias. In: The Neurolo-
      gist 2008 (14/2), S. 100–107.

29   Reinecke H., Weber C., Lange K., Simon M., Stein C., Sorgatz H.: Analgesic effi-
      cacy of opioids in chronic pain – recent meta analyses. In: British Journal of Phar-
      macology 2014, DOI: 10.1111/bph.12634

30   Garbe, E. u. a.: Utilisation of transdermal fentanyl in Germany from 2004 to 2006.
      In: Pharmacoepidemiology and Drug Safety 2012 (21), S. 191.

31   Järvinen, T. u. a.: Overdiagnosis of bone fragility in the quest to prevent hip fracture.
      In: British Medical Journal 2015 (350), S. h2088.

32   El-Khoury, F. u. a.: The effect of fall prevention exercise programmes on fall induced
      injuries in community dwelling older adults: systematic review and meta-analysis
      of randomised controlled trials. In: British Medical Journal 2013 (347), S. f6234.

33   Deutsches Ärzteblatt 2014 (111/20), S. 4, »Diabetes im Alter. Umdenken erfor-
      derlich«.

34   Pharmazeutische Zeitung 2012 (18), »Nebenwirkung Diabetes«

35   »Medikamente als Dickmacher«. In: Pharmazeutische Zeitung 2011 (37).

36   Journal of the American Medical Association 2009 (301/15), S. 1565–1572.
      doi:10.1001/jama.2009.460

37   Stiftung Deutsche Schlaganfall-Hilfe

Sachregister

A

Geselligkeit 213, 234 f., 260 f., 283
Gesetzlicher Vertreter 291–296
Gestagen 202
Gewebeschwund 233
Gewicht 278
Gewichtsreduktion 113, 243, 250–253, 256–262
Gewichtszunahme 173, 199
Gewöhnung 211
Gift 19, 114, 193 f.
Giftinformationszentrum 114
Giftnotruf München der Abteilung für klinische Toxikologie des Klinikums rechts der Isar der Technischen Universität München 114
Gingko 280
Ginseng 279
Gleichgewichtsstörung 15 f., 54, 57, 138, 149, 153, 167, 173
Gleichgewichtstraining 234
Glinid 243
Glomeruläre Filtrationsrate (GFR) 92
Glucocorticoid 147
Glukagon 239–242
Glukagon-Set 241 f.
Großhirnrinde 63, 134
Guarbohne 279

H

Halluzination 14, 24, 28 f., 32, 63–71, 84, 128, 176,192, 195, 197, 224, 276
 – optische H. 24
 – Geruchs- und Geschmacksh. 70
Halodol siehe Haloperidol
Haloperidol 144, 175
Halsschlagader, verengte 265
Hämatom, subdurales 122, 134, 141
Harninkontinenz 72 f., 113, 197, 303

Harnverhalt 173, 224
Hausarzt 12, 77 ff., 92, 180
Hautrötung 189 f., 195
Hauttemperatur, erhöhte 223
Heilgymnastik 265f
Heißhunger 240
Heiterkeit, übertriebene 29, 181
Heparin 280
Herpes simplex 69
Herphonal siehe Trimipramin
Herzgefäßerkrankung 93, 233
Herzinfarkt 93 f., 113, 202, 233, 247, 252, 291
Herzinsuffizienz 110, 180
Herzschädigung 177, 247
Herz-Kreislauf-Erkrankung 23 f., 31, 93, 109, 135, 151, 184, 188, 199, 232, 247, 264, 275
Herzrasen 164, 185, 218, 240
Herzrhythmusstörung 109, 149 f., 181, 210, 232, 239, 265
Herzstillstand 8, 19, 239
Hippocampus 63, 121
Hirnabszess 191
Hirnanhangdrüse 112, 198
Hirnanhangdrüsenerkrankung 112
Hirnblutung 12, 23, 26 f., 30, 36, 48, 110, 122, 133, 138, 150, 156 f., 167, 180, 228, 280
Hirndruck 14, 196, 224
Hirnhautentzündung 45, 61, 110, 123, 138
Hirninfarkt 23, 26, 58, 69, 148–157
Hirnleistung 8 f., 204
 – Störung der H. 19, 27, 97, 200
*Hirnliga e. V. (*www.hirnliga.de*)* 290
Hirnschädigung 8, 12, 19, 22, 26, 29, 33 f. 36, 41, 43–49, 56 ff., 110, 130–136, 148 ff., 167, 177, 179 f., 186, 228, 239, 242, 247
Hirntumor siehe Tumorerkrankung

L

Lähmung 12, 123, 141, 148, 152, 155 f., 158, 164
- Halbseitenl. 195
- L. d. Blase 152
- L. d. Blicks 158
Lakritze siehe Süßholz
Lamotrigin 53
Langzeitblutzucker (HbA1c-Wert) 246
Lärm 247
L-Dopa siehe Levodopa
Lebensgefahr 122, 144, 147, 163–166, 180 f., 191, 221, 224, 231
Lebensqualität 66, 148, 120, 220, 234, 247, 272 f.
Lebensstil 22,75, 96f, 102f, 126, 134, 160, 188, 247, 251 f., 256, 260 f.
Lebererkrankung 76, 93, 108, 180, 185, 200
Leflunomid 248
Leitlinie Demenzen 22 f., 25, 27, 31, 115
Leponex 74
Lernfähigkeit 20
Lernprozess 40
Leukämie 123, 205
Levetiracetam 53
Levodopa 210
Lewy-Körperchen-Demenz 23 f.
Lexotanil siehe Bromazepam
Lightprodukt 259
Lilly 29
Lipidsenker 238
Liquor/Liquor cerebrospinalis siehe Nervenwasser
Lithium 147, 175, 238
Lopinavir 238

Lorazepam 14, 53, 166–172, 207, 210, 231
Lormetazepam 53
Lösungsmittel 20, 113, 194
LSD 70
Lumbaldrainage 140
Lumbalpunktion 16, 122, 140 f.
Lundbeck 290
Lungenentzündung 180, 195, 228
Lungenfunktion 113, 255
Lupus erythematodes, systemischer 112, 195
Lymphom 123, 205
Lyrica siehe Pregabalin

M

Magenerkrankung 185 f., 190, 233
Magenschleimhautentzündung 185
Magersucht 185, 190
magic mushrooms 70
Magnesium 68, 180 ff., 190
Magnesiummangel 68, 108 ff.
Magnetresonanztomografie (MRT) 77, 121
Makroangiopathie 150
Mandelentzündung 85
Mangan 193
Manie 173
Marcumar siehe Phenprocoumon
Masern 69
Medikament siehe Arzneimittel
Medikationsmanagement 82
Medizinisches PräventionsCentrum Hamburg (MPCH) 118
Melperon 231
Memando siehe Memantin
Memantin 67
Meningitis siehe Hirnhautentzündung
Merz Pharma 290

Röntgenpass 100
Rückenmarksentzündung 196
Rückenschmerz s. Schmerz
Rückenschule 221, 225
Rückentraining siehe Rückenschule
Rückfall 145, 172, 273 f.

S

S3–Leitlinie Demenzen 22, 27, 115
Saroten siehe Amitriptylin
Sartane 109
Säureblocker siehe
  Protonenpumpenhemmer
Schädel-Hirn-Trauma 36, 44, 58 f.,
  61, 70, 110, 131–136, 179 f.,
  198, 291
Schädlingsbekämpfungsmittel 194
Scheinmedikament siehe Placebo
Schilddrüsenerkrankung 113
Schilddrüsenüberfunktion 68, 76,
  112, 147, 246, 248
Schilddrüsenunterfunktion 36, 68,
  76, 108, 112, 146, 197–200,
  245 f.
Schilddrüsenvergrößerung 93
Schizophrenie 173 f., 263 f.
Schlaf-Apnoe-Syndrom 216
Schlafbedarf 208 f., 251, 254
Schlafdauer 208 f., 215, 270
Schlafentzug 65, 68
Schlaflosigkeit 210 f., 261
Schlafmittel siehe Beruhigungsmittel
Schlafphasen 208, 211
Schlafstörung 28 f., 31, , 53, 65,
  166–176, 181, 184, 207–220,
  264, 270
Schlafumgebung 214
Schlaganfall
  – Folgen 23, 26, 37, 48 f., 52,
    76, 142, 148, 160

– hämorrhagischer S. 149
– Schnelltest 153 ff.
– Symptome 45, 47, 48, 58, 61,
  69, 120, 152
– Therapie 266 f.
– Ursachen 149 ff., 165, 247,
  263 ff., 280
– Vorbeugung 252 f., 255, 262 ff.
Schlankheitspillen siehe
  Appetithemmer
Schluckbeschwerden 142, 146, 149,
  152, 196, 200, 222
Schmerz 13, 113, 164, 171 ff., 218,
  264
  – Arthrose s. 225
  – chronischer 220–228
  – Kopfs. 21, 123, 133, 136, 141,
    153, 167, 185, 191, 195, 225,
    240, 247, 251
  – Muskels. 184, 225
  – Nervens./neuropathischer 225
  – Rückens. 86, 93, 123, 220 f.,
    225
  – Speiseröhrens. 233
Schmerzambulanz 227 f.
*Schmerzmedizinische Abteilung
  des Berufsgenossenschaftlichen
  Klinikums Bergmannsheil in
  Bochum 227 f.*
Schmerzmittel siehe
  Arzneimittel gegen Schmerzen
Schmerztagebuch 100
Schmerzzentrum 227 f.
Schmetterlingserythem siehe
  Hautrötung
Schnarchen 216
Schock 8
  – hypoglykämischer S. 163
Schwabe 290
Schweigepflicht 273 f.
Schwermetall 20, 113, 193

Z

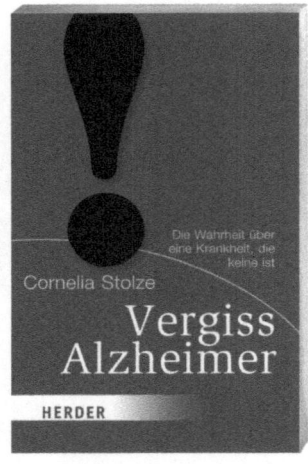

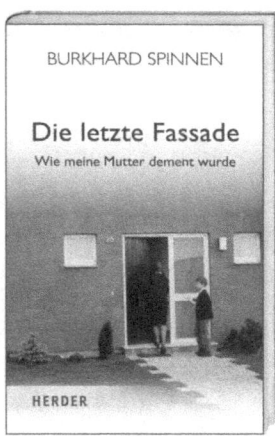

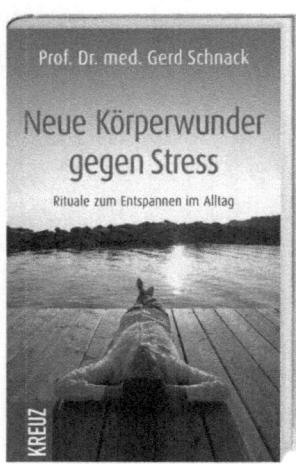

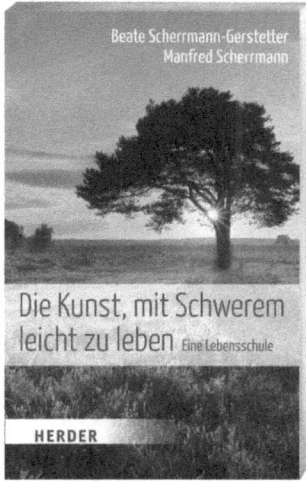